GOLDMANN

Buch

Fasten bedeutet viel mehr, als auf Nahrung zu verzichten. Es ist ein ganzheitlicher Erfahrungsweg, der zu körperlicher und seelischer Reinigung führt. Das vorliegende Buch umfasst sämtliche Aspekte des Heilfastens, gibt praktische Anleitungen und vermittelt das notwendige Wissen aus Schul- und Alternativmedizin, Psychologie, Philosophie, Archetypenlehre und Spiritualität. Ein unverzichtbarer Begleiter auf dem Weg zu mehr Wohlbefinden und Lebensfreude.

Autor

Dr. med. Ruediger Dahlke arbeitet seit mehr als 40 Jahren als Arzt, Autor und Seminarleiter. Mit Büchern von »Krankheit als Weg« bis »Krankheit als Symbol« begründete er seine ganzheitliche Psychosomatik, die bis in mythische und spirituelle Dimensionen reicht. Die Buch-Trilogie »Schicksalsgesetze«, »Schattenprinzip« und »Lebensprinzipien« bildet die philosophische und praktische Grundlage seiner Arbeit. Ruediger Dahlke nutzt seine Seminare und Vorträge, um die Welt der Seelenbilder zu beleben und zu eigenverantwortlichen Lebensstrategien anzuregen.

Sein Ziel, ein Feld ansteckender Gesundheit aufzubauen, spiegelt sich in Büchern wie »Peace Food« und »Buch der Widerstände«, aber auch in der Verwirklichung des Seminarzentrums TamanGa in der Südsteiermark.

Eine Zusammenfassung der Titel von Ruediger Dahlke finden Sie ab Seite 348

Ruediger Dahlke

Das große Buch vom Fasten

Überarbeitete Neuausgabe

GOLDMANN

MIX
Papier | Fördert gute Waldnutzung
FSC® C014496

Penguin Random House Verlagsgruppe FSC® N001967

6. Auflage
Überarbeitete Neuausgabe Oktober 2019

in der Penguin Random House Verlagsgruppe GmbH,
Neumarkter Straße 28, 81673 München
produktsicherheit@penguinrandomhouse.de
(Vorstehende Angaben sind zugleich Pflichtinformationen nach GPSR.)

Originalausgabe: © 2008, Arkana, München,
in der Penguin Random House Verlagsgruppe GmbH
Umschlaggestaltung: UNO Werbeagentur, München
Umschlagmotiv: Stocksy/Javier Pardina
Lektorat: Ralf Lay
JG · Herstellung: cb
Satz und Layout: Buch-Werkstatt GmbH, Bad Aibling
Druck und Bindung: GGP Media GmbH, Pößneck
Printed in Germany
ISBN 978-3-442-22287-2

www.goldmann-verlag.de

Wer stark, gesund und jung bleiben will,
sei mäßig, übe den Körper, atme reine Luft
und heile sein Weh eher durch Fasten
als durch Medikamente.

Hippokrates

Inhalt

Atme ich –
oder strömt der Hauch in mich
und lässt mich leben?

Gehe ich –
oder trägt der Wind mich
seinem Ziel entgegen?

Innere Bilder – äußere Zeichen –
wie kann ich finden den Weg –
wenn nicht ich es bin, die geht.
Und ich ginge ins Verderben,
wenn ich nicht zuließe,
getragen zu werden.

Kerstin Dahlke

Einleitung

Sei du die Veränderung, die du dir wünschst in dieser Welt.
Mahatma Gandhi

Im Wandel der Zeiten

Vor fast vierzig Jahren wurde mein erstes Buch *Bewusst fasten* als kleines, schmales Bändchen in eine Zeit geboren, die noch gar nichts vom kommenden Boom der Naturheilkunde und der spirituellen Philosophie ahnte. Mitte der siebziger Jahre hätte beispielsweise allein die Erwähnung der Lichtnahrung ein allgemeines Kopfschütteln ausgelöst, obwohl in einschlägigen Kreisen auch damals schon bekannt war, dass es solche Phänomene durchaus gab. Heute ist leicht darüber schreiben, denn das Bewusstsein und speziell das Gesundheitsbewusstsein der Bevölkerung hat sich nachhaltig gewandelt.

Spirituelles Fasten

Die letzten vier Jahrzehnte haben die Erfahrungen vertieft, vor allem aber machten sie uns reif für die spirituelle Seite des Fastens und für seine Chancen auf unserem Entwicklungsweg. So kann es allmählich wieder den Raum einnehmen, der ihm von alters her in den Religionen und spirituellen Traditionen zukam. Ein eigenes Kapitel dieses Buches gibt deshalb Einblick in die Fastentradition unserer Kultur, wie wir sie in der Bibel finden. Die Erweiterungsmöglichkeiten dieser uralten und doch immer noch überaus zeitgerechten Therapieform in geistig-seelischer Hinsicht verdeutlichen, dass Fasten eigentlich viel mehr ein Weg als eine Therapie ist oder aber eine Therapie, die – wenn man sich ihr ganz anvertraut – auf »den Weg« führt. In den letzten Jahren ist Fasten obendrein wissenschaftlich bestätigt worden, als Möglichkeit, gesunde Zellen zu stärken und kranke auszumerzen. Prof. Dr. Andreas Michalsen von der Uniklinik der Charité Berlin (Immanuel-Krankenhaus) konnte belegen, dass der Entzündungsmarker beim Fasten sinkt und damit die Entzündungsbereitschaft im Organismus. Prof. Valter Longo von der Universität von Kalifornien (UCLA) belegte, dass Fasten gesunde Zellen stärkt und kranke schwächt. Prof. Mark Mattson (Johns Hopkins University) belegte vielfach die fast unglaublichen Heilungen, die sich mittels Kurzeitfasten erreichen lassen.

Kunst der Alchimie

Jeder fastet auf seiner Entwicklungsstufe, und mit jedem weiteren Fasten kann sich diese vertiefen und neue Erfahrungsräume öffnen. Wesen und Tiefe des Fastens erschließt am treffendsten ein kleiner Umweg über die Alchimie, deren Anliegen es ist, den natürlichen Entwicklungsfortschritt zu beschleunigen. Dabei geht es darum, symbolisch die jeweilige »Materie« zu jener höchsten Vollkommenheit zu treiben, die etwa im Mineralreich dem sogenannten Stein der Weisen entspricht. Das Vorgehen ist dabei aber für alle »Reiche« gleich. Zu Beginn wird die jeweilige Materie in die drei Bestandteile Körper, Geist und Seele »zerlegt«; anschließend werden die Teile bis zur höchsten Vollkommenheit gereinigt, um erst dann wieder im richtigen Verhältnis zusammengefügt zu werden – zum Stein des jeweiligen Reiches.

Dieser Ablauf enthält das archetypische Muster jeder wirklichen Therapie, und selbst Reparaturen im Alltag folgen einem solchen Schema: Ein Auto wird zuerst auseinandergebaut, damit man an die beschädigte Stelle herankommt, anschließend wird diese repariert bzw. erneuert. Schließlich wird alles wieder zusammengefügt. Medizinische respektive körpertherapeutische »Operationen« – bis hin zu einfachsten Anwendungen – folgen ebenfalls diesem Muster. Hier kann man zeigen, wie leicht es ist, etwa durch Massieren einen Körper zu »zerlegen«, also aus dem Gleichgewicht zu bringen. Schwerer ist es schon, das Gewebe zu reinigen, das heißt, sinnvolle Entschlackungsprozesse in Gang zu bringen. Sehr aufwendig wird es, die Teile wieder zu einem harmonischen Ganzen zusammenzufügen. Die Schwierigkeitsgrade dieser einzelnen Stufen sind durchaus auf andere Gebiete übertragbar. Auch in der Alchimie ist der letzte Schritt der Zusammenfügung der schwierigste und entscheidende.

Zeitloses Therapiemuster

Die drei Phasen

Das Fasten folgt ebenfalls dieser Gewichtung. Die Zeit des Zerlegens entspricht den ein bis maximal drei »Hunger-« oder besser Umstellungstagen zu Anfang, die mit der entsprechenden inneren Einstellung und einigen äußeren Hilfen relativ problemlos zu überstehen sind. Sogar die folgende unterschiedlich lange Phase der Reinigung ist noch sehr einfach. Hier übernimmt die dem Körper innewohnende Intelligenz die Steuerung des Prozesses. Diese Phase ist natürlich umso leichter, je bewusster wir jene Intelligenz – den inneren Arzt oder die innere Stimme – entwickelt und je besser wir ihr zu vertrauen gelernt haben. Der »Aufbau« am Ende der Fastenkur ist wohl auch hier die schwierigste und alles Weitere entscheidende Zeit.

Die Umstellung von der »Ernährung von außen« auf

Programmwechsel die »innere Ernährung« funktioniert ähnlich wie das Umschalten von einem Fernsehsender zum anderen. Beide »Programme« sind durch die Evolution in uns angelegt und gut vorbereitet. Auch wer noch nie gefastet hat, kann leicht auf sie zurückgreifen. Je klarer dieser Umschaltvorgang im Bewusstsein des Fastenden verankert ist, desto leichter wird er sich ergeben. Jede weitere Fastenzeit wird jeden zukünftigen Programmwechsel noch vereinfachen und die Zeit bis zum vollkommenen Umschalten verkürzen.

Fasten-Alchimie Wer beim Fasten den Dreierschritt der Alchimie von Anfang an im Bewusstsein hat, kann sich vieles erleichtern; denn die Analogie zwischen Fasten und alchimistischem Prozess mit seiner Aufspaltung in Körper, Seele und Geist geht sogar noch weiter. Beim Fasten kommt es zu einer gewissen Lösung des Bandes zwischen Körper und Psyche, wie es die Volksweisheit »Essen und Trinken halten Leib und Seele zusammen« in der Umkehrung anklingen lässt.

Innerer Arzt Beide, Körper und Seele, werden für sich, aber auch gemeinsam in ihrem Zusammenspiel einer tiefgehenden Revision und Reinigung unterzogen, da das Fasten ebenso Psychotherapie wie Körperbehandlung ist und beides vom inneren Arzt geleitet wird, ob wir darum wissen oder nicht. Wer sich dieser Tatsache allerdings bewusst ist, um das Wirken dieser internen Instanz weiß und sich ihr bereitwillig öffnet, für den tun sich hier noch zusätzlich wundervolle Möglichkeiten auf. Der enorme Vorteil des inneren Arztes gegenüber jedem »äußeren« ist, dass er keine Fehler macht und die Ablagerungen und »Knoten« in Körper und Seele zur richtigen Zeit und in der richtigen Reihenfolge löst. Weder unter- noch überfordert er uns. Er kennt uns und alle Ebenen unseres Wesens besser als jede andere Kapazität auf Erden. Je mehr es gelingt, ihn und sein tiefes Wissen an der Fastenkur zu beteiligen, desto leichter wird der Prozess fallen, und desto tiefer kann er gehen.

Solve et coagula

Fasten ist also die ideale Umsetzung des »Solve et coagula« (»Löse und binde«) der Alchimie. Der innere alchimistische Vorgang, der uns reifen und weiser werden lässt – parallel zur Entwicklung im Mineralreich zum Stein der Weisen –, ist im wahrsten Sinne des Wortes wundervoll. In seiner scheinbaren Widersprüchlichkeit offenbart das »Löse und binde« bereits eines der Paradoxa, die uns auf diesem Weg öfter begegnen werden. Der Gang durch die polare Welt der Gegensätze ist mit Widersprüchen geradezu gepflastert. Trotzdem können wir ihn ruhig gehen, denn es gibt in der polaren Welt keinen anderen. Darüber hinaus befinden wir uns in guter Gesellschaft. Denn je weiter auch die moderne Wissenschaft vorstößt, desto paradoxer werden ihre Ergebnisse – wenn man etwa an den Doppelcharakter des Lichts in seiner Gestalt als Welle und Teilchen denkt. Beides schließt sich logischerweise aus und kommt im Licht doch und auch noch gleichzeitig zusammen.

Fasten für die Zukunft

Als alchimistischer Weg für Körper und Seele hat das Fasten seinen Platz unter den spirituellen Entwicklungswegen zu Recht, wie es ja auch in allen großen Religionen – jedenfalls in ihrem lebendigen Anfangsstadium – eingesetzt wird. Aber auch sein Ansehen in der Naturheilkunde ist begründet. Bedenkt man die Unstimmigkeit der Unterscheidung zwischen Schulmedizin und Naturheilkunde, gehört das Fasten nicht nur zu den Wurzeln der gesamten Medizin, sondern bis heute in seine Mitte. Und dadurch, dass es die Selbstheilungskräfte anregt, die Tendenz zu Eigenverantwortung stärkt und noch dazu hohe Kosten spart, wächst ihm langsam, aber sicher immer größere Bedeutung zu. Allein in den letzten vierzig Jahren lässt sich das an vielen Hinweisen ablesen.

Natur und Kultur

Die Grenzlinie zwischen Schulmedizin und Naturheilkunde ist durchaus unklar. Jedenfalls basiert sie nicht auf Kriterien wie »Natürlichkeit«. Schließlich ist das bekannteste Antibiotikum Penicillin ein natürlich vorkommender Schimmelpilz, und Cortison, eines der Lieblingsmittel der Schulmedizin und Schreckgespenst vieler Naturheilkundler, ist ein im menschlichen Organismus natürlich vorkommendes Hormon, hier Cortisol genannt. Andererseits ist die immer wieder zur Naturheilkunde gerechnete Homöopathie gar nicht natürlich – treten doch nirgendwo in der Natur Hochpotenzen auf, jene hochverdünnten Darreichungsformen der Ausgangssubstanz dieser Heilmittel. Das allerdings macht die Homöopathie nicht schlechter, im Gegenteil, sie ist künstlich und eine Kunst, die jede Fastenkur ebenso sinnvoll wie tiefgehend unterstützen kann.

Fasten und Bewusstsein

Fasten ist wirklich natürlich und gehört so gesehen im wahren Sinne des Wortes zur Naturheilkunde, ist es doch das bewährte Mittel aller Tiere bei Krankheit, aller naturnahen Menschen und auch noch unserer Babys und Kleinkinder. Wie schon angedeutet wurde, wird das, was wir landläufig unter Naturheilkunde verstehen, dem Fasten allerdings in seiner ganzen Bandbreite nicht gerecht. Bei genauerer Betrachtung handelt es sich bei natürlichen »Fastenperioden« eher um Hungerzeiten oder instinktiven Nahrungsverzicht. Zum Fasten in unserem Sinne jedoch gehört unbedingt Bewusstsein. Damit aber übersteigt das Fasten die Naturheilkunde deutlich, die ja, in ihrer Ausrichtung der Schulmedizin nicht unähnlich, ihre vornehmliche Aufgabe im Kampf gegen Symptome sieht. Fasten setzt Bewusstsein und bewusste Entscheidungen voraus. Letztlich steht und fällt der Erfolg jeder Kur mit der Einstellung und der daraus erwachsenden Entscheidungs- und Verantwortungsbereitschaft.

Tatsächlich ist zwischen der 3. und 4. Auflage dieses Buches ein entscheidender Schritt in der Medizin passiert und Fasten hat seine wissenschaftliche Anerkennung erfahren. Zu meinen beiden Büchern *Kurzzeitfasten* und *Die Peace Food Keto-Kur* habe ich eigens eine Internetseite für die zugehörigen wissenschaftlichen Studien eingerichtet.

Fasten als Therapie unserer Zeit

»Verantwortung« ist ein zentraler Begriff des Fastens. Hier liegt wohl auch die Erklärung dafür, warum eine dermaßen tiefgehende Therapie, die dazu noch Körper und Seele im selben Prozess so einfach, leicht und doch tiefschürfend erfasst, so lange braucht, um den ihr in diesen Zeiten mehr denn je gebührenden Platz in der Medizin zu finden. Auch wenn alle die explodierenden Kosten des Gesundheitswesens eindämmen wollen, findet eine der wirksamsten und die mit großem Abstand preiswerteste Therapie noch immer zu wenig offizielle Beachtung. Das dürfte sich jetzt mit den neuen Forschungsergebnissen renommierter US-Universitäten ändern.

Fasten und Eigenverantwortung

Fasten verlangt die volle Eigenverantwortung der Betroffenen. Wenig aber ist heute so notwendig und zugleich so unpopulär, wie Verantwortung zu übernehmen für den eigenen Körper, die eigene Seele, das persönliche Wachstum. Es gibt keine Möglichkeit, die Verantwortung für die eigene Gesundheit loszuwerden, etwa an Krankenkassen, Ärzte, Psychologen, Politiker und andere Spezialisten. Anonymen Gebilden wie »der Gesellschaft« lässt sie sich zwar aufbürden, jedoch ohne uns selbst wirklich zu entlasten. Therapien, die den Patienten vorgaukeln, ihnen die Verantwortung abnehmen zu können, führen auf Irrwege. Fasten folgt diesem Trend nicht, und das macht es einer verwöhnten Mehrheit wohl verdächtig.

Fun und Verzicht

Auch für die Protagonisten der sogenannten Spaßgesellschaft ist Verzicht natürlich ein Schreckensthema. So blieb Fasten mehr ein Weg für Suchende, als eine gängige Therapieform zu werden. Wenn es sich in den letzten Jahren trotzdem immer mehr durchsetzt (immerhin fasten in Deutschland jedes Jahr bereits zwischen fünf und sechs Millionen Menschen), hat das offenbar mit einem breiten Erwachen und der zunehmenden Suche nach Zielen und wirklichen Aufgaben zu tun, die dem Leben wieder Sinn geben können. Diese Entwicklung zum mehrheitsfähigen Trend ist auch dem sogenannten Online-Fasten zu verdanken.

Fasten führt zum Innehalten. Wer Inhalt erhalten will, muss innehalten. Nur über Inhalt ergibt sich innerer Halt und eigene innere Haltung. Aus Inhalt kann sich Sinn ergeben, und so wird Fasten immer häufiger zur Quelle der Sinnfindung. Sinn aber gebiert Ziele und nicht selten das eine Ziel der Einheit mit allem, egal, aus welchem Grund es begonnen wurde. Es wird zu einem Weg, der durch die starke Innenwendung letztlich alle äußeren Alibis entzieht.

Fasten und (Lebens-) Inhalt

Ist auf diesem persönlichen Entwicklungsweg klar geworden, wie unmöglich es letztlich ist, die Selbstverantwortung abzugeben, da weder die besten Medizinprofessoren noch »die Gesellschaft« für den Einzelnen lernen, Schmerz überwinden oder gar dem Tod ins Auge sehen können, bietet sich Fasten als idealer Weg bewussten eigenverantwortlichen Fort-Schritts an. Das Körpergewicht spielt dabei keine tragende Rolle. Dafür rückt die Bewusstseinsentwicklung in den Vordergrund. An die Stelle von funktionalen Maßnahmen, die auf direkt greifbare materielle Ergebnisse zielen, treten wie von selbst Rituale, die ihren Sinn in sich finden, als Teil des Entwicklungsweges.

Bewusstseinsentwicklung

Uns auf diesem Weg der Selbstverwirklichung zu unterstützen ist die schönste und umfassendste Aufgabe des Fastens. Für sie Vertrauen zu schaffen ist Anliegen dieses Buches. Vertrauen wächst aus Sicherheit, dem Gefühl des Aufgehobenseins und aus Ehrlichkeit. So kann es durchaus Selbstvertrauen bringen, sich einzugestehen, dass letztlich die ganze Verantwortung für sich und sein Leben, also auch für sein Fasten, selbst zu tragen ist. Dadurch entsteht Zutrauen zu den eigenen Möglichkeiten. Jeder ist auf diesem Weg auf die eigene Person angewiesen und wird starke und jetzt zu Anfang vielleicht noch ganz unvorstellbare Hilfe in sich selbst finden.

Selbsthilfe

Hilfestellung Soweit Hilfestellung von außen möglich ist, kann sie durchaus von einem Therapeuten kommen, am besten von einem, der so seriös ist, dass er nicht vorgibt, seinen Patienten die Verantwortung abzunehmen. Auch dieses Buch soll unterstützen und den Boden bereiten, auf dem das Zutrauen zur eigenen Kraft, zum eigenen inneren Arzt wächst. Es wird zunächst den Rahmen abstecken, der verlässlich genug ist, erste Schritte sicher zu begleiten, ohne Sie einengen oder auf Dauer an ein System binden zu wollen. Jeder Ratschlag und jede Wahrheit haben ihre Zeit, und was am Anfang sinnvoll ist, mag zum Schluss ganz überflüssig sein.

Fasten und Erstverschlimmerung Zuerst empfehle ich deshalb, den Hinweisen sehr aufmerksam zu folgen, und zwar im Sinne Samuel Hahnemanns, der seinen Schülern der Homöopathie riet: »Macht es nach, aber macht es genau nach!« Besonders dort, wo sich Widerstand gegen einen Rat regt, ist Aufmerksamkeit angebracht, denn gerade da wird ein eigenes Problem liegen – wo käme sonst der Widerstand her? Probleme aber lösen sich auch beim Fasten nicht durch Missachtung, sondern durch Offenheit für sie. Fasten ist dabei wie kaum eine andere medizinische Maßnahme geeignet, Probleme zu lösen. Es geschieht nicht durch Verdrängung von Symptomen, sondern im Gegenteil durch eine geradezu homöopathische Offenheit dafür. So ist auch die aus der Homöopathie hinlänglich bekannte Erstreaktion (bei der sich die Symptome zunächst verschlimmern) beim Fasten bekannt und kann vor allem die ersten drei Tage der Umstellung erschweren, aber auch erklären. Fasten geht mit den Symptomen um, lässt sie noch einmal kurz anklingen im Sinne einer Identifikation, fast, um dann wirklich nachhaltig damit fertigzuwerden. Dieser grundsätzlich homöopathische Ansatz gilt generell fürs Fasten und ist vor allem für seinen verblüffenden Erfolg verantwortlich. Heilung einer chronischen Krankheit kann in diesem Sinne nur stattfinden, wenn sie wieder akut wird. Bei einer Erstverschlimmerung oder -reaktion werden unterdrückte oder chronische Symptome akut sicht- und spürbar. Daraufhin wird die Abwehr oder Lebenskraft aktiv, um sich mit den Beschwerden auseinanderzusetzen und sie zu heilen, etwa im Sinne des griechischen Philosophen Paramenides, der schon vor 2500 Jahren gesagt haben soll: »Gebt mir die Macht, Fieber zu erzeugen, und ich heile euch alle Krankheiten.« Fieber ist ein akutes Geschehen und bringt wieder Energie in vor sich hin schwelende Konflikte.

Homöopathie und Ausnahmen

Die Homöopathie kämpft nicht gegen, sondern kümmert sich um die »äußerlichen« Symptome und nimmt sie zum Anlass, wirkliche Lösungen für die ihnen zugrunde liegenden Störungen zu finden. Das ist auch der Grund, warum sie zur Unterstützung des Fastens die Medizin der Wahl ist und in diesem Buch an einigen Stellen hinzugezogen wird. Ganz ähnlich sollten Fastende, gerade was ihnen in dieser besonderen Zeit Widerwillen macht, wichtig nehmen und ihrer Zuwendung versichern. Genau wie uns Symptome – beim Fasten und generell – stören und doch über den homöopathischen Ansatz zu Lösungen führen, ist es auch mit zunächst Widerwillen auslösenden Empfehlungen. Ausnahmen von den Regeln des Fastens, die man für sich beansprucht, können dem individuellen und originellen

Weg entsprechen und wichtig sein, sie können aber auch auf Um- und Irrwege führen.

Widerstand auf dem Weg

Wenn eine Maßnahme für Sie persönlich tatsächlich überflüssig ist, weil Sie das Thema schon hinter sich haben, zeigt es sich am ehesten daran, dass sie genauso gut und vor allem ohne Widerstand noch einmal durchgeführt werden könnte. Das gilt generell für alles, worüber man hinausgewachsen zu sein glaubt. Widerstand gegen etwas ist hingegen fast immer ein Zeichen dafür, es noch nicht ausreichend bewältigt, sondern noch vor sich zu haben.

Jenseits von Rezepten

Das gilt natürlich nur für den Anfang. Später, wenn die ersten Erfahrungen mit Fastenkuren im sicheren Rahmen gemacht worden sind, wird sich durchaus ein eigener, individueller Weg herauskristallisieren. Fasten erleichtert diesen Prozess sogar, denn es erhöht Sensibilität und Empfänglichkeit für Hinweise aus dem eigenen Inneren. All die zum anfänglichen Gelingen notwendigen Anweisungen und Rezepte werden später überflüssig. Solange man noch nicht allein »gehen« kann, sollte man aber bereitwillig diese »Krücken« benutzen. Hat man dann eigenständig gehen gelernt, ist es Zeit, sie beiseitezulegen. Wer bei seiner zwanzigsten Fastenkur immer noch sklavisch nach Rezepten lebt, ähnelt einem erwachsenen Schwimmer, der aus alter Gewohnheit nicht auf den Schwimmreifen verzichten will.

Gewohnheit und Rituale

Gewohnheiten sind hinderlich auf dem Entwicklungsweg, und es gilt, sie zu durchschauen und aufzulösen. Wo sie notwendig sind, wie etwa bei den täglichen Hygieneübungen, ist es zielführend, sie mit Bewusstsein zu füllen und so zu lebendigen Ritualen zu machen. Der

Unterschied zwischen einer lästigen Gewohnheit und einem Ritual liegt »nur« in der Bewusstheit. Dieser scheinbar so kleine Unterschied ist in Wirklichkeit ein riesiger. Es ist der Unterschied zwischen einer Zen-Übung, bei der immer wieder dasselbe Exerzitium ausgeführt wird, und abstumpfender Fließbandarbeit. So wurde ein Zen-Meister einmal von einem Schüler gefragt, worin sein Geheimnis bestünde, und er sagte: »Ganz einfach, wenn ich liege, liege ich, und wenn ich sitze, sitze ich; wenn ich aufstehe, stehe ich auf, und wenn ich gehe, gehe ich.« – »Das kann es nicht sein«, entgegnete der Schüler, »das tun wir auch.« – »Ganz und gar nicht«, antwortete der Meister: »Wenn ihr liegt, sitzt ihr schon fast, wenn ihr sitzt, seid ihr bereits beim Aufstehen, und wenn ihr dann steht, geht ihr in Gedanken schon.«

Geheimnis Bewusstheit

Bewusstsein ist also nicht nur, aber auch beim Fasten der entscheidende Punkt. Hier fallen die Entscheidungen und werden die Weichen gestellt. Wer bewusst ist, wird kaum Fehler machen, und bewusst ist am ehesten, wer wach bleibt. Wach ist, wer – wie jener Zen-Meister – an jedem Ort, wo er ist, wirklich ist, und in jedem Moment, in dem er lebt, wirklich lebt und präsent ist. Eigenverantwortung und Ehrlichkeit werden hier zur Selbstverständlichkeit und die morgendliche Dusche zu einem heilenden, wenn nicht heiligenden Reinigungsritual, die Tasse Tee wird zur Teezeremonie und die Fastenkur zu einer vollendeten Meditation, einem rituellen Tanz um die eigene Mitte.

Essen wird dann mit der Zeit auch zu einem bewussten Ritual und kann irgendwann sogar ganz auf der

Lichtnahrung

Strecke bleiben, wenn wir etwa an die im letzten Jahrzehnt bekannter werdende Lichtnahrung denken. Diese stellt zwar unser bisheriges Weltbild infrage, ist aber inzwischen zu verbreitet, um von intelligenten Menschen noch länger geleugnet zu werden. Es gibt sogar den abendfüllenden Dokumentarfilm dazu von P. A. Straubinger »Am Anfang war das Licht« (www.heilkundeinstitut.at).

Persönliche und biblische Fastenerfahrung

Auch wenn das Fasten sinnvollerweise mit einer Woche begonnen wird, kommen mit der Zeit andere Herausforderungen auf den Plan, und natürlich liegt in der christlichen Kultur auch der Gedanke an eine entsprechende Fastenzeit nahe. Alle großen biblischen Fastenrituale dauerten vierzig Tage, und so erstreckt sich die klassische christliche Fastenzeit über den Zeitraum von Aschermittwoch bis Ostersonntag. Als ich das erste Mal so lange gefastet hatte, nahm ich in den ersten beiden Wochen drastisch ab, wie ich das von meinen anderen Fastenzeiten gewohnt war, von der dritten bis zur vierten Woche reduzierte sich die Gewichtsabnahme immer mehr, sodass ich in der fünften und sechsten Woche vor einem Rätsel stand, denn obwohl ich weiterhin Energie verbrauchte, nahm ich gar nicht mehr messbar ab. So machte ich schon damals eine Erfahrung, die mir viele Jahre später in Gestalt des Lichtnahrungsprozesses wiederbegegnete, auch wenn mir das damals noch gar nicht klar wurde. Inzwischen haben viele im Lichtnahrungsprozess erlebt, wie relativ die physikalische Wirklichkeit ist. Als Fastenzeit kann ich diesen aber gar nicht empfehlen. Denn wer gar nichts mehr an Nahrung braucht, wird enorm zunehmen.

TEIL I

Wissenswertes zum Fasten

Fasten zwischen Symptomtherapie und religiösem Ritual

Essen und Fasten

Zwei Seiten einer Medaille

Essen und Fasten gehören zusammen wie Schlafen und Wachen, Aus- und Einatmen, es sind zwei Seiten derselben Medaille. Unser ganz natürlicher Lebensrhythmus umschließt beide Pole – wir leben einen ständigen Wechsel zwischen Essen- und Fastenperioden –, nur die Dauer ist veränderbar, die Tatsache an sich nicht. Mit fortschreitender Zivilisation ist diese Wahrheit fast in Vergessenheit geraten, die Fastenperioden wurden immer kürzer, und das Nahrungsmittelangebot wurde immer reichlicher. Essen ist heute bei uns so selbstverständlich und im Überfluss vorhanden, dass man fast ununterbrochen Nahrung aufnehmen könnte – gesünder oder gar glücklicher sind wir dadurch allerdings nicht geworden. Gemessen an den Mangelzeiten früherer Epochen, geht es uns prinzipiell natürlich viel besser. Der *Überfluss* aber macht uns auch schon wieder krank, und so ist Essen für viele wirklich weitgehend *überflüssig.*

Religion und Fasten

Als der Mensch sich noch ursprünglicher mit der Natur auseinandersetzen musste, gab es notgedrungen längere Fasten- oder wohl eher Hungerperioden. Aber nicht nur die zivilisatorische Entwicklung hat die Fastenzeiten reduziert und die Mahlzeiten betont, vor allem der Niedergang der großen Religionen beendete eine lange Tradition religiösen Fastens. Zugunsten weltlicher Macht gaben die Religionen immer mehr inhaltliche Positionen auf. Reste sind noch das karfreitägliche Fasten der Katholiken oder das Osterfasten der Griechisch-Orthodoxen, das Jom-Kippur-Fasten der Juden.

Die großen Ärzte über Fasten

Betrachten wir die Haltung der großen Ärzte der Vergangenheit zum Fasten, so wird deutlich, wie wichtig sie es nahmen, und dass sie es bereits bis in Dimensionen kannten, die wir erst heute wieder »neu entdecken« müssen. Einer der Ahnväter unserer heutigen Medizin, Galenus, sagte: »Die Seele wird durch zu viel Fett, wird durch zu viel Blut und Fett erstickt und ist dann nicht fähig, göttliche und himmlische Dinge einzusehen und zu beurteilen.« Avicenna, einer der berühmtesten Ärzte des Mittelalters, behandelte seine Patienten mit Fastenkuren – ebenso wie auch Paracelsus. Hippokrates verkündete: »Der Hunger wirkt auf die Natur des Menschen mit großer Kraft ein und kann als ein Mittel angesehen werden, das zur Heilung führt.« All diese Berichte und Zitate bezeugen, in welch bewährten und verlässlichen Traditionen sich Fastende bewegen. Die Nachfahren jener großen Heiler aber gingen einen ähnlichen Weg wie der Klerus und schafften sich das Fasten und damit zugleich eine enorme Konkurrenz vom Leibe. Fastend nämlich konnten Patienten jederzeit den Wahrheitsgehalt der alten ärztlichen Gewissheit erkennen, dass der Arzt nur pflegt, die Natur aber heilt: Medicus curat – natura sanat.

Fasten in der Medizin

In der Medizin hat das Fasten also eine recht widersprüchliche Tradition, wechselnd mit den jeweils aktuellen Vordenkern zwischen Euphorie und Ablehnung.

Heute ist es zwar wieder ganz aktuell – allerdings mit starker Betonung des körperlichen Aspektes, die bis zur Leugnung des Religiös-Spirituellen gehen kann. Der Grund für den Aufschwung des Fastens ist offensichtlich: Die Menschheit der sogenannten entwickelten Länder hat sich so weit auf den einen, materialistischen Pol konzentriert, dass sie nun berechtigte Angst um ihr körperliches Wohlergehen bekommt – zumal immer mehr Vertreter bereits an der eigenen Masse zugrunde gehen. *Übergewicht ist letztlich eine Krankheit, heute schon eine Volkskrankheit, und die Fettsucht eben eine Sucht.* Und wie jede Krankheit stellt auch sie eine Aufforderung dar, eine Möglichkeit, geheilt oder wenigstens heiler zu werden, und so ist sie letztlich eine Chance. Fettsucht ist durch ausschließliche Beseitigung der Symptome aber ebenso wenig zu heilen wie irgendeine andere Krankheit. Das zeigen im Falle der Süchte die sehr hohen Rückfallquoten und in anderen Fällen die Symptomverschiebungen, die heute durch das Weiterschicken von Spezialist zu Spezialist nur weniger auffallen.

Fasten und Schlankheitswahn

In dieser Situation liegt im Fasten auch eine gewisse Gefahr, denn es wird im Rahmen des immer mehr um sich greifenden Schlankheitswahns besonders junger Mädchen und Frauen nicht selten für absurde und ungesunde Nulldiätkuren missbraucht, die eigentlich mit Fasten gar nichts zu tun haben, sondern eher Hungerkuren sind, aber doch den guten Ruf des Fastens beschädigen. Magersüchtige gehören natürlich nicht in Fastenseminare oder jedenfalls nicht ohne die entsprechende not-wendige Psychotherapie.

»Krankheit als Symbol«

Durch den Fortschritt der symptomatisch behandelnden Medizin wird die Menschheit vielleicht beruhigt, aber offensichtlich nicht gesünder. Eine wirkliche Heilung kann erst einsetzen, wenn man Krankheit als Zeichen begreift: als Zeichen für das Verlassen des eigenen Entwicklungswegs. Im Hinterfragen und schließlich Verstehen des Symbols »Krankheit« liegt die Chance, wieder zurückzufinden auf den Weg zur Heilung – zum Heil. Die Auseinandersetzung mit dem »Zeichen Krankheit« setzt voraus, dass man es erst einmal als solches annimmt, die Verantwortung übernimmt und sich die unbequeme Frage stellt: »Warum passiert gerade mir gerade das, gerade jetzt?« – und eben nicht mit dem Schicksal hadert, sondern es auf sich bezieht. Entrüstete Feststellungen, ein anderer esse viel mehr und werde trotzdem nicht dick, führen weg von der Heilung in Richtung Verbitterung bzw. Kampf gegen die eigene Lernaufgabe, die man nicht mit den Aufgaben anderer vergleichen sollte. Es geht darum, zu erkennen und anzunehmen, dass man exakt das erlebt, was man (sich) verdient hat. Jeder muss genau an seinem Problem lernen, was nicht zufällig am schwersten erscheint, sonst hätte er es wahrscheinlich schon gelöst. Sicherlich ist es richtig, dass es auf verschiedenen Ebenen verschiedene, für die jeweilige Ebene auch durchaus gültige Erklärungen gibt. Die Drüsen spielen eine Rolle, auch Vererbung, Konstitution, psychische Belastungen und so weiter. Diese relativ vordergründigen Erklärungen haben alle ihren Wert und bieten sicher Möglichkeiten für therapeutische Ansätze. Gefährlich werden sie nur, wenn sie als Ausreden dienen, um sich nicht mit dem eigenen Problem auszusöhnen, bzw. wenn sie den Blick auf die »tieferen Ursachen« verstellen.

»Spirituelle Ausreden«

Auch »spirituelle« Erklärungen werden häufig missbraucht, um an den eigenen Problemstellungen vorbeizuleben. Ein stier- oder schützebetonter Mensch wird sich wahrscheinlich schwerertun, seine Essensgewohnheiten in Harmonie zu bringen – umso mehr wird gerade er den Umgang mit seinen Prinzipien daran lernen können. Ein jungfraubetonter Mensch mag da vom Schicksal begünstigt sein. Nur, die Verantwortung einer Stier-Sonne zuzuschieben ist auch nicht spiritueller, als sie bei den Genen zu suchen. Dem Fettpolster und dem in ihm liegenden Problem werden beide Wege jedenfalls nicht gefährlich. Dazu muss man die Verantwortung schon selbst übernehmen.*

Essen als Ersatzbefriedigung

An der Problematik des Übergewichts lassen sich einige, wenn nicht die Grundprobleme unserer Zeit aufzeigen. Einem Überangebot an Waren steht in den Industrieländern eine Leere an geistigen Inhalten gegenüber, während es in den sogenannten unterentwickelten Ländern nahezu umgekehrt ist. Tatsächlich wird der bei uns nach wie vor vorhandene Hunger nach geistigen Inhalten in Ermangelung entsprechender Nahrung mit materiellen Dingen gestillt – zum Großteil auch mit Essen. Das urmenschliche Bedürfnis, zu wachsen und sich auszudehnen, wird auf der körperlichen Ebene gelebt, weil die

* Eine Hilfe dabei und bei vielen der hier vorgeschlagenen Maßnahmen sind die CDs und die Selbsthilfebücher, die am Ende des Buches aufgeführt sind. Dort finden Sie zu den verschiedenen Themen dieses Buches weiterführende Literatur, geführte Meditationen sowie Übungsmaterial für die Praxis.

geistige durch verschiedene Barrieren blockiert ist. Es handelt sich hier offenbar um eine Ebenenverschiebung – die Psychoanalyse würde sagen: um eine Ersatzbefriedigung und Verschiebung auf die orale Sphäre.

Fasten und Entzug

Es geht nun aber nicht darum, dieses Problem mit irgendeiner Theorie zu erklären, sondern es im individuellen Fall zu erkennen und weder einfach das Fehlverhalten zu unterbinden (klassische »Entzugs«-Therapie) noch das an sich evolutionäre Suchen zu verhindern, sondern vielmehr darum, das Suchen bewusst zu machen und ihm einen Ausweg aus den Tortenbergen, den Rauschmitteln und so weiter zu eröffnen. Hier bietet bewusstes Fasten einen idealen Ansatz. Die Erfolge mit »Entzugs«-Therapien, die einfach das Suchtmittel wegnehmen, waren schon immer minimal, wohingegen Therapien, die die Sucht- durch eine andere Ebene ersetzen, gute Erfolge haben. Natürlich ist bei körperlichen Süchten aber auch der Entzug Voraussetzung für eine Lösung, und auch hier ist Fasten eine unglaubliche Erleichterung, weil es jedem Entzug die Spitzen nimmt. Selbst der härteste Entzug bei Heroin wird in Verbindung mit Fasten erträglicher, Alkohol- und Nikotinentzug verlieren an Dramatik. In den Seminaren der letzten vierzig Jahre haben ungezählte Abhängige damit den körperlichen Abschied von ihren Suchtmitteln geschafft, wobei das zwar nur der erste, aber immerhin ein wichtiger Schritt in die richtige Richtung der Freiheit ist.

Senkrechtes Denken

Der zweite entscheidende Schritt führt zur Umwandlung der unerlösten Bearbeitungsebene in eine entwicklungsförderliche. Aus Sicht der spirituellen Philosophie geschieht das, wenn die Verschiebung innerhalb der senkrechten Symbolkette bleibt (bei Drogensucht also zum Beispiel innerhalb der Neptunkette).* Einige Repräsentanten dieser archetypischen Kette wären Drogen, Gifte, Chemie, Nebel, Verschleierung, *Meditation*, Infektion, Auflösungsprozesse, Fieberwahn, Räucherstäbchen, *Religion* … Anders ausgedrückt gehört jede Sucht zum Neptunprinzip und ist ein (schlechter) Ersatz für spirituelle Suche. Wenn es nun zum Beispiel gelänge, Drogenmissbrauch durch Meditation oder Religion zu ersetzen, wäre das ein positiver Ersatz, und das Prinzip bliebe weiter bearbeitet.

Archetypische Probleme

Wenn ein Raucher aus seiner Suchtfalle herauswill, müsste er sich folglich fragen, welches Urprinzip seinem Problem zugrunde liegt. Ist er ein aggressionsgestauter Mensch, der über seine Glimmstängel Dampf ablässt, könnte er sich in einem Kampfsport ein Ventil suchen. Hat er aber ein orales oder Genussproblem, müsste er vielleicht mehr küssen. In der Praxis wird er jedoch wahrscheinlich eher mehr essen, weil auch das dem venusischen Prinzip entspricht und viel einfacher ist.

Saturn und Fasten

Fasten gehört archetypisch zum Saturnprinzip, das für die Reduktion aufs Wesentliche, für Beschränkungen und Hindernisse, für Kargheit und Nüchternheit,

* Tierkreiszeichen sind Ursymbole, archetypische Kräfte, denen sich nicht nur der Mensch, sondern die gesamte Welt zuordnen lässt. So kann das »senkrechte Denken« durch seine vertikalen Analogien (»Wie oben, so unten«) helfen, die Sprache des Schicksals zu entschlüsseln und Schicksalsschläge bewusst als Lernaufgaben zu erfahren. In einer Zeit, in der das rationale Denken an seine Grenzen stößt und wir mit seiner Einseitigkeit konfrontiert werden, weist das Buch *Die Lebensprinzipien*, das Denken in archetypischen Urmustern, einen Weg aus der Krise.

harte Arbeit und Disziplin steht. Armut und Genügsamkeit gehören dort ebenso hin wie Ordnung und Einsamkeit. Aber auch Krankheit allgemein ist hier zu Hause. Von daher ist jede Fastenzeit auch ein freiwilliges Opfer an dieses Prinzip, das häufig als Unglück und Bedrohung missverstanden wird. Dabei könnte man sich über Fasten wunderbar mit dem Archetyp aussöhnen, reduziert doch dieses Exerzitium wie wenig andere vieles aufs Wesentliche, indem es überflüssige Kilos, aber auch überflüssige Schlacken und Gedanken verschwinden lässt und dazu führt, dass der Fastende mehr zu sich und seinem Sinn und Wesen findet. Genau das aber ist das Anliegen des Prinzips: In einem Seminar wie »Fasten, Schweigen, Meditieren« kommt Saturn in idealer Weise auf seine Kosten. Nichts essen, nichts reden und nur sitzen im strengen Zen-Stil in der Abgeschiedenheit einer klosterähnlichen Atmosphäre – das ist ein Heimspiel für Saturn. Dass man sich mit solchen Exerzitien Krankheiten ersparen kann, ist nicht nur die Erfahrung vieler Teilnehmer derartiger Maßnahmen, sondern von der urprinzipiellen Seite her auch gut verständlich. Wer dem Saturnprinzip bereit- und freiwillig gerecht wird, muss sich mit dessen unerlösten Seiten wie Krankheit weniger herumplagen. So mag auch verständlich werden, warum harte Arbeit oder ein diszipliniertes Leben vor Krankheit bewahren können.

Die Welt der Urprinzipien

Zum Bereich Saturns gehören Begriffe wie »Ordnung, Begrenzung, Form, Klarheit, Struktur, Zeit, Verzicht, Trennung, Widerstand, Hemmung, Mangel, Einsamkeit, Kargheit, Reinheit, Krankheit, Askese, Ernst, Ausdauer, Härte, Langsamkeit, Geduld«. Da Saturn eines der sieben ursprünglichen Urprinzipien der Wirklichkeit ist, können wir davon ausgehen, dass jeder Mensch mit ihm zu tun hat, ganz gleich, welche Rolle das Prinzip im individuellen Leben spielt. Auch der Astrologie gegenüber skeptisch eingestellte Leser wissen, dass tatsächlich jeder Mensch Phasen von Trennung, Hemmung, Widerstand, Kargheit, Krankheit oder auch Verzicht, Einsamkeit, Reinheit und Geduld erlebt. Einem Gott zu opfern bedeutete früher, sich dem betreffenden Urprinzip freiwillig zu stellen, allein schon, um so zu verhindern, dass es sich mit Gewalt holt, »was ihm zusteht«. Für Saturn kann dies bedeuten, dass er gegebenenfalls »sein Recht einfordert«, indem der Mensch zum Beispiel schwer erkrankt, wodurch er schon einmal eine *Trennung* von seinen Angehörigen erlebt. Auch wird er sich im *Krankenhaus einsam*, vielleicht auch *isoliert* fühlen. Er muss nun auf alle geplanten Vergnügungen *verzichten*, nicht nur sein *Krankenzimmer* ist *spartanisch karg* eingerichtet, auch zu essen bekommt er vielleicht *nur das Nötigste*. Der Krankheitsverlauf ist unter Umständen *langsam* und neigt zur *Chronifizierung* (Saturn/Kronos), und der *Patient* muss *Geduld* lernen (lateinisch *patiens* = »[er]duldend, leidend«). In dieser *Leidenszeit* der *Entbehrung* und des *Mangels* wird ihm aber ebenso einiges *klar*, und er erkennt seine *Grenzen*, findet wohl auch wieder eine *klarere Struktur* für sein Leben. Oder aber er *verliert* einen nahen Menschen, erlebt dadurch *Trennung*, *Einsamkeit* und *Härte*. Vor lauter *Schmerz* will er dann womöglich gar niemanden mehr sehen, und *langsam* gerät er in *Isolation*.

Es ist schon klar, worauf das Ganze hinausläuft: Natürlich wird es angenehmer sein, die Begegnung mit Saturn freiwillig zu suchen, da wir dann die Ebenen wählen können. Ebenso natürlich ist Fasten eine fast ideale freiwillige Einlösung des Saturnarchetyps. Je mehr wir diese Tendenz noch bewusst unterstützen, desto wirksamer wird sowohl das Fasten als auch die Befriedigung des Urprinzips. So können wir uns zum Fasten urprinzipiell ebenso stimmig ins *Krankenhaus* wie ins *Kloster* zurückziehen. Auch eine *Gefängniszelle* würde das Prinzip befriedigen, aber uns sicher weniger. Jedenfalls ist *Einsamkeit* günstig. Auch die *Trennung* von der vertrauten Umgebung und von alten Gewohnheiten ist sinnvoll. »Freiwilliger *Verzicht*« und »*Askese*« sind Begriffe, die dem Fasten offensichtlich sehr nahekommen. Aber auch *Ausdauer* und *Geduld* sind vonnöten, denn vieles geht nun *langsamer*. Man spürt die eigenen *Grenzen*, findet jedoch genauso eine neue *Struktur* und *Ordnung* in sich. Aus der freiwilligen *Reduktion auf das Wesentliche* wächst eine neue *Reinheit* und *Klarheit*. Und schließlich mag bewusstes *Fasten* sogar bis an jene *Grenzen* führen, an der wir dem *Hüter der Schwelle* begegnen, der natürlich Saturn »untersteht« – wie ihm auch all die anderen *kursiv gedruckten* Begriffe zugeordnet sind …

Freiwillige Begegnung

So ist gut zu verstehen, warum Fasten tatsächlich im wahrsten Sinne des Wortes Krankheit vorbeugt: Weil wir uns damit wirklich *vorher beugen*, bevor uns Saturn beugen kann. Ob wir ihn beim Fasten oder in der Krankheit kennenlernen, scheint dem Gott (Urprinzip) gleichgültig zu sein, nur beachten müssen wir ihn eben ab und

Echte Vorbeugung

zu. Vielleicht wird nun auch die Wahl unseres Programms für eine »Fastenkur auf dem Weg« noch durchsichtiger: Wir wollten uns Zeit nehmen (Saturn-Kronos/Chronos ist auch der Gott der Zeit, der seine Kinder alle wieder verschlingt) und *zurückziehen* in die *Einsamkeit*, uns nach innen wenden, dem *Wesentlichen* zu, und deshalb alle Aktivitäten in der Außenwelt auf das *Nötigste reduzieren*. Wir wollten auch an uns *arbeiten*.

Meditation und saturnines Urprinzip

Auch die Meditationen unterstützen den durch das saturnine Urprinzip gesteckten Rahmen. Sie werden allein durchgeführt und lösen von der Außenwelt, führen nach innen ins *Zentrum*, *konzentrieren* uns im wörtlichsten Sinne auf unsere innere *Ordnung*. In ihren Themen geht es ständig um die *Zurückführung*, die *Reduktion* auf das Wesentliche durch Loslassen und Aufgeben von allem Überflüssigen. Das ist es, warum Fasten auf dem spirituellen Weg solch eine wichtige Rolle spielt: Gibt es doch wenige Rituale, die uns so stimmig auf Saturn, den Hüter der Schwelle, vorbereiten.

Urprinzipielle Therapie

Die beste, weil wirksamste Therapie gibt Patienten die Möglichkeit, selbst jene Ebene zu finden, auf der sie ihr Problem in erlösterem Sinne bewältigen könnten. Jede wirksame Therapie muss darauf hinzielen. Fasten kann jedenfalls einen wundervollen Rahmen schaffen, in dem solche Möglichkeiten viel wahrscheinlicher werden. Im Körper geschieht die Entgiftung automatisch in der richtigen Reihenfolge, und einiges spricht dafür, dass es in der Seele ähnlich ist: Parallel zu den physischen »Knoten« lösen sich bei bewusstem Fasten auch die psychischen. Durch das Ausschwemmen von im Gewebe abgelagerten Schlacken kommt auch im Seelischen und

Geistigen wieder einiges ins Fließen, und manchmal fällt »es« einem dann »wie Schuppen von den Augen«, und neue Lösungen treten ins Bewusstsein.

Fasten als Chance der Umstimmung

Fasten als rein mechanischer Vorgang im Sinne einer Nulldiät, etwa aus ästhetischen Erwägungen oder selbst aus Angst vor Krankheiten, muss also oft mit Misserfolgen enden. Zwar kann man das Gewicht kurzfristig reduzieren, aber die weiterhin unveränderte Einstellung führt bald wieder in die alte Situation. Ein Bewusstseinsschritt ist die entscheidende Voraussetzung für einen dauerhaften Erfolg. Zum Glück kann Fasten aber auch die Bewusstwerdung und eine psychophysische Sensibilisierung fördern. Es bewirkt neben der körperlichen Reinigung ebenso eine seelische Klärung, sodass selbst bei primär »materialistischer Einstellung« die Chance besteht, das ganze Vorhaben umschlagen zu lassen und durch die Umstimmung bis in tiefere seelische Ebenen auch die Anfangsmotivation auf ein neues Niveau zu heben.

Fasten als Begleitmaßnahme

In der Praxis erweist es sich in vielen Fällen als vorteilhaft, Fasten wegen dieses umfassenden Reinigungseffekts als Begleitmaßnahme zu Meditationskursen und bewusstseinserweiternden Psychotherapien zu nutzen. Der Patient erlebt in diesen Therapien die eigene Verantwortung für sein heutiges Sosein, erfährt, dass es ausschließlich auf ihn selbst ankommt. Er spürt seelisch und körperlich, dass mit dem Kampf gegen die Probleme nichts zu erreichen ist, außer höchstens eine Frontverschiebung bei weitergehendem Stellungskrieg, wie aber Fasten tatsächlich helfen kann, die Weichen in eine neue Richtung zu stellen.

Fasten und Krampf

Der Kampf gegen das Übergewicht mündet tatsächlich in vielen Fällen in einen verkrampften Umgang mit Kalorientabellen, strengen Diätvorschriften und so weiter. Es geht jedoch darum, das Problem an sich zu erkennen und durch einen Bewusstseinsschritt zu erlösen. Solange noch jedes Tortenstück eine Herausforderung, eine Bedrohung darstellt, sind wir nicht bloß sprachlich weiter in der Terminologie des Krieges gefangen, sondern auch bei erkämpftem Idealgewicht noch mitten im Problem »Fettsucht«. Das ist ähnlich wie beim Rechnenlernen. Natürlich könnte man sich ein Leben lang vor Rechenaufgaben hüten. Solange man sie aber nicht lösen kann, ist jede gestellte Aufgabe eine Bedrohung. Hat man jedoch einmal das Prinzip verstanden, werden sich ähnliche Aufgaben zwar später noch oft stellen, aber sie sind eben kein Problem mehr, weil man einen Bewusstseinsschritt gemacht hat. Es geht also darum, einem fettsüchtigen Menschen die Erfahrungen zu vermitteln, dass sein Hunger richtig ist und auch sein Suchen, dass er nur zeitweilig an der falschen Küste gestrandet ist und besser sein Schiff wieder flottmachen und weiter suchen sollte, um seinen Hunger befriedigender zu stillen. Tatsächlich ist es ja auch eine häufige Erfahrung, dass, je übergewichtiger ein Mensch ist, desto schwerer sein Hunger zu stillen ist. Der Hunger nach Sinnhaftigkeit lässt sich eben nicht durch Essen stillen, er wird dabei langfristig eher stärker.

Fasten ist nicht primär etwas für (Über-)Gewichtige – es scheint mir jedoch wichtig, deutlich zu sagen, dass es als symptomatische Maßnahme auch nicht viel sinnvoller ist als andere Symptombehandlungen, die

Fasten als Symptombehandlung

eben am eigentlichen Problem vorbeigehen. Allerdings bietet sich aus dem Fasten heraus eine sehr gute Möglichkeit, an tiefere Ebenen heranzukommen, da mit der körperlichen Umstellung wie gesagt auch eine seelische einhergeht und es zu einer ganz natürlichen Wendung nach innen kommt. Da Fasten, richtig durchgeführt, eine praktisch ungefährliche Maßnahme zur Entschlackung und Umpolung ist, bringt es darüber hinaus Therapieerfolge bei verschiedenen organischen Krankheiten. Wegen der Harmlosigkeit und der großen Tiefe der Wirkung sollte es auch unter den symptomatischen Behandlungsmethoden einen vorderen Rang einnehmen, wobei es hier seiner größten Möglichkeiten beraubt wird, denn die liegen ganz entschieden in der geistig-seelischen Dimension. Allerdings zeigen die neuen Forschungen des Biologen Prof. Valter Longo und des Neurowissenschaftlers Mark Mattson, dass Fasten in ihren Augen immer mehr zu einer Panazee, einem Allheilmittel, wird. Damit sind sie durchaus auf den Spuren von Hildegard von Bingen, die Fasten bei neunundzwanzig der ihr bekannten Laster, Süchte oder eben Krankheitsbilder für heilsam hielt.

Fasten und Religion

In der Geschichte der Religionen finden sich viele Beispiele, die die Bedeutung des Fastens für die geistige und körperliche Entwicklung hervorheben. Im alten Ägypten und Mexiko, in Griechenland und Persien war es üblich, sich auf religiöse Feste durch Fasten vorzubereiten. Bei den Sufis ist das vierzigtägige Fasten noch immer Tradition. Es ist relativ sicher, dass die großen Religionsstifter, Moses, Jesus, Mohammed, Buddha oder auch Shankaracharya, intensive Fastenerfahrungen hatten, ja, dass sie wichtige Erkenntnisse in diesen Perioden der Zurückgezogenheit gewannen. Von Mohammed stammen die Worte: »Beten führt auf halbem Wege zu Gott, Fasten bringt uns an die Tür des Himmels.« An anderer Stelle sagte er: »Fasten ist euch anbefohlen, damit ihr lernt, euch gegen das Böse zu schützen.« Buddha soll über das Fasten sinngemäß gesagt haben: »Wenn all mein Fleisch hinwegschwindet, wird die Seele immer heller, des Geistes Wachsein immer fester.« Zu Buddhas Lebzeiten gehörte das Fasten zum Ordensleben, genau wie das Essen, Letzteres allerdings nur einmal am Tag.

Verfall des Fastens in den Religionen

Heute hat das Fasten, wie viele andere Inhalte der Religionen, seine Bedeutung fast verloren, oder es wurde bis zur weitgehenden Sinnlosigkeit »reformiert«. Selbst in buddhistischen Ländern, wo es sich in manchen Klöstern erhalten hat, findet man in den Lokalen unter »Fastenspeisen buddhistischer Mönche« durchaus schmack- und nahrhafte Gerichte. Der Islam kennt noch immer für Pilger die Regel, auf der Hin- und Rückreise nach Mekka einige Tage zu fasten. In der islamischen Welt aber hat sich allgemein mit dem Ramadan-Fasten jene medizinisch wenig sinnvolle Form entwickelt, bei der nur tagsüber auf Speisen und Getränke verzichtet, abends dafür aber umso mehr konsumiert wird.

Christliches Fasten, das ganz tief mit den Wurzeln unserer Religion verbunden ist und allen entscheidenden Begebenheiten vorausging, ist heute ebenfalls zur

Farce reduziert. Man spricht zwar noch von der Fastenzeit, hält sie aber einfach nicht mehr ein. Dabei ist die Geschichte dieser Reform geradezu exemplarisch. Die Christen früherer Zeiten mussten sich an die vierzigtägige Fastenzeit bis Ostern halten und mögen daran gelitten haben. Da diese Regel wohl vielen den Zugang zum Christentum erschwerte, hat man dann – kirchenpolitisch nicht ungeschickt – die Fastenzeit auf die Klöster beschränkt. Aber auch für die Nonnen und Mönche blieb es eine Herausforderung, die Letztere wenigstens durch gute Getränke zu mildern suchten. Dabei entwickelten sich einige Mönche zu anerkannten Spezialisten auf dem Gebiet des Bierbrauens. Im Jahr 1040 wurde zum Beispiel dem bayrischen Kloster Weihenstephan vom Freisinger Bischof das Brau- und Schankrecht verliehen. Weihenstephan ist heute die älteste noch bestehende Brauerei. Da Bier sich bald großer Beliebtheit in der ganzen Bevölkerung erfreute, erfanden die Mönche für sich ein spezielles Fastenbier für diese besonderen Wochen. Man kann sich vorstellen, dass sie unter dem Einfluss jenes sogenannten Starkbiers beschwingter durch die Fastenzeit kamen.

Christliche Fastenfarce

Noch heute wird in einem Ritual in München am Aschermittwoch die Starkbiersaison eröffnet. Der Heiland fließt dann in Gestalt des einschlägigen »Salvator« genannten Bieres mit besonders hoher Stammwürze aus großvolumigen Fässern. Unter seinem »Einfluss« wurden die Mönche immer mutiger und legten fest, dass Fasten keineswegs bedeuten könne, gar nichts zu essen, sondern nur auf Fleisch zu verzichten, und erlaubten hochkalorische Mehlspeisen, die sich in katholischen

Hochkalorische »Fastenspeisen«

Gegenden Österreichs bis heute des Namens Fastenspeise erfreuen. Anschließend ging man einen weiteren Schritt und bestimmte, dass Fisch kein Fleisch sei und also in der Fastenzeit ebenfalls erlaubt sein müsse. Schließlich erklärte man alles, was schwamm, zu Fisch und brachte in den Klöstern auch Biber auf den Teller. Deren Aussterben in Bayern ging nachweislich auf diese neue fortschrittliche Regelung zurück. Die ganze Farce der katholischen Fastenreform wird am Karfreitag deutlich, an dem ein fetter Karpfen statt Fleisch von Rind oder Schwein verspeist wird. Manche Katholiken zögern nicht, in diesem Zusammenhang das Wort »Fasten« zu missbrauchen. Evangelische Christen sind von diesem Problem weniger betroffen, sie haben mit der Reformation auch das Fasten »wegrationalisiert«.

Zeitlose Methode

Dennoch: Fasten ist eine uralte, wahrscheinlich völlig zeitlose, bewährte Methode und tief in unserer Kultur verankert. Obwohl sie auch in allen anderen Kulturen ihre Ursprünge hat und sicherlich nicht eher dem Christentum als dem Buddhismus zuzurechnen ist, hat sich das Fasten in der christlichen, uns prägenden Religion so tief verwurzelt, dass es leichtfällt, ihm hier nachzuspüren. Zum einen mag es beeindrucken festzustellen, wie lange diese Methode schon mit Erfolg praktiziert wird, zum anderen kann es auch Verständnis bringen für ihre tieferen Möglichkeiten. Vielleicht weckt es sogar Interesse für eine fast vergessene religiöse Praxis – zu einer Zeit, in der unsere Religion fast alle praktischen Erfahrungsmöglichkeiten aufgegeben hat. Andererseits ist religiöses Verständnis nicht zwingend für eine erfolgreiche Fastenkur, und so kann dieses ganze Kapitel auch übergangen werden. Für einige aber mag das Eintauchen in die eigene religiöse Vergangenheit durchaus notwendig sein.

Fasten als Sühne und Reinigung

Schon ganz am Anfang der Bibel, im 3. Buch Mose, findet sich eine Stelle, der zufolge Gott das Fasten zur *Sühne* und *Reinigung*, zum ewig gültigen Gesetz erhebt: »Und Folgendes soll euch als ewige Satzung gelten: Am zehnten Tag des siebten Monats sollt ihr fasten und keinerlei Arbeit verrichten ... Denn an diesem Tag schafft man euch Sühne, indem man euch reinigt; von allen euren Sünden sollt ihr rein werden vor dem Herrn. Ein hoher Festtag soll es für euch sein, und ihr sollt fasten« (3. Mose 16,29). Es gibt noch viele weitere Bibelstellen, nach denen Jahwe Fasten entweder als Sühne und Reinigung fordert oder aber die Israeliten es von sich aus zur *Buße* durchführen (1. Samuel 7,6): Nachdem die Israeliten sich den fremden Göttern Baal und Astarte zugewandt hatten, ermahnte Samuel sie, zum Herrn zurückzukehren: »Da kamen sie in Mizpa zusammen, schöpften Wasser und gossen es aus vor dem Herrn, und sie fasteten an jenem Tage und sprachen: ›Wir haben gegen den Herrn gesündigt.‹« Als Daniel für sich und sein Volk um Vergebung bittet, spricht er: »Da wandte ich mein Angesicht zu Gott, dem Herrn, um unter Fasten in Sack und Asche zu beten und zu flehen« (Daniel 9,3). Im Bußruf des Propheten Joel heißt es: »Doch auch jetzt noch spricht der Herr, kehret um zu mir von ganzem Herzen, mit Fasten und Weinen und Klagen« (Joel 2,12). »Stoßt in die Posaune auf Zion, sagt ein heiliges Fasten an, beruft die Gemeinde« (Joel 2,15).

Als Zeichen der Trauer

Eine wichtige Rolle spielt das Fasten für die Israeliten auch in Zeiten der *Trauer*. Hier kommt ein tiefes archetypisches Verständnis zum Ausdruck, denn sowohl Fasten als auch Trauer gehören zum Archetyp des Saturn. Als Saul und seine Söhne von den Philistern besiegt und ihre Leichname geschändet worden waren, holten die Männer von Jabes die Leichen, verbrannten sie, und »dann nahmen sie ihre Gebeine und begruben sie unter der Tamariske in Jabes und fasteten sieben Tage lang« (1. Samuel 31, 13). Im Buch Esther heißt es: »Auch in jeder einzelnen Provinz, wohin immer des Königs Wort und Gesetz gelangte, war große Trauer bei den Juden und Fasten und Weinen und Klagen ...« (Esther 4, 3).

Als Demutsübung

Schließlich war das Fasten bei den Israeliten auch ein bewährtes Mittel, um Gott ihre *Demut* zu zeigen und seine *Gnade und Hilfe* zu erbitten: »Und David suchte den Herrn auf um des Kindes willen und fastete« (2. Samuel 12, 16). In diesem Fall nimmt Gott Davids Fürbitte nicht an, und dessen Sohn stirbt. Als aber Ahab fastet, um Gott zu versöhnen, spricht dieser zu Elia: »Hast du gesehen, wie sich Ahab vor mir gedemütigt hat? Weil er sich nun vor mir gedemütigt, will ich das Unglück nicht schon zu seinen Lebzeiten herbeiführen« (1. Könige 21, 29). Der Schriftgelehrte Esra beschreibt seinen Aufbruch mit einer Schar Israeliten von Babel nach Jerusalem: »Dann ließ ich daselbst am Ahawaflusse ein Fasten ausrufen, damit wir uns vor unserem Gott demütigten, um von ihm eine glückliche Reise für uns und unsere Familien und alle unsere Habe zu erbitten« (Esra 8, 21). »Also fasteten wir und erflehten uns die Hilfe unseres Gottes in dieser Sache, und er ließ sich erbitten« (Esra 8, 23). Vor dem Kampf gegen den König Antiochus Eupator riefen die Juden auf Judas' Rat hin Tag und Nacht den Herrn an: »Nachdem sie dies alle einmütig getan und den barmherzigen Herrn mit Weinen, Fasten und Niederfallen drei Tage lang unablässig angefleht hatten, rief sie Judas auf und befahl ihnen, sich bereitzuhalten.« Nach dieser Vorbereitung gewannen sie den scheinbar aussichtslosen Kampf (2. Makkabäer 13, 12).

Fasten, Angst und Demut

Die Begriffe »Fasten«, »Angst« und »Demut« verbindet ebenfalls ihre Zugehörigkeit zum archetypischen Saturnprinzip. In ihrer Angst beim Nahen der Heere des Assyrerkönigs Nebukadnezar wandten sich die Israeliten um Hilfe an Gott: »Und der Herr hörte auf ihr Rufen und hatte ein Einsehen mit ihrer Not. Das Volk aber fastete mehrere Tage in ganz Judäa und in Jerusalem vor dem Heiligtum des allmächtigen Herrn« (Judith 4, 13). Und weiter: »Alle Männer Israels aber riefen Gott mit großer Inbrunst und demütigten sich mit strengem Fasten.«

Jahwes-Fasten-vorstellung

Nun wird aber der Gott der Bibel mit dieser allzu menschlichen Auffassung des Fastens und der darin implizierten Berechnung durchaus nicht immer zufrieden gewesen sein, folglich finden wir schon im Alten Testament Stellen, denen zufolge er seine eigenen Vorstellungen zum Thema hat, etwa bei Jesaja: »›Warum, so sprechen sie, fasten wir, und du siehst es nicht? Warum kasteien wir uns, und du beachtest es nicht?‹ – ›Siehe, an eurem Fasttag geht ihr dem Geschäfte nach, und alle eure Arbeiter drängt ihr. Siehe, ihr fastet zu Zank und Streit und zum Schlagen mit ruchloser Faust. Ihr fastet zurzeit nicht so, dass eure Stimme in der Höhe gehört würde. Ist das ein Fasten, das mir gefällt: ein Tag, da der Mensch sich kasteit? Dass man den Kopf hängen lässt wie die Birne und in Sack und Asche sich bettet – soll das ein Fasten heißen und ein Tag, der dem Herrn gefällt? Ist nicht das ein Fasten, wie ich es liebe: dass du ungerechte Fesseln öffnest, die Stricke des Joches lösest? Dass du Misshandelte ledig lässt und jedes Joch zerbrichst? Dass du dem Hungrigen dein Brot brichst und Arme, Obdachlose in dein Haus führst? Wenn du einen Nackten siehst, dass du ihn kleidest und dich den Brüdern nicht entziehst? Dann wird dein Licht hervorbrechen wie die Morgenröte und deine Heilung eilends sprossen …‹« (Jesaja 58, 3–9). Und bei Sacharja (7, 3–6) wird er noch deutlicher. Als die Propheten in der Not vom Volk befragt wurden: »Sollen wir auch fernerhin im fünften Monat trauern und fasten, wie wir es nun schon so viele Jahre getan haben?«, ist die Antwort klar und kompromisslos: »Wenn ihr nun schon siebzig Jahre lang im fünften und siebten Monat gefastet und geklagt habt, habt ihr da für mich gefastet? Und wenn ihr esst und wenn ihr trinkt, esst ihr da nicht für euch, und trinkt ihr nicht für euch?«

Bewussstes Fasten und Nulldiät

Das ist schon fast eine Beschreibung dessen, was wir heute »funktionales Fasten« nennen würden: Die Regeln werden äußerlich befolgt, innerlich aber geschieht nichts, um der Seele Raum und Entwicklungsmöglichkeiten zu schaffen. Mit diesem Fasten ist »Gott« weder einverstanden noch zufrieden, und auch heute ist es relativ wenig, verglichen mit einem Fasten, das ebenso das innere Wesen mit einbezieht. Christus sprach: »Das Himmelreich Gottes ist in euch«, und jedes Fasten, das diese Wahrheit außer Acht lässt, wird das Wesentliche des Fastens verpassen – wie es damals war, ist es also noch in unseren Zeiten. Auch legt schon der Gott des Alten Testaments keinen großen Wert auf rein äußerliche Demuts- und Klagegebärden, er will innerliche Veränderungen sehen, Fasten soll nicht zu Griesgrämigkeit und Kasteiung führen, sondern zur Freiheit, das Joch soll gelöst werden, sowohl das eigene wie auch das der Mitmenschen.

Fasten mit Lebensfreude

Bei Sacharja (8,18) heißt es in der Verheißung der neuen Segenszeit: »So spricht der Herr der Heerscharen: Das Fasten im vierten und fünften und siebten und im zehnten Monat soll dem Hause Juda zur Freude und zur Wonne und zu fröhlichen Festen werden. So liebet nun die Wahrheit und den Frieden!« Fasten soll also die allgemeine Stimmung verbessern und der Wahrhaftigkeit dienen. Nicht nur der Körper soll reiner und durchlässiger werden, auch die Seele soll sich entwickeln. Hier kommen schon die eigentlichen großen Chancen des Fastens zum Ausdruck, durch die es der spirituellen Entwicklung den Boden bereitet und dem ursprünglichen Anliegen aller Religionen dient: der Selbstverwirklichung und dem Einswerden mit Gott.

Bewusstseinserweiterung

Im Buch Jesus Sirach (34,30) wird ausdrücklich auf die Wichtigkeit der Bewusstseinserweiterung während des Fastens hingewiesen und auch gesagt, dass, wenn sie ausbleibt, das Fasten umsonst war: »Wer sich wegen der Berührung einer Leiche wäscht und sie dann wieder berührt – was hilft ihm die Waschung? So ist es mit einem Menschen, der seiner Sünden wegen fastet und dann hingeht und sich gleicherweise verfehlt. Wer wird sein Gebet erhören, und was hilft ihm seine Bußübung?« Hier verweist schon die Bibel auf die letztliche Sinnlosigkeit rein funktionaler Maßnahmen. Sie sind im Geiste der Nulldiät sinnlos und nullwertig.

Rückkehr zur Mitte

Wenn wir das Wort »Sünde« in diesem Zitat genauer betrachten, können wir tatsächlich schon im Alten Testament zu einer sehr modern anmutenden Aufforderung zur Bewusstseinserweiterung durch Fasten kommen. Wörtlich aus dem Urtext übersetzt, bedeutet »sündigen« nämlich »sich absondern« und »den Punkt verfehlen«. Der Punkt aber ist als dimensionsloses Ideengebilde in allen Kulturen Symbol der Einheit, wie es sich treffend im Mittel-Punkt des Kreises, des Mandalas, ausdrückt. Diese Mitte der Einheit zu verfehlen bedeutet, sich abzusondern und eben zu »sündigen«. Wenn die Israeliten also wegen ihrer Sünden, ihrer Absonderung von der Einheit (Gott), fasten sollen, heißt dies, dass im Fasten eine Möglichkeit liegt, zur Einheit und damit zu Gott zurückzukehren.

Christus und Fasten

Christus macht alles neu

So wie Jesus das Gesetz in der Bergpredigt von Grund auf erneuert, hebt er auch das Fasten auf eine neue Ebene. Das Fasten als Sühne und Bußübung lehnt er für die Zeit seiner Anwesenheit auf Erden sogar ausdrücklich ab: »Und die Jünger des Johannes und die Pharisäer hatten Fasttag. Und die Leute kamen und sagten zu ihm: ›Warum fasten die Jünger des Johannes und die Jünger der Pharisäer, deine Jünger aber fasten nicht?‹ Da sprach Jesus zu ihnen: ›Können etwa die Hochzeitsleute fasten, während der Bräutigam bei ihnen ist? Solange sie den

Bräutigam bei sich haben, können sie nicht fasten. Doch es werden Tage kommen, wo der Bräutigam von ihnen genommen sein wird, und dann werden sie fasten an jenem Tage‹« (Markus 2, 18–20).

»Nicht vom Brot allein«

Tatsächlich wendet sich Christus aber nur gegen das alte, starre Fasten als Regel und Gewohnheit, um es neu zu definieren als lebendiges Ritual in enger Verbindung mit dem Gebet. Er selbst hat ja eine lange Fastenzeit von vierzig Tagen hinter sich, als er seine Aufgabe antritt – eine Fasten- und Gebetszeit, die ihm hilft, allen Versuchungen dieser Welt zu widerstehen. »Dann wurde Jesus vom Geist in die Wüste geführt, um vom Teufel versucht zu werden. Und als er vierzig Tage und vierzig Nächte gefastet hatte, hungerte ihn nachher. Da trat der Versucher zu ihm und sagte: ›Bist du Gottes Sohn, so gebiete, dass diese Steine zu Brot werden!‹ Er aber antwortete und sprach: ›Es steht geschrieben: Nicht vom Brot allein wird der Mensch leben, sondern von jedem Wort, das aus dem Munde Gottes hervorgeht‹« (Matthäus 4, 1–4).

Beten und Fasten

Und gleich nachdem er seinen Anhängern in der Bergpredigt ein neues Verständnis des Betens vermittelt und sie das »Vaterunser« gelehrt hat, wendet er sich dem Fasten zu: »Wenn ihr aber fastet, sollt ihr nicht finster dreinsehen wie die Heuchler; denn sie verstellen ihr Angesicht, um sich mit ihrem Fasten vor den Leuten sehen zu lassen. Wahrlich, ich sage euch: Sie haben ihren Lohn dahin. Du aber salbe, wenn du fastest, dein Haupt und wasche dein Angesicht, damit du mit deinem Fasten dich nicht den Leuten zeigst, sondern deinem Vater, der im Verborgenen ist; und dein Vater, der ins Verborgene sieht, wird es dir vergelten« (Matthäus 6, 16–18). Nicht nur in der Bergpredigt folgt Fasten direkt auf Beten, von jetzt ab gibt es zwischen beidem stets eine enge Verbindung. Fasten wird zum Gottesdienst, zur Stärkung und Vertiefung des Gebets. »Als sie nun dem Herrn Gottesdienst hielten und fasteten, sprach der Heilige Geist: ›Sondert mir doch den Barnabas und Saulus zu dem Werke aus, zu dem ich sie herbeigerufen habe!‹ Da fasteten sie und beteten, legten ihnen die Hände auf und verabschiedeten sie« (Apostelgeschichte 13,2).

Fasten zur Heilung

Welche große Bedeutung Christus der Verbindung von Gebet und Fasten einräumt, zeigt sich bei der Heilung des an Epilepsie leidenden Knaben (Markus 9,14–29). Als die Jünger Jesus nach vollbrachter Heilung fragen, warum es ihnen vorher nicht gelungen war, den bösen Geist auszutreiben, antwortet er: »Diese Art kann durch nichts ausgetrieben werden, außer durch Gebet und Fasten« (Markus 9,29). In verschiedenen Bibelübersetzungen wird hier bezeichnenderweise das »Fasten« schon unterschlagen. Mit solchen Modernisierungen wird die Kraft der biblischen Aussage ähnlich geschmälert wie durch das bei modernen Ärzten übliche umgekehrte Vorgehen, wenn sie nämlich das Gebet der Betonung des Fastens opfern. Ihre wirkliche Kraft entfalten beide Methoden erst in enger Kooperation. Heutzutage könnte man auch sagen: Sie ermöglichen beeindruckende Synergien.

Wissenschaft und Gebetsheilung

Inzwischen kann sogar die Wissenschaft mit statistischen Methoden aufwarten, die die Wirksamkeit des Betens belegen sollen. Der US-amerikanische Internist Larry Dossey machte zum Beispiel folgendes Experiment. Er teilte eine Gruppe von schwer kranken Herzpatienten in zwei Hälften und ließ Menschen für eine Hälfte beten. Das Vorgehen dabei war einfach: Die Namen der Gruppenmitglieder wurden auf Zettel geschrieben und an einen evangelischen Gebetskreis weitergeleitet, der für die Patienten beten sollte. Obwohl die Betenden die Empfänger ihrer Fürbitten gar nicht kannten und diese nichts von dem Experiment wussten, zeigte sich mit großer statistischer Signifikanz, dass es ihnen im Vergleich zur anderen Hälfte der Gruppe deutlich besserging, und sie hatten beeindruckend weniger Sterbefälle zu verzeichnen.

»Rechtschaffenes« Fasten

Viele heute verbreiteten Anpassungen an »moderne« Gepflogenheiten, um den Weg des Fastens und Betens scheinbar zu erleichtern, helfen nicht wirklich weiter, sondern erschweren im Gegenteil wesentliche Schritte. Bereits Jesus sagte das in starken und kompromisslosen Worten. Aber auch schon im Buch Tobias hören wir Gottes Engel sagen: »Tut Gutes, so wird euch nichts Böses treffen! Gut aber ist Gebet mit Fasten, Almosengeben und Rechtschaffenheit. Lieber weniges mit Recht besitzen als vieles mit Unrecht« (12,7–8).

Fasten im Essener-Evangelium

Besonders eingehend beschäftigt sich das Essener-Evangelium* mit dem Fasten. Es soll deshalb hier und auch später noch zitiert werden. Es handelt sich dabei um eine – allerdings sehr freie – Übersetzung jener Schriftrollen, die zweifelsfrei aus biblischer Zeit stammen und erst um die Mitte des letzten Jahrhunderts »durch Zufall« in einer Höhle bei Qumran entdeckt wurden.

* Dr. E. Bordeaux Székely: *Schriften der Essener. Das Friedensevangelium der Essener, Buch 1*, Neue Erde, Saarbrücken 2002.

Alte Texte für moderne Zeiten

Diese Texte aus biblischen Zeiten mit ihren strengen Ge- und Verboten werden den meisten modernen Menschen radikal, manchmal sogar fanatisch vorkommen. Deshalb möchte ich dazu anregen, dem Geist dieser Texte nachzuspüren: Allein wenn die Wörter »Satan« durch »Unbewusstheit«, »Vater des Himmels« durch »Einheit« und »Heiden« durch »Unwissende« ersetzt werden, wandeln sich die scheinbaren Drohungen und Beurteilungen in Erklärungen, die zugegebenermaßen immer noch auf das höchste Ideal, die Erleuchtung, zielen. Gerade das aber wird dann auch deutlich.

Fasten zur Reinigung

Die Essener, Mitglieder einer damals weitverbreiteten spirituellen Sekte, baten Christus, ihnen von den Gesetzen zu erzählen, durch die sie geheilt werden könnten. Jesus antwortete:

»Ihr versteht die Wörter des Lebens nicht mehr, weil ihr im Tode seid. Dunkelheit trübt eure Augen, eure Ohren sind mit Taubheit verstopft, denn ich sage euch, es nützt euch nichts, über toten Schriften zu brüten, wenn ihr mit euren Taten jenen verneint, der euch die Schriften gab. Wahrlich, ich sage euch, Gott und Seine Gesetze finden sich nicht in euren Taten, sie finden sich nicht in Schlemmerei und Trunkenheit, noch in liederlichem Leben oder Lüsternheit, noch in der Suche nach Reichtümern, noch im Hass auf eure Feinde. Denn alle diese Dinge sind vom wahren Gott und Seinen Engeln weit entfernt. Diese Dinge kommen alle aus dem Reich der Dunkelheit und vom Herrn allen Übels. Und all diese Dinge tragt ihr in euch selbst, und so dringen das Wort und die Macht Gottes nicht in euch ein, weil alle möglichen Übel und Abscheulichkeiten

ihre Wohnung in eurem Körper und eurem Geist haben. Wenn ihr wollt, dass das lebendige Wort Gottes und Seine Macht in euch eindringen kann, dann beschmutzt nicht euren Körper und euren Geist; denn der Körper ist der Tempel des Geistes, und der Geist ist der Tempel Gottes. Darum reinigt den Tempel, damit der Herr des Tempels darin wohnen kann und einen Platz einnehmen kann, der Seiner wert ist. Und von allen Versuchungen eures Körpers und Geistes, die von Satan kommen, zieht euch zurück unter den Schatten von Gottes Himmel. Erneuert euch und fastet. Denn ich sage euch wirklich, dass der Satan und seine Plagen nur durch Fasten und Beten ausgetrieben werden können. Bleibt allein und fastet und zeigt euer Fasten keinem Menschen. Der lebendige Gott wird es sehen, und groß wird die Belohnung sein. Und fastet, bis Beelzebub und alle seine Übel euch verlassen und all die Engel eurer Erdenmutter kommen und euch dienen. Wahrlich, ich sage euch, wenn ihr nicht fastet, werdet ihr euch nie aus der Macht des Satans befreien können und von allen Krankheiten, die Satan verursacht. Fastet und betet inbrünstig und sucht die Macht des lebendigen Gottes für eure Heilung. Meidet die Menschenseele während des Fastens und sucht die Erdenmutter, denn der Suchende wird finden.«

Essener-Terminologie für uns Heutige

Diesen Anweisungen sind zu Jesu Lebzeiten offensichtlich viele Menschen gefolgt, und daraus erklärt sich wohl auch die heute fast unvorstellbare Kraft, welche die frühen Christen erfüllte und sie in den schweren Zeiten der Verfolgung aufrecht wandeln ließ. Auch wir können aus diesen Worten noch Kraft und Orientierung ziehen, wenn wir uns nicht von ihrem Wortlaut abschrecken lassen. Machen wir uns die Mühe, diese Gedanken in die Gegenwartssprache zu übertragen und auf unsere heutige Situation anzuwenden, so können sie uns immer noch leiten, weil sie nichts von ihrer Bedeutung verlieren. Für dieses erste Zitat aus dem Essener-Evangelium hieße das, Christus warnt vor einem Leben, das sich auf Dauer in der polaren Welt einrichtet und nicht auf die Erlösung, die Einheit (Gott) zielt. »Dunkelheit«, »tote Schriften« und »Tod« sind Begriffe für das Unbewusste, wie auch später das Wort »Satan« für die Unbewusstheit schlechthin steht. Christus betont die Wichtigkeit des »lebendigen Wortes«, der »Wörter des Lebens«, die in den Taten der Menschen zu Leben erwachen sollen, und legt damit großen Wert auf den Augenblick, das Hier und Jetzt.

Leben im Hier und Jetzt

Die »toten Schriften« sind in diesem Sinne nie »im Augenblick«, und die Taten (Schlemmerei, Trunkenheit und so weiter) geschehen eher unbewusst, denn das Bewusstsein von der Einheit alles Geschaffenen (Gottes) findet sich natürlich nicht in ihnen wieder. All dies sei von der Einheit (»vom wahren Gott«) weit entfernt und käme aus der unbewusst erlebten Polarität (»Dunkelheit«, »Herr allen Übels«, »Satan«). Weil die Essener aber von den unbewussten Kräften der Polarität beherrscht seien, könne die Einheit (»das Wort und die Macht Gottes«) nicht in sie einziehen. Wenn sie heil werden wollten (»dass das lebendige Wort Gottes und Seine Macht in sie eindringe«), müssten sie Körper und Geist vorbereiten durch Abwendung von der Unbewusstheit (»beschmutzt nicht länger Körper und Geist«)

und Hinwendung zur Einheit (»Reinigung des Tempels«). Von all den Versuchungen der Polarität (»eures Körpers und Geistes«) sollen sie sich zurückziehen in die Nähe der Einheit (»den Schatten von Gottes Himmel«). Und fasten, bis die Polarität und das unbewusste Leben in ihr die Macht über sie verliert (»bis Beelzebub und all seine Übel euch verlassen«) und die Kräfte der großen Göttin ihnen dienen (»die Engel eurer Erdenmutter kommen«). Sie sollen die Macht des Augenblicks, der Einheit (des lebendigen Gottes) für ihre Heilung suchen, das unbewusste Leben in der Polarität (»die Menschenseele«) während des Fastens meiden und die große Göttin (»Erdenmutter«) suchen.

Große Göttin als Erdenmutter

Wenn wir uns solcherart bemühen, den Gehalt der Texte und die Ideen dahinter zu erspüren, werden wir auf viele erstaunliche Erkenntnisse stoßen. Die Texte klingen dann plötzlich zeitgemäß, und das liegt eben daran, dass sie zeitlos sind. Selbst das Verständnis der Polarität finden wir dann in ihnen, obwohl auf den ersten Blick alles eher moralisierend und wertend klingen mag. Tatsächlich haben wir aber in der Erdenmutter wohl jenen – ansonsten im Christentum nachhaltig verdrängten – weiblichen Pol vor uns, jene Mondgöttin, die in dieser Welt die Polarität bewusst verkörpert und der unmanifestierten Einheit (dem Sonnen-Geist) gegenübersteht. Auch diese große Muttergöttin ist ein Symbol der Polarität, aber sie ist der Aspekt bewussten Lebens in der polaren Welt, während »Satan« symbolisch für den dunklen, unbewussten Polaritätsaspekt steht.

Christus rät den Essenern folglich, nach der Einheit (Gott-Vater) zu streben, indem sie sich bewusst der Po-

Polarität erlösen, Einheit verwirklichen

larität (der Muttergöttin) ergeben, bzw. bewusst (»rein«) zu werden, um sich der Kräfte der polaren Welt (»Engel der Erdenmutter«) zu bedienen. Vielleicht könnte man sogar sagen, Christus will anleiten, durch Beten und Fasten so bewusst (»rein«) zu werden, dass die Einheit (»Gott«) in der Polarität (»Erdenmutter« und »Satan«) erkannt werden kann, damit bewusst und licht wird, was vorher unbewusst und dunkel war.

In der Bibel selbst finden wir einige Hinweise auf Menschen, die diesen Weg gegangen sind, und nicht selten werden auch ihre Fastenübungen erwähnt. So heißt es bei Lukas (2,37) über die Prophetin Hanna, sie sei nicht vom Tempel gewichen und habe Gott bei Tag und Nacht mit Fasten und Beten gedient. Aber auch schon im Alten Testament wird über jene Judith, die die Israeliten vor den feindlichen Heeren rettete, gesagt: »Zudem fastete sie alltäglich, seit sie Witwe war, außer an den Sabbaten und am Tage vorher, an den Neumonden und am Tage vorher und an den Festen und Freudentagen des Volkes Israel. Sie war von schöner Gestalt und sehr blühendem Aussehen; auch hatte ihr Mann ihr Gold und Silber ... hinterlassen, das sie in ihrem Besitze behielt. Niemand aber vermochte ihr Böses nachzusagen, denn sie war sehr gottesfürchtig« (Buch Judith 8,6).

Mit diesem Zitat wollen wir unseren Ausflug in die biblische Welt vorläufig beenden, nicht zufällig mit dem Bild einer fastenden Frau, die schön ist und blühend aussieht, die reich ist und Gott (der Einheit) dient.

Nachdem wir uns davon überzeugen konnten, dass schon zu biblischen Zeiten viele vor uns gewagt haben, zu fasten – und das mit guten Erfahrungen –, dass wir also beileibe nicht »die Ersten« sind, können wir uns nun mehr den praktischen Fragen zuwenden. Wir sollten uns dabei auch nicht von jenen Stimmen beirren lassen, die sich abfällig über solche Überlegungen äußern, was immer ihre Beweggründe sein mögen. Jedenfalls hat es sich nie bewährt, grundsätzlich in Widerspruch zu den zeitlosen Grundaussagen der heiligen Schriften der Völker zu leben. Auf lange Sicht gesehen und was das Wesentliche angeht, haben die heiligen Texte bisher in der Regel recht behalten – auch in medizinischen Fragen und vor allem in psychologischen.

Fasten in sicherer Tradition

Wer sollte fasten?

Fasten und Glaube

Nehmen wir die Religionsgründer und Kirchenväter beim Wort, so fällt die Antwort eindeutig aus: Grundsätzlich kann jeder fasten! Je kränker er ist, desto eher. Nur dürfen wir dabei niemals vergessen, dass es hier immer um das Fasten auf dem Boden eines tief verwurzelten Glaubens geht. Wenn uns dieser Glaube, der Berge versetzen kann, fehlt, sollten wir vorsichtiger und zurückhaltender sein, sofern es uns um die Heilung von Krankheiten geht. Obwohl über den festen Glauben letztlich sicher »alles« möglich sein mag, kann mit Fasten allein nicht alles erzwungen werden. Denn es eignet sich nicht, um etwas zu erzwingen, es würde dadurch eher wieder zur »Nulldiät« degradiert, die vergleichsweise nur geringe Chancen auf einen wirklichen Fortschritt bietet.

Selbstbegegnung im Fasten

Aus einem spirituellen Blickwinkel betrachtet, sollte natürlich erst recht jeder den Weg des Fastens gehen, denn dabei werden wir nur dem begegnen, was in uns verborgen ruht, also auch dem »Schattenprinzip«. Das aber gilt es ja gerade kennen und ertragen zu lernen. Wenn wir von der hermetischen Lehre »Wie oben – so unten; wie außen – so innen« ausgehen, begegnen wir sogar in allen äußeren Erscheinungsformen letztlich immer uns selbst. Wenn wir etwas gar nicht erkennen, wird es Schatten im Sinne C. G. Jungs sein – insofern beinhaltet Fasten auch ein Stück Schattentherapie und wird deshalb im Heilkundezentrum Johanniskirchen auch fast immer mit ihr verbunden. Wie sollten da die Erlebnisse, die beim Fasten aus Leib und Seele aufsteigen, etwas Fremdes, zu Vermeidendes sein?

Zu schade, um allein Kranken vorbehalten zu sein

Es war wohl diese Wirkung des Fastens, nämlich uns die eigene Tiefe mit ihren hellen und dunklen Seiten (in körperlicher und seelischer Hinsicht) zu Bewusstsein zu bringen, die es den Religionsstiftern aller Zeiten wertvoll machte. So können wir ruhig feststellen, dass Fasten viel zu schade ist, um lediglich als Therapie für Krankheitssymptome zu dienen. Es ist ebenso und auch heute noch eine religiöse und spirituelle Übung auf dem Weg zu größerer Bewusstheit. Trotzdem gilt es unserer, dem funktionalen Zweckdenken verhafteten Zeit zuerst als Therapieform der Naturheilkunde oder »Komplementärmedizin«. Fasten hat sogar das Potenzial, zur »Alternativmedizin« zu avancieren, ein Ausdruck, den ich sonst gar nicht schätze, weil es meist besser wäre, Brücken zu schlagen, als Alternativen aufzubauen. Wer aber lange genug regelmäßig fastet, findet in der Regel Zugang zum eigenen inneren Arzt und gewinnt damit in vielen Fällen wirklich eine Alternative zur herkömmlichen Heilkunde.

Nur relative Wahrheiten

Die Frage, wer fasten soll, muss also ebenso unter medizinischen Gesichtspunkten betrachtet werden. Hier haben sich im Laufe der Zeit besondere Indikationen und einige Gegenindikationen herauskristallisiert, die vor allem »in glaubensschwachen Zeiten« zu bedenken wären. Dabei kann man allerdings feststellen, dass es auch hier nichts gibt, was nicht schon empfohlen, und auch nichts, was nicht schon verteufelt worden wäre. Wie überall ist es wieder einmal so, dass wir immer nur relative Wahrheiten finden, die unter bestimmten Hinsichten gültig sind, unter anderen nicht. Das Bewusstsein jener Zusammenhänge ist vielleicht der beste Schutz vor entwicklungsfeindlichem Dogmatismus. Der bekannte Satz »Die wissenschaftliche Meinung von heute ist der Irrtum von morgen« mag diesen Zusammenhang verdeutlichen.

Gewichtsprobleme aller Art

Einige der wichtigen Indikationen möchte ich hier nun etwas näher besprechen. Im Vordergrund stehen natürlich erst einmal jene Patienten, die ihre »gewichtigen« Argumente fürs Fasten mit sich herumschleppen. Nach Dr. Walther Zimmermann,* dem früheren langjährigen Chefarzt des Krankenhauses für Naturheilweisen in München-Harlaching, sollte jeder fasten, der über seinem individuellen Normalgewicht liegt. Damit kommt er in seinen Forderungen den großen Religionsstiftern schon wieder recht nahe, denn das wäre sicherlich die Mehrheit der Bevölkerung in unserem Land. Dass Übergewichtige von einer Fastenkur profitieren, ist ja weiter nicht erstaunlich. Umso mehr verwundert es aber, dass Otto Buchinger, der Zigtausende Fastenkuren leitete, kurzfristiges Fasten (bis zu sechs Tagen) auch bei untergewichtigen Patienten mit Erfolg durchführte: Die Patienten wogen nach einem längeren Zeitraum regelmäßig mehr als vor der Kur.

Jo-Jo-Effekt

Viele kurzfristige Fastenzeiten erhöhen also auf lange Sicht das Gewicht, weil sie eine Art Jo-Jo-Effekt bewirken. Der Organismus lernt so, sehr sparsam mit den Ka-

* Vgl. Dr. Walther Zimmermann: *Gewicht leicht gemacht. Eine Sprechstunde für Übergewichtige,* Johannes Sonntag, Regensburg [2]1987.

lorien umzugehen und Reserven zu bilden, weil er damit rechnen muss, immer wieder von der Nahrungszufuhr abgeschnitten zu werden. Auf diese Weise wird auch der Grundumsatz noch weiter herabgesetzt, der durch lange Schonungsprogramme oft sowieso schon drastisch reduziert wurde.

Auf der Suche nach dem Idealgewicht

Wer dagegen nicht öfter als zweimal im Jahr fastet und danach wieder normal isst, kann diesen Effekt vermeiden, wenn er sehr bewusst fastet und die Zeit nutzt, die seelischen Muster hinter seinem Übergewicht zu klären. Solch ein tiefschürfendes Vorgehen ist Voraussetzung, wenn das Fasten nachhaltig dem Abnehmen dienen soll. Wo es zu einer reinen Nulldiät verkommt, führt es längerfristig eher zur Gewichtszunahme, zumindest wird es dann nullwertig, wie der Name eigentlich sagt. In dieser Hinsicht wird es nun dem Gros der angebotenen Diäten ähnlich. Im Schaden für Übergewichtige liegt allerdings die Chance für Untergewichtige, die sich dieses Phänomen zunutze machen können. Interessant ist, dass beim »Kurzzeitfasten« diese Jo-Jo-Effekte kaum je auftreten, sondern im Gegenteil mit Gewichtabnahmen zu rechnen ist, wenn die Essenszeit auf acht, sechs oder sogar vier Stunden reduziert wird. Selbst wenn nur jeden zweiten Tag gegessen wird, bleiben Abnahme- und Gesundheitsaspekte stabil. Im Buch *Kurzzeitfasten* habe ich diese Zusammenhänge inklusive der vielen unterstützenden Studien beschrieben. Die Reduzierung der täglichen Essenszeiten auf sechs bis acht Stunden ist obendrein einer der einfachsten und wirksamsten Einstiege ins Fasten und gesundheitlich über die Maßen günstig.

Fasten bei verschiedenen Krankheitsbildern

Siehe da, was das Fasten wirkt. Es heilt die Krankheiten, trocknet die überschüssigen Säfte im Körper aus, vertreibt die bösen Geister, verscheucht verkehrte Gedanken, gibt dem Geist größere Klarheit, macht das Herz rein, heiligt den Leib und führt schließlich den Menschen vor den Thron Gottes …

Athanasius, Bischof von Alexandrien (4. Jahrhundert)

Der Untergang großer Krankheitsbilder

Würden wir allein die traditionelle christliche Fastenzeit (anfangs in moderater Form) wiederentdecken und entsprechend beleben, könnten wir ganze Krankheitsbilder aussterben lassen und Milliardensummen einsparen. Man denke allein an die Schäden, die jedes Jahr aus der üblichen Fehlernährung in Deutschland anfallen: Sie würden vermieden, wenn wir nach dem Fasten in aller Ruhe wieder einfache und gesunde Kost schätzen lernten. Würden große Teile der Bevölkerung – idealerweise nach dem Fasten – auf pflanzlich vollwertige Kost im Sinne von „Peace Food" umsteigen, würde in einem unvorstellbaren Sinne Gesundheit ausbrechen. Schon allein die drei Haupttodesursachen im Gesundheitsbereich, Herz-Kreislauf-Probleme, Krebs und die Kunstfehler der Schulmediziner und die Nebenwirkungen ihrer Pharmaka würden weitgehend entfallen. Hier liegt also eine ungeheure Chance, nicht nur für jeden Einzelnen, sondern auch für ganze Bevölkerungen. Mittels regelmäßigem Fasten – am besten zu den klassischen Zeiten im Frühjahr und Herbst – könnte es quasi »ganz nebenbei« gelingen, Krankheitsbilder wie Rheuma und Gicht weitestgehend verschwinden zu lassen. Die neue Volksseuche des Typ-II-Diabetes könnte wieder abebben und das damit oft assoziierte Übergewicht gleich mit. Aber auch dem Bluthochdruck und all den daraus folgenden Symptomen von der Angina pectoris über den Herzinfarkt bis hin zum Schlaganfall würde die Massenbasis genommen. Kreislaufprobleme könnten der Vergangenheit ebenso angehören wie Kopfschmerzen, und der Geißel Krebs würde das Terrain unwegsamer gemacht.

Nimmt man die Auswirkungen bewussten Fastens auf die Seele dazu, wäre das Ergebnis noch unvorstellbarer und wohl der Garaus für viele uns heute selbstverständlich gewordene Probleme von Angstattacken bis zu Depressionen. Der beeindruckende Arte-Film »Fasten und Heilen« zeigt, wie russische Fastenärzte seit Jahrzehnten mit großem Erfolg Langzeitfasten bei Patienten mit psychiatrischen Krankheitsbildern durchführen, und wie die US-Amerikaner es inzwischen längst bei Krebs einsetzen.

Fasten bei Hildegard von Bingen

Hildegard von Bingen, die große Heilige des christlichen Mittelalters, machte noch gar keinen Unterschied zwischen körperlichen, seelischen und sozialen Problemen. Sie fand insgesamt 35 »Laster«, unter denen die Menschen ihrer Zeit litten. Die meisten davon haben wir beibehalten und noch einige dazugewonnen, etwa die damals wohl noch unbekannte Hektik.

Von diesen 35 konnten – nach ihren Erfahrungen – 29 durch Fasten geheilt werden, fünf blieben davon unberührt, und nur eines wurde verschlimmert.

Die Fasten-Arroganz

Diesem einen Laster müssen wir uns stellen und zuwenden, denn ein bekannter Feind ist nur noch halb so gefährlich. Es ist in Hildegards Sprache die Hybris. Heute würden wir eher von »Anmaßung« und »Arroganz« sprechen. Tatsächlich entwickeln Fastende leicht das Gefühl, etwas Besseres zu sein. In meinen Seminaren fällt das besonders beim strengen Fasten nach der Zen-Tradition auf, wenn wir nicht nur fasten, sondern auch schweigen und in der Stille meditieren. In den ersten Tagen sind die meist schwarz gewandeten Fastenden noch mit ihren eigenen Problemen beschäftigt und gnädig mit den anderen Gästen im Hotel. Wenn das Fasten dann aber an Kraft gewinnt und sie sich leichter und lichter fühlen, kann sich eine beachtliche Überheblichkeit aus den erhebenden Gefühlen entwickeln: Man schaut schweigend aus unglaublichen Höhen auf das gemeine Volk hinab, das in seinen Niederungen hockt und schwatzt und trinkt, raucht und (fr)isst. Wer sich dieser Gefahr aber von Anfang an bewusst ist, hat gute Chancen, ihr zu entgehen. Immerhin bietet Fasten mit seiner Entgiftung und den entsprechenden Begleiterscheinungen auch genug Stoff, um wieder auf den Boden der – oft »anrüchigen« – eigenen Tatsachen zurückzukommen. Seit ich meine verschiedenen Fastenseminare in unserem speziell dafür errichteten Heilungsbiotop TamanGa abhalte, haben sich diese Probleme in der optimalen Umgebung allerdings gelegt, zumal wir immer die einzige Fastengruppe sind.

Das Fasten ist die Speise der Seele. Wie die körperliche Speise stärkt, so macht das Fasten die Seele kräftiger und verschafft ihr beweglichere Flügel, hebt sie empor und lässt sie über himmlische Dinge nachdenken, indem es sie über Lüste und die Freuden des gegenwärtigen Lebens erhaben macht.

Johannes Chrysostomus (4. Jahrhundert)

Ärztliche Hilfe

Im Verständnis der naturheilkundlichen Medizin hat Fasten heute wieder eine große Indikationsbreite. Jeder Gesunde kann es auf eigene Faust zur Reinigung, Vorbeugung und vertieften Selbsterfahrung durchführen, sofern er sich vorher ausreichend informiert hat. Falls Ängste oder Zweifel bestehen, empfiehlt es sich, mit Fasten und naturheilkundlicher Medizin vertraute Therapeuten zurate zu ziehen. Wer an einer schwereren Krankheit leidet, sollte auf alle Fälle ärztliche Hilfe in Anspruch nehmen und in enger Zusammenarbeit mit seinem Therapeuten fasten oder aber sich in eine Fastenklinik begeben. Bei leichteren Erkrankungen, wie grippalen Infekten, kann man auch gleich von Anfang an nur auf den eigenen inneren Arzt hören und wird so sicher herausfinden, dass man bei Fieber zwar viel Durst hat, aber meist keinen Hunger. Gibt man diesem Bedürfnis des Körpers nach, wird man fasten und schwitzen. Auf solchem Weg wird eine »normale« Grippe in der Regel schneller und gründlicher auskuriert als mit allen möglichen Medikamenten.

Fasten und Ruhe

Ein kranker Organismus verlangt aus sich heraus Geborgenheit und Ruhe. Das Fasten erhöht die Ruhe beträchtlich, da es etwa 30 Prozent des Gesamtenergieumsatzes – jenen Teil nämlich, der für die Verdauungsarbeit nötig ist – einspart. Fieber und Fasten sind hervorragende natürliche Maßnahmen, dem Körper zur Gesundheit zurückzuverhelfen. Beide erhöhen die Abwehrkraft gegenüber eingedrungenen Bakterien und Viren und steigern die Ausscheidung von Schlacken und Giftstoffen.

Der eigene Arzt beim Fasten

Obwohl die Hilfe eines Therapeuten in vielen Fällen nicht nötig ist – während des Fastens ist man an sich gesünder und sogar geschützter als sonst –, kann es beruhigend sein, einen, am besten den eigenen, Arzt im Hintergrund zu wissen – zumindest beim ersten Mal. Allerdings ist es leider möglich, dass Sie nach der Lektüre dieses Buches bereits wesentlich mehr über Fasten wissen als Ihr Arzt. Selbst dann kann es sinnvoll sein, ihn einzuweihen – sinnvoll und heilsam für Sie selbst und für alle seine anderen Patienten.

Essener-Fango-Fasten

Einen wichtigen Grund zum Fasten bieten verständlicherweise all jene Krankheitsbilder, die auf eine Verschlackung und Blockierung des Bindegewebes zurückzuführen sind, wie etwa der ganze rheumatische Formenkreis. Die Rheumaknötchen verdeutlichen Ablagerungen im Bindegewebe sogar auf makroskopischer Ebene sehr eindrucksvoll. Hierzu sei noch einmal ein Absatz aus dem Essener-Evangelium zitiert, aus dem hervorgeht, dass bereits in jenen frühen Zeiten solche Krankheitsbilder, die wir heute als »Gicht« und »Polyarthritis« bezeichnen würden, auftraten und dass sie mit Fasten und einer homöopathisch begründeten und durchgeführten Zusatztherapie – fast im Sinne moderner Fangoanwendungen – erfolgreich behandelt wurden:

»Und es gab viele Kranke unter ihnen, von qualvollen Schmerzen gefoltert, die konnten kaum bis zu Jesu Füßen kriechen, denn sie konnten nicht mehr auf ihren Füßen gehen. Sie sagten: ›Meister, wir werden grausam von Schmerzen geplagt, sag uns, was wir tun sollen.‹ Und sie zeigten Jesus ihre Füße, in denen die Knochen verdreht und verknotet waren, und sagten: ›Weder die Engel der Luft noch des Wassers noch des Sonnenscheins konnten unsere Schmerzen lindern, obwohl wir uns tauften, fasteten, beteten und deinen Worten in allen Dingen folgten.‹ – ›… Seid nicht entmutigt, sondern sucht zur Heilung den Heiler der Knochen, den Engel der Erde. Denn von dort stammen eure Knochen, und dahin werden sie zurückkehren.‹ Und Er zeigte mit Seiner Hand dorthin, wo das fließende Wasser und die Sonnenhitze die Erde am Rande des Wassers zu lehmigem Schlamm erweicht hatten. ›Senkt eure Füße in den Schlamm, damit die Umarmung des Engels der Erde aus euren Knochen alle Unreinheit und Krankheit herauszieht … Und die Knoten eurer Knochen werden verschwinden, und sie werden sich wieder strecken, und all eure Schmerzen werden vergehen.«

Therapie der Legionäre

Diese Schilderung lässt spontan an die bis heute erfolgreiche Rheumatherapie mit dem echten Fango denken, wie sie in Abano/Montegrotto und in Ischia durchgeführt wird. In dem kleinen norditalienischen Bad Montegrotto gehen die Spuren dieser Therapie tatsächlich bis vor die Zeiten Jesu Christi zurück. Schon die römischen

Legionäre haben dort ihre müden Knochen und Gelenke im Fangoschlamm regeneriert. Bei unseren Seminaren im dortigen Hotel Garden haben schon viele Teilnehmer(innen) die wohltuende Wirkung dieses Heilschlammes miterlebt.

Gicht Stoffwechselkrankheiten wie die Gicht reagieren gut aufs Fasten. Das Argument, Fasten erhöhe die Harnsäurewerte und führe zu Gicht, ist ebenso falsch wie leicht zu widerlegen. Natürlich erhöht sich beim Fasten der Harnsäurespiegel zunächst, denn die abgebaute Harnsäure muss wie alle anderen Schlacken über das Blut entsorgt werden. Langfristig reduziert Fasten erhöhte Werte aber natürlich. Man müsste also nur den Spiegel einen Monat nach dem Fasten statt während der Kur messen. Um den Anstieg zu Beginn des Fastens gering zu halten, empfiehlt es sich, an den ersten beiden Tagen je einen gestrichenen Esslöffel Natriumbicarbonat (aus der Apotheke) oder einfach Küchennatron in Wasser oder Saft gelöst zu trinken. In sehr seltenen Fällen könnte bei einem schon erhöhten Harnsäurespiegel ein Gichtanfall ausgelöst werden, zu dem es aber früher oder später wahrscheinlich ohnehin gekommen wäre. Tatsächlich habe ich das in über vierzig Jahren Erfahrung mit Tausenden von Fastenden nur ein einziges Mal erlebt, und zwar bei einem Patienten, der schon oft Gichtanfälle gehabt hatte und auch schon mit einem angereist war. Sein Problem war zu lösen, ohne dass er das Fasten hätte abbrechen müssen.

Rheuma In ähnlicher Weise wird Fasten manchmal als Ursache von Rheuma hingestellt. Sicher kann es passieren, dass jemand, der noch keinen Rheumaschub hatte, aber kurz davor steht, durch eine Fastenkur über die Mobilisierung der Schlacken seine erste solche Erfahrung auslöst. Trotzdem bleibt Fasten die ideale Therapie gerade auch bei Rheuma. Um es mit einem Bild zu verdeutlichen: Natürlich wird der Hausputz in einer vor Schmutz starrenden Bleibe zuerst einmal Staub aufwirbeln und die Situation scheinbar verschlimmern; aber auf lange Sicht gibt es wohl keine wirkliche Alternative zu dieser Maßnahme.

Diabetes Typ II

Auch Diabetes II lässt sich mit gutem Erfolg befasten, allerdings nur bei konsequenter Überwachung. Es ist dabei unbedingt zu unterscheiden zwischen der juvenilen Form und dem Typ II, früher auch »Altersdiabetes« genannt. Während ich noch nie erlebt habe, dass ein »jugendlicher Diabetiker« durch Fasten die Insulineinnahme beenden konnte, ist der bewusste Nahrungsverzicht beim Typ II Bestandteil einer Therapie, die fast immer zum Erfolg führt. Wer regelmäßig fastet, seine Nahrung umstellt, sein Gewicht reguliert und sich konsequent im Sauerstoffgleichgewicht bewegt und obendrein sein Liebes- bzw. Venusthema deutend durchschaut, versteht und seine Krankheit unter symbolischen Gesichtspunkten bearbeitet, kann in der Regel in überschaubarer Zeit auf Medikamente verzichten und das Krankheitsbild überwinden. Beim Typ I oder jugendlichen Diabetiker habe ich lediglich Fortschritte erlebt, was eine bessere Einstellbarkeit und die Senkung der notwendigen Insulinmenge betrifft.

Erkältung und Grippe

Bei den häufigsten Alltagssymptomen, den grippalen Infekten, entspricht Fasten den natürlichen Tendenzen des Organismus. Kinder hören in solchen Situationen sogleich von selbst auf zu essen und helfen ihrem kämpfenden Organismus damit optimal. Die Krankheitssymptome heilen beim Fasten ungleich schneller ab, weil es den Körper bei der Ausscheidung in idealer Weise unterstützt. Der ganze Magen-Darm-Trakt wird entlastet und ruhiggestellt, was Energie freisetzt, die zur Unterstützung der Arbeit des Immunsystems genutzt werden kann.

Nasennebenhöhlenentzündung

Auch chronische Nasennebenhöhlenentzündungen, die in seelischer Hinsicht der Situation entsprechen, in der jemand nicht akut wie beim Schnupfen, sondern chronisch »die Nase voll hat« und »verschnupft« ist, werden häufig beim Fasten nebenbei saniert, weil sich der Sekretstau spontan zu entleeren beginnt. Zusammen mit der Bearbeitung der Frage, was einen so zumachen und verschnupft gegenüber dem Leben sein lässt, kann Fasten diese unangenehme Situation, idealerweise noch in Verbindung mit homöopathischer Unterstützung, in Ordnung bringen.

Magenprobleme

Bei Magenverstimmungen ist Fasten die schnellste und wirksamste Therapie. Hier fällt es darüber hinaus sehr leicht, da es dem natürlichen Bedürfnis des Körpers bei dieser Symptomatik ohnehin entspricht, nichts zu essen, sondern nur noch zu trinken und sich in die Ruhe und warme Geborgenheit zurückzuziehen. Tiere folgen instinktiv diesem Schema. Bei der Magenschleimhautreizung und erst recht bei Magengeschwüren müsste man allerdings darauf achten, dass die seelische Thematik, das Schlucken von Emotionen, therapeutisch mit bearbeitet wird. Ansonsten kann das Fasten auch problematisch werden.

Noch krasser ist das beim Zwölffingerdarmgeschwür mit seinem Nüchternschmerz. Diesen würde eine Fastenzeit ja gerade erst hervorrufen. Hier sollte unbedingt eine Psychotherapie das Fasten ergänzen, um die Thematik von der seelischen Seite her zu klären. Allerdings werden Duodenalgeschwüre meist mit solchen des Magens verwechselt und so missdeutet. (Übrigens: In beiden Fällen können Kartoffelsaft und in kleinen Schlucken auch Cola die Symptome mildern, häufig hilft auch Kräutertee mit Ingwer.)

Zwölffingerdarmgeschwüre

Überhaupt lassen sich verständlicherweise Darmprobleme gut mit Fasten behandeln – zu einer gründlichen Entgiftung kommt hier dann noch die weitgehende Entlastung des erkrankten Organs hinzu. Selbst so schwere Krankheitsbilder wie die Colitis ulcerosa, der bis aufs Blut gehende »Krieg in der Unterwelt«, kann sich dem Fasten in Verbindung mit Psychotherapie ergeben. Für die Verstopfung ist es natürlich sowieso die Therapie der Wahl und wird das Problem zusammen mit einem sensiblen Aufbau und einer entsprechenden Nahrungsumstellung lösen. In diesem Sinne ist Fasten wirklich echte Vorbeugung, denn eine chronische Verstopfung über Jahrzehnte leistet dem Dickdarm- bzw. Enddarmkrebs wie nichts anderes Vorschub.

Dickdarmprobleme

Erkrankungen der mit der Verdauung eng verknüpften Leber wie vor allem die ernährungs- oder alkoholbedingte Fettleber sprechen praktisch immer gut auf Fastenkuren an. Selbst bei schweren Krankheitsbildern wie der chronischen Hepatitis C bleibt gar nicht viel anderes. Obwohl die Leber beim Fasten ja ständig entgiften muss, hat sie dennoch die Kraft, sich zugleich zu regenerieren.

Leberprobleme

Jedenfalls habe ich einige Patienten, die mit einer entsprechend sensiblen Lebensführung und regelmäßigem Fasten ihre Leber erhalten und als unausweichlich prognostizierten Verschlimmerungen des Krankheitsbildes entgehen konnten. Sogar bei schon in das Stadium der Zirrhose übergegangenen Leberproblemen habe ich gelernt, dem Fasten noch einiges zuzutrauen. Es hat bereits viele Leberzirrhosen aufgehalten, und zweimal konnte ich sogar Besserungen erleben, was die Schulmedizin ausschließt. Der inneren Heilkraft des Organismus sind in Wirklichkeit wahrscheinlich kaum Grenzen gesetzt. Natürlich sollte man auch in solchen Situationen unbedingt an eine zusätzliche Psychotherapie denken, selbst wenn bewusstes Fasten bereits immer etwas davon mit ins Spiel bringt.

Pankreas

Bei Erkrankungen der Bauchspeicheldrüse kann Fasten mit Gewinn eingesetzt werden, weil es diesem Organ wie allen anderen Teilen des Verdauungssystems Ruhe und damit Regeneration verschafft. Und nur weniges ist so hilfreich wie eine Auszeit. Das zeigt der alte Heilschlaf der Antike ebenso wie das moderne Pendant in Gestalt des künstlichen Komas. Bei Pankreasinsuffizienz, wenn also zu wenig Verdauungsfermente von der Drüse ausgeschüttet werden, dürfte diese Ruhepause den entscheidenden Vorteil bringen. Aber auch Erschöpfungen der Bauchspeicheldrüse, wie der Diabetes II letztlich eine darstellt, sprechen auf die Methode gut an. In diesem Fall sind die sogenannten Langerhans'schen Inseln, die das Insulin produzieren, dabei, zu versiegen. Bei Pankreatitis wiederum reduziert Fasten mit seiner generell antiinflammatorischen Tendenz die Entzündung und trägt so zur Gesundung bei.

Nierenerkrankungen

Erkrankungen der Nieren lassen sich ebenfalls meist gut mit Fasten angehen und sollten frühzeitig behandelt werden, da Minderleistungen der Ausscheidungsorgane nicht nur das Organ selbst gefährden, sondern den ganzen Körper mit Abfall belasten. Die Nieren haben beim Fasten naturgemäß durch das betont viele Trinken immer zu tun, aber sie werden gerade dadurch geschont. Den Nieren kommt die Aufgabe zu, dem Organismus wertvolle Elemente und vor allem Wasser zu bewahren, weshalb ihre Hauptarbeit darin besteht, den Urin, das Abwasser (der Seele), zu konzentrieren. Wenn sie viel Wasser erhalten, können sie mehr und leichter ausscheiden und müssen nicht so viel Konzentrationsarbeit verrichten. Man achte also ähnlich wie auf guten Stuhlgang auf gute Durchspülung der Nieren. Allerdings gibt es auch Spätstadien, kurz vor der Niereninsuffizienz, in denen das Fasten nicht infrage kommt, weil der Organismus die dabei anfallenden Flüssigkeitsmengen nicht mehr bewältigen kann. Bei Autoaggressionskrankheiten wie manchen Formen der Glomerulonephritis (Nierenentzündung) kann die entzündungshemmende Potenz des Fastens, wenn es noch rechtzeitig eingesetzt wird, oft wahre Wunder wirken.

Hautkrankheiten

Die Krankheiten des nächstwichtigen Ausscheidungsorganes, der Haut, sprechen noch besser auf Fasten an, doch sind hier oft längere und wiederholte Kuren notwendig. Manchmal gelingt es nur über lange Zeit und viele Fastenmaßnahmen, Krankheiten wie die Schuppenflechte (Psoriasis), Neurodermitis oder Ekzeme auszukurieren. In solch chronischen Fällen ist das Ergebnis deutlich zu verbessern und zu beschleunigen, wenn auch noch bewusst auf die seelische Befindlichkeit geachtet und sie mittels CD-Programmen und gegebenenfalls auch Psychotherapie unterstützt wird. Das gilt natürlich generell, ist aber selten so offenkundig wie bei Hautproblemen. Eine zusätzlich sehr sinnvolle Maßnahme, die schon vielen Patienten helfen konnte, ist die regelmäßige Nutzung der Rohkostvariante Take-me-Glücksnahrung, die uns mit dem Neurotransmitter Serotonin versorgt, der offenbar der Haut guttut.

Nach jüngsten Erfahrungen vertraue ich auf Amorex, eine kleine rote Pille, die mich nicht nur auf natürliche Weise mit dem Wohlfühlhormon Serotonin, sondern auch mit dem Glückshormon Dopamin versorgt; obendrein noch mit dem Vitamin-B-Komplex einschließlich B_{12} und mit Vitamin D_3 (www.heilkundeinstitut.at). Diese Kombination hat sich auch während meiner Fastenzeiten sehr bewährt.

Hauterscheinungen als Ventile

Bei der Haut ist immer daran zu denken, dass ein Organismus möglicherweise letzte Öffnungen sozusagen als Notausgang oder Ventil für anfallende Giftstoffe braucht. Das Zupflegen sogenannter offener Beine hat sich zum Beispiel gar nicht bewährt. Es kann nur dann sinnvoll sein, wenn entweder das zugrunde liegende Problem gelöst oder andere bessere Ventile geschaffen wurden. Insofern ist bei allen Hautthemen immer besonders an gute Entgiftung über Leber-, Darm- und Nieren zu achten.

Wenn sich Hauterscheinungen während des Fastens verstärken, was im Sinne einer homöopathischen Erstreaktion nicht so selten geschieht, ist das immer ein Hinweis, noch mehr zu trinken, die Darmreinigung mittels Sharepflaume oder Einlaufaktivitäten intensiv und konsequent fortzuführen, und das lieber täglich als alle zwei Tage. Auch die kleine Leberkur (siehe Anhang 6) mit dem entsprechenden Wickel und speziellen Tees ist öfter zu wiederholen.

Herzkrankheiten

Herzkrankheiten, wie etwa die Angina pectoris, lassen sich allein schon durch die bereits zu Beginn der Kuren einsetzende Kreislaufentlastung bessern. Ähnliches gilt für hohen Blutdruck, der meist im Verlauf der Kur verschwindet, vor allem in dem Maße, wie der Druck der ganzen Situation nachlässt. Das Problem ist hier, dass die Betroffenen in der Regel nach der Fastenzeit wieder in ihr altes Muster verfallen und demselben Druck wie vorher ausgesetzt sind. Dann wird natürlich auch der Blutdruck wieder steigen. Trotzdem wäre eine Entlastung einmal oder besser noch zweimal pro Jahr während des Fastens viel besser als keine, und die Hoffnung bleibt immer, dass die dem Fasten innewohnende psychotherapeutische Kraft irgendwann so stark wird, dass die Betroffenen die Kurve doch noch bekommen und ihr Leben gesünder gestalten. Insofern ergibt sich hier eine sehr wirksame Herzinfarktprophylaxe. Selbst eine Herzinsuffizienz, die in der Regel ältere Patienten im letzten Lebensabschnitt trifft, spricht noch gut auf Fasten an. Wie der Mensch in seiner Gesamtheit kommen auch all seine Organe und nicht zuletzt das Herz dabei wieder in Form. Das ausgeweitete, insuffiziente Herz wird wieder schlanker und kräftiger. Der bereits erwähnte Dr. Zimmermann konnte eine Röntgenbilderserie präsentieren, die ein solches Altersherz auf seinem fastenden Weg zur Gesundung zeigt. Es findet langsam, aber stetig zu seiner ursprünglichen schlanken Form und zu seiner Kraft zurück. Natürlich wäre das Fasten auch hier wieder auf beiden Ebenen wirksam. Einerseits schrumpft sich das Herz rein körperlich gesund, andererseits weitet und öffnet es sich im seelischen Sinne und entspricht damit einer christlichen Grundforderung. Fastenzeiten sind generell wundervolle Gelegenheiten, seinem Herzen Luft zu machen und seine Variante als »Mördergrube« zu beenden. Wenn wir uns nach innen wenden und sensibler werden, sind wir automatisch offener für die Stimme des Herzens und all die Herzensangelegenheiten und -themen, die schon zu lange aufgeschoben wurden. Die ideale Kombination, auch bei Herzproblemen, ist Fasten und anschließend pflanzlich vollwertige Ernährung im Sinne von »Peace Food«.

Lungenkrankheiten

Krankheitsbilder der Luftwege wie Bronchitis reagieren gut und in der Regel schnell auf Fasten – wie die meisten Entzündungen. Akute Probleme sind dabei immer rascher zugänglich als chronische. Wobei ein auch von der Schulmedizin als psychosomatisch eingestuftes Problem wie Asthma bronchiale natürlich vor allem der Psychotherapie bedarf, aber stets schon vom Fasten profitiert, das ja immer auch etwas Psychotherapie einschließt. Bei Lungenentzündungen fehlt den meisten Patienten und ihren Betreuern heutzutage der Mut zum Fasten, aber auch sie würden – wie Entzündungen generell – gut darauf ansprechen.

Migräne

Bei Migräne kann Fasten zur Herausforderung werden. Zwar verschwindet die Migräne in der Regel irgendwann, wenn man sich kontinuierlich dem Fasten stellt, aber es ist ein harter und schmerzhafter Weg. Hier wäre unbedingt eine begleitende Maßnahme wie die Krankheitsbilder-Therapie zu empfehlen. Bis der psychotherapeutische Effekt des Fastens ausreicht, können ansonsten viele Fastenkuren ins Land gehen. Eine Patientin, die »nur« über Fastenseminare versuchte, mit ihrer Migräne fertigzuwerden, kam regelmäßig zweimal im Jahr und hatte zu Beginn jedes Fastens »ihren« Migräneanfall. Zwar ließ die Intensität der Beschwerden allmählich nach, aber bis sie wirklich frei war, vergingen gut sechs Jahre. Das Loslassen, ein generelles Migränethema, kann beim Fasten schon erfolgreich in der Praxis erprobt und später auch auf andere Ebenen übertragen werden, die dann Entlastung für die Migräne bringen.

Kopfschmerzen, Schlafstörungen

Das Gros der auch von der Schulmedizin als psychosomatisch eingestuften Krankheitsbilder wie Kopfschmerzen, Schlafstörungen, Periodenschmerzen und viele andere funktionelle Beschwerden lassen sich meist erheblich bessern oder sogar ganz auskurieren. Der Erfolg hängt hier besonders deutlich, wie im Prinzip aber bei den meisten Erkrankungen, davon ab, inwieweit die durch das Fasten erreichte Umstimmung nicht auf den Körper beschränkt bleibt, sondern auch zu einer seelischen Umorientierung führt.

Fasten und die Vagusbremse

Fasten wird generell helfen, die in der modernen Welt ins Hintertreffen geratene weibliche Seite des Menschen zu stärken. Auf der Ebene des vegetativen Nervensystems bedeutet das eine Aktivierung des parasympathischen Nervenanteils oder Vagus. Der Mensch verfügt – etwas vereinfacht ausgedrückt – über einen Gashebel (Sympathikus) und ein Bremssystem (Parasympathikus). Während der Sympathikus für archetypisch maskuline Verhaltensmuster zuständig ist wie Angriff und Verteidigung und Puls und Blutdruck erhöht, die Muskeldurchblutung anregt, die Pupillen erweitert und so weiter, sorgt der Vagus für Regeneration und Entspannung und fährt den Organismus sozusagen herunter. Alles kommt zur Ruhe, und Verdauungs- und Verarbeitungsprozesse werden in Gang gesetzt, sowohl körperlicher wie auch seelischer und geistiger Natur. So gehört der Schlaf hierher, in dem sich nicht nur der Körper erholt, sondern ebenso seelische Ereignisse verarbeitet und auf geistiger Ebene zum Beispiel Lernprozesse angeregt werden. Allein nachts können wir überhaupt wachsen, sowohl körperlich, was Längen- wie auch Muskelwachstum angeht, als aber eben auch geistig. Nur wenn man gelerntem Stoff erlaubt, sich nachts dem Langzeitgedächtnis anzugliedern, bleibt er einem erhalten. Die Hektik des modernen Lebens lässt viele Menschen ständig nur noch Gas geben und das Bremssystem des Vagus über lange Zeit vernachlässigen, bis es irgendwann nicht mehr funktioniert. Fasten regt diese Vagusbremse neuerlich an, indem es alle archetypischen weiblichen Prozesse unterstützt, und reaktiviert die Bremsfunktion manchmal auch, wenn sie – im wahrsten Sinne des Wortes – ihren Geist schon aufgegeben hat.

Entzündungen

Wie an einigen Beispielen schon erwähnt wurde, werden Entzündungen vom Fasten positiv beeinflusst. Der Weg dürfte dabei über die Stärkung und Normalisierung der Arbeit des Abwehrsystems laufen. Wenn das Immunsystem an Kraft gewinnt, kann der Organismus mit Infektionen aller Art besser zurechtkommen. Sowohl Bakterien als auch Viren und Pilzsporen haben dann weniger leichtes Spiel.

Fieber

Fieberhafte Erkrankungen lösen idealerweise Appetitlosigkeit und damit eine natürliche Fastenzeit aus. Bei gleichzeitig vermehrtem Durst wird dem Organismus über die Erhöhung seiner Temperatur ermöglicht, auf Hochtouren zu arbeiten und pro Grad Fieber seine Abwehrleistung zu verdoppeln. Bei 38 Grad hat er damit die Fähigkeit seines Immunsystems um 100 Prozent erhöht, bei 39 Grad schon vervierfacht. Fieber ist sozusagen die Generalmobilmachung des Organismus gegen entsprechende Erreger. Die weitgehende Einstellung der Verdauungsarbeit kommt hinzu und erleichtert die vollkommene Konzentration auf den anstehenden Abwehrkampf. Das Fieber wiederum unterstützt aber auch den Fastenprozess, da es auf seine Art reinigt und ausbrennt, was schädlich ist oder jedenfalls nicht mehr gebraucht wird.

Allergien

Allergien sind – vom Marsprinzip aus betrachtet – nach der Entzündung die nächste Eskalationsstufe der Aggressionsproblematik. Bei der Infektion dringen physisch potenziell gefährliche Erreger von außen ein und erklären dem Organismus den Krieg, worauf der sich nach Kräften wehrt. Bei der Allergie kommen die »Angreifer« zwar noch von außen, sind aber auf der körperlichen Ebene eher harmlos und nur noch symbolisch bedrohlich. Hier droht alle Gefahr von einem »verrückt« überreagierenden Immunsystem, das den eigenen Organismus durch seine überzogene Reaktion gefährdet, wie etwa im Status asthmaticus. Den Zusammenhang zwischen Infektionen und Allergien macht auch eine schulmedizinische Studie mehr als deutlich: Verabreicht man Neugeborenen in den ersten zwei Lebensjahren eine Antibiotikakur, erhöht man deren Risiko, später an Allergien zu erkranken, um mehr als 50 Prozent. Das dürfte auch einer der Wege gewesen sein, auf dem sich die Allergien in den letzten dreißig Jahren verfünffacht haben … Diese Studie wurde in den schulmedizinischen Zeitschriften weitgehend totgeschwiegen und hatte bis heute kaum Auswirkungen auf das Verschreibungsverhalten der Mediziner. Fastenärzte wissen aus Erfahrung, wie sehr ihre Therapie über die Stärkung und Normalisierung der Abwehrleistungen zur Genesung von Allergien beitragen kann. Natürlich ist hier die bewusste Auseinandersetzung mit der eigenen Aggressionsproblematik von entscheidender Bedeutung.

Autoaggressionskrankheiten

Autoaggressionskrankheiten sind eine weitere Eskalation des Problems. Hier kommen die »Feinde« nicht einmal mehr von außen, sondern es sind körpereigene und obendrein lebenswichtige Strukturen. Es ist deren symbolischer Bedeutungsgehalt, wie er etwa im ersten Teil von *Krankheit als Symbol* (siehe das Verzeichnis am Ende des Buches) dargestellt ist, der den Vorwand für die Kriegserklärung liefert. Bei der bereits erwähnten Glomerulonephritis werden die Nierenkörperchen angefallen und zerstört, beim Rheuma sind es die Gelenkflächen, beim Weichteilrheuma Muskeln, beim Lupus erythematodes Haut- und Lungenstrukturen und bei der multiplen Sklerose (MS) die Nervenscheiden bzw. deren Baustoff Myelin. Bei den erstgenannten Krankheitsbildern habe ich unter Fasten die erstaunlichsten und von den Betroffenen nicht mehr erwarteten Besserungen miterleben dürfen.

Multiple Sklerose

Das gilt laut Prof. Andreas Michalsen sogar für MS, wie er mit einer Studie belegen konnte. Die in den ersten Tagen häufig auftretende Schwächung kann aber manchmal entscheidende Nachteile haben, weil sie Patienten nicht selten große Angst macht aufgrund der Ähnlichkeit mit der Schwäche bei einem Schub. Bei MS führen wir Fasten daher nur im Zusammenhang mit einer Krankheitsbilder-Psychotherapie im Heilkundezentrum in Johanniskirchen durch. Die wirkliche Auslösung eines MS-Schubs beim Fasten habe ich zum Glück noch nicht beobachtet.

(Herz-) Muskelabbau?

Als vermeintliche Gefahr wird immer wieder das Gerücht genährt, Fasten reduziere die Muskeln und besonders den Herzmuskel. Wer seine Muskeln beim Fasten benutzt und auch sein Herz, wird jedoch keinesfalls einen Abbau erleben, sondern wenn er es – durch Trainingsmaßnahmen – darauf anlegt, sogar einen Zuwachs. Bei einem vierwöchigen Fasten konnte ich an meinen eigenen Bizeps- und Quadrizepsmuskeln solch einen Zugewinn an Muskelmasse messen. Im Übrigen gilt diese Regel generell und auch für den Darm und das Gehirn …

Fasten und Koliken?

Durch Fasten zerfallene Steintrümmer können durchaus auf dem Weg der Entsorgung in den entsprechenden Abführgängen, also Harnröhre und Gallengang, zeitweilig hängen bleiben und Koliken verursachen. In unseren Fastenseminaren ließen sich solche Probleme allerdings bisher immer mithilfe von Homöopathie, reichlichem Trinken und so banalen Übungen wie vom Stuhl zu springen beseitigen. Letztlich ist es natürlich im Sinne der Gesundung, wenn Steine zerfallen und abgehen, was aber tatsächlich kolikartige Nebenwirkungen verursachen kann. Auch wenn ein Stein geboren wird, entfacht der Organismus dazu Wehen. Das Hauptmittel bei Gallenkoliken ist Colocynthis C30, wobei mir bzw. einer Patientin auch schon Chelidonium C30 sehr geholfen hat.

Pilzgefahren

Ein ganz spezielles Argument gegen das Fasten kommt vor allem aus bestimmten Heilpraktikerkreisen. Da wird von einigen behauptet, beim Fasten wanderten Pilze aus dem Darm in die Tiefen des Gewebes und der Organe. Tatsächlich trifft das Gegenteil zu: Fasten ist eine Katastrophe für Pilze, und sie verlassen den Darm mit den Einläufen und Stuhlresten nach draußen. Die umgekehrte Wanderung der Pilze in Richtung Zentrum habe ich nie bestätigt gesehen. Sie wäre auch hochgradig unlogisch, da Fasten die Abwehrkraft stärkt und den Pilzen das Terrain verdirbt, den Nährboden entzieht und sie so aushungert. Stattdessen habe ich eher den Verdacht, dass diejenigen, die solche Behauptungen erfinden und fast immer im Entgiftungs- und Ausleitungsgeschäft tätig sind, wohl die diesbezüglich überlegene Wirkung des Fastens als Konkurrenz fürchten, ganz ähnlich wie manche Schulmediziner seine heilende Wirkung argwöhnisch in eine Gefahr umwandeln wollen. Solche Mogelpackungen verfangen aber wohl nur bei denen, die ohnehin Angst davor haben.

Wer dennoch ganz sichergehen will, kann während der gesamten Fastenzeit drei- bis viermal täglich vier Tropfen Tropaeolum (von der Firma Alcea) in der Urtinktur einnehmen. Das ist ein pflanzlicher Lichtbringer, der den Pilzen, die bekanntermaßen ein feuchtes, dunkles Klima lieben, das Milieu verdirbt.

Kein Fasten bei Organtransplantationen

Patienten, denen ein Organ transplantiert wurde, stellen die große Ausnahme dar und dürfen nach der dem Fasten eigenen Logik in der Regel nicht fasten, da es durch die bereits beschriebene Aktivierung des Immunsystems zu Abstoßungsreaktionen kommen könnte. Bei einer transplantierten Hornhaut, die nicht durchblutet ist, wird diese Überlegung weniger wichtig als bei einer Nieren- oder Herzverpflanzung. Es ist aber zu befürchten, dass sich der innere Arzt auf diese Situation nicht einstellen kann. Der Organismus hat in Jahrmillionen der Evolution gelernt, dass Abwehrsteigerung immer eine gute Antwort auf Herausforderungen und Bedrohungen ist. Dass dies nun plötzlich im Falle einer Transplantation nicht mehr gilt, dürfte seine Fähigkeit zur Anpassung im Allgemeinen überfordern. Wer sich ein Organ einpflanzen lässt, sollte eher auf Abwehrschwächung setzen und nicht seine unbedingt notwendige (immunsuppressive) Medikation konterkarieren, damit das neue Organ vom Körper angenommen wird. Jedenfalls müsste in solchen Situationen unbedingt mit einem erfahrenen Fastenarzt Rücksprache gehalten werden. In der Regel sind Teilfasten-Methoden im Sinne des Kurzzeitfastens der Fasten-Gemüse-Suppen-Diät vorzuziehen. Allerdings habe ich auch einen Patienten, der trotz Nierentransplantation fastet und nach eigenen Angaben davon profitiert. Sicherlich kann das Bewusstsein stärker als alle körperliche Logik sein und der Glaube Berge versetzen. Aber nicht jeder sollte sich in jedem Fall darauf verlassen.

Fasten als weiblicher Weg

Von Reithosen und Cellulite

Hier öffnet sich ein großes Thema, denn es gibt ein immer größer werdendes Heer von Mädchen und Frauen, die unter sich und der Welt leiden, weil sie glauben, dieser figürlich nicht in gewünschter Weise zu entsprechen. Neben Übergewicht und Reithosenphänomen macht ein typisch weibliches, oft fälschlich als »schwach« bezeichnetes Bindegewebe vielen schwer zu schaffen. Dabei ist kaum zu übersehen, dass das vermeintlich schwache Geschlecht mit diesem Gewebe durchschnittlich sieben Jahre älter wird als die sogenannten Herren der Schöpfung. Während frau an Symptomen von Niederdruck wirklich leiden kann, macht das entsprechende Bindegewebe nur insofern Probleme, als es einem falsch verstandenen Figurideal widerspricht. Als »Zellulitis« bezichtigt, obschon es keinerlei Entzündungszeichen bietet, wie die Endung »-itis« fälschlicherweise vermuten ließe, macht es auch unter der neueren Bezeichnung »Cellulite« großen Leidensdruck.

Verwechselte Ideale

Weicher und anpassungsfähiger als männliches Gewebe, hat es Milliarden Frauen seit Jahrmillionen gut durch die Evolution getragen. Früher als Zierde des weiblichen Geschlechts gesehen, wie sich noch an den Rubens'schen »Cellulite-Landschaften« ablesen lässt, ist es nach und nach in die Schusslinie geraten. Infiziert vom Virus »Idealfigur«, der genährt wurde durch mehr oder weniger artifizielle Schönheitsideale wie die Barbie-Puppe, Twiggy und androgyne Kunstgestalten aus der Welt der Mode und des Showbusiness, hungern sich viele Frauen bis zur Undefinierbarkeit ihres Geschlechts und manche sogar bis zum Tode. Die Propagierung eines männlichen Figurideals könnte unter anderem auch damit zusammenhängen, dass die Damenmode über Jahrzehnte überwiegend von homosexuellen Männern bestimmt wurde. Dass diese männliche Formen bevorzugen, ist klar und sei ihnen unbenommen. Groteskerweise versuchen aber weltweit Frauen, den etwa 11 Prozent Homosexuellen unter den Männern zu gefallen, die sich gar nicht für sie interessieren, während sie die 89 Prozent Heterosexuellen, die sich sehr wohl für sie interessieren, in modischer und figürlicher Hinsicht ignorieren. Von der »Cellulite« betroffenene Frauen hingegen sind betont weiblich im Aussehen und oft auch in ihrer Art. Offenbar sind sie vom Schicksal so »gemeint«.

Rückkehr zu weiblichen Formen?

Fasten führt uns nun nicht nur dem eigenen Sinn und Wesen näher, sondern auch der eigenen Idealfigur. Diese wird sich – hoffentlich – vom magersüchtigen Modell der am männlichen Leistungsideal krankenden Gesellschaft unterscheiden. Bewusstes Fasten bringt alle zuerst einmal in eine Position der Schwäche, es fordert eine gewisse Hingabe und sogar Demut, und all das ist heute mehr als unpopulär. Fasten wäre hier also eine Chance, die verschobenen Maßeinheiten wieder zurechtzurücken, und zwar nicht nur im Hinblick auf den Körper, sondern vor allem auf die Akzeptanz der eigenen Weiblichkeit.

Fasten und Magersucht

Obwohl wie gesagt – häufiges Fasten durch den Jo-Jo-Effekt auch Untergewichtigen in manchen Fällen beim Zunehmen helfen kann, dürfte doch klar sein, dass es nicht das Ideal einer magersüchtigen Figur und kranken Gesellschaft unterstützt. Normalerweise kann Fasten

Magersüchtigen nicht helfen, sondern es wird ihnen oft sogar schaden. Wo es ihnen gelingt, sich in ein Fastenseminar einzuschmuggeln, tendieren sie dazu, ihre Krankheit gleichsam als Therapie zu erleben, was völlig falsche Signale setzt. Es wäre Aufgabe von Fastentherapeuten, Magersüchtige im Vorgespräch zu »entdecken« und sie zu psychotherapeutischen Maßnahmen zu bewegen. Wenn sie im Rahmen einer Psychotherapie, die diesen Namen verdient, ihre Probleme mit der eigenen Weiblichkeit konfrontieren und sich mit ihrer Schicksalsaufgabe, dem Frausein, aussöhnen, kann manchmal, aber eher ausnahmsweise, bewusstes Fasten auch für sie eine sinnvolle therapeutische Maßnahme sein.

Konstitutionstherapie

Was Fasten leisten kann, ist, für einen schlanken – im Gegensatz zu einem dürren – Körper zu sorgen. Es kann, über längere Zeit, das Gewebe festigen und sogar kräftigen, die Symptome des Niederdrucks überwinden helfen und manchmal auch den Blutdruck selbst in Richtung Norm heben. Insofern erfüllt es viele der Anforderungen an eine gute Konstitutionstherapie, wie sie sonst nur noch durch die klassische Homöopathie und Psychotherapie im Sinne der Schattentherapie möglich ist.

Typische Missverständnisse

Niedriger Blutdruck gehört in der Regel zu einem Patient(inn)enkreis, der von verschiedenen Therapierichtungen gern vom Fasten ausgeschlossen wird. Tatsächlich tun sich natürlich Menschen, deren Blutdruck ohnehin schon (zu) niedrig ist, schwer mit einer Therapieform, die ihn erst einmal noch weiter reduziert. Insofern mag es wenig erstaunen, dass einige der TCM (Traditionellen Chinesischen Medizin) und dem Ayurveda verbundene Therapeuten ihnen vom Fasten abraten mit Hinweis auf die Konstitution dieser Patienten. Damit wird eine Methode, die von allen christlichen Religionsstiftern – von Moses über Johannes den Täufer bis zu Christus – sowie von Buddha und Mohammed als für alle Menschen geeignet und wichtig erkannt wurde, von einigen modernen Therapeuten meines Erachtens zu Unrecht ausgeschlossen.

Weibliche Aufgabe

Betrachtet man den Konstitutionstyp, der zum niedrigen Blutdruck neigt, mit all seinen anderen Begleitsymptomen, fällt auf, dass es sich um sehr weibliche Frauen und einige wenige auffallend weibliche Männer handelt. Wer so ausgestattet ins Leben geschickt wurde, hat offensichtlich die Aufgabe, diesen Teil seiner Wirklichkeit zu erlösen. Themen wie Hingabe, Anpassung, Demut sind damit angesprochen, auch wenn sie sich heute keiner großen Popularität erfreuen und schon gar nicht bei Frauen, die einem aus der Geschichte verständlichen Nachholbedarf entsprechend auf Emanzipation setzen und mit männlichen Methoden bisher rein männliche Positionen erobern wollen. Dessen ungeachtet bleibt mit der entsprechenden Konstitution die Aufgabe, dem archetypisch weiblichen Pol gerecht zu werden.

Fasten im Kriechgang

Nun bringt uns Fasten zu genau diesem Pol, da es den Blutdruck noch etwas – wenn auch in der Regel um nicht mehr als zehn Punkte – senkt. Das kann allerdings bei einem Ausgangswert von hundert oder gar neunzig deutlich spürbar und ausgesprochen unangenehm werden. Es zwingt die Betroffenen in eine Art Kriechgang, der allen Forderungen des modernen Lebens zuwiderläuft. Sie müssen gleichsam einen Gang herunterschalten, wie wir das beim Auto automatisch tun, wenn wir langsamer fahren oder einen beschwerlichen Anstieg vor uns haben.

Widerstand gegen »den« Zeitgeist

Deutet man die Symptome dieser Konstitution wie eben den niedrigen Blutdruck, das weibliche Bindegewebe und die Nähe zur Ohnmacht, zeigt sich die Aufgabe, langsamer zu machen, ruhiger zu werden, sich mehr Zeit zu nehmen, auf die eigenen Beine zu kommen und selbständig zu werden. Die Betroffenen boykottieren unbewusst die Maximen der Hochleistungsgesellschaft im Zeitalter der Globalisierung, die mit allen Mitteln immer mehr leisten will und der die Erhöhung des Shareholder-Value über alles geht. Die Menschen mit Niederdruck erweisen sich bei genauerer Betrachtung als die größte Widerstandsgruppe unserer Zeit, die allerdings, völlig unorganisiert und vereinzelt, keinerlei politische Relevanz anstrebt.

Fasten als Gesellschaftstherapie?

Fasten wäre – aus meiner Sicht – ihre natürliche Chance, sich mit der eigenen Aufgabe auseinanderzusetzen und anzufreunden. Dieser Welt fehlt weniges so sehr wie der weibliche Pol, und Betroffene hätten die Chance und vielleicht auch die Aufgabe, ihn mit positivem Leben zu erfüllen und dieser unter dem Gegenpol immer heftiger leidenden Gesellschaft zurückzugeben.

Kein Leben ohne Yin-Pol

Wir alle könnten ohne den weiblichen Pol überhaupt nicht leben und schätzen ihn doch so gering. Dabei braucht man sich nur einmal die absurd erscheinende Vorstellung zu vergegenwärtigen, was denn beispielsweise wäre, wenn nicht jedes Jahr ganz still und beinah heimlich eine unvorstellbare Menge an »Biomasse«

nachwüchse – wenn die Frauen aufhörten, Kinder zu bekommen …

Fasten für die Welt

Unter diesen Gesichtspunkten könnte Fasten nicht nur für die betroffenen Niederdruckpatienten, sondern für die Schöpfung insgesamt Bedeutung erlangen. Es ist eine Methode, die den weiblichen Pol in uns stärkt, betont und oft erst zum Vorschein bringt. Sie ist selbst aber auch so weiblich, dass sie vielen Vertretern der modernen »Macher-Medizin« schon verdächtig ist, denn da gibt es für sie eben gar nichts zu machen. Aber nur über diesen weiblichen Pol ist wirkliche Heilung möglich, die über eine rein oberflächliche Reparatur hinausgeht und ihren Namen auch verdient. Und in recht vielen Fällen, in denen es von Medizinerseite aus hieß, da sei »nichts mehr zu *machen*«, waren die weiblichen Aspekte des Heilens noch gar nicht zum Zuge gekommen.

Den inneren Arzt entwickeln

Der Organismus kann so in eigener Regie immer noch vieles geschehen lassen – unter anderem sogar Wunder. Mit ihm sollten wir eher auf die Entwicklung des inneren Arztes setzen, jener bereits erwähnten Instanz, die Paracelsus »Archeus« nannte. Sie stellt keine Rechnungen und hat keine Budgetprobleme, sie ist immer für uns da und kennt uns besser als jeder Arzt in der Außenwelt, besser sogar als der gute alte Hausarzt, dessen Berufsstand, von Politik und medizinischem Establishment nicht gefördert, schon seit längerer Zeit vom Aussterben bedroht ist. Wo er sich bis heute noch gehalten hat, in Gestalt von Land- und echten Haus- und Familienärzten, wird er meist von Vertretern des in Ärzteschaft und Politik unbestritten dominierenden männlichen Prinzips mit überzogener Bürokratie, mit Misstrauen und Schikanen drangsaliert, fast wie um die wenigen Restexemplare noch vor ihrem Aussterben mangels Nachwuchs zum Aufgeben zu zwingen. Heilpraktiker, die auf breiter Front einspringen, werden die hier gerissene breite Lücke nur schwer füllen können. Insofern wird die Notwendigkeit, sich rechtzeitig eine eigene kompetentere Instanz in Gestalt des »inneren Arztes« zu schaffen, noch dringlicher.

Fasten für Unabhängigkeit

Beim Fasten hilft sich der Organismus generell in eigener Regie. Fastende entwickeln nicht nur Zugang zu ihrer inneren Stimme, sie werden im besten Sinne autark. Nichts macht Menschen so unabhängig von Ärzten wie Fasten.

Fasten mit weiblicher Konstitution

Natürlich habe auch ich über die Jahrzehnte Tausende Patienten durch Fasten »verloren«, nämlich an deren eigene Gesundheit. Wer in eigener Regie gesundet und sich dessen auch noch bewusst wird, ist für die Ärzteschaft als »Kunde« so gut wie verloren. Der weibliche Pol ist bedrohlich für viele und doch unsere einzige Chance. Frauen mit der entsprechenden Konstitution könnten ihn gerade beim Fasten in sich entdecken und schätzen lernen, wenn auch auf einem für sie schwierigen, weil im wahrsten Sinne des Wortes anspruchsvollen Weg. Ausgerechnet sie auszuschließen ist – aus einer allopathischen Sicht – zwar verständlich, aber der Wirklichkeit völlig unangemessen. Natürlich machen es Fastentherapeuten sich selbst und ihren Patientinnen leichter, wenn sie diejenigen vom Fasten ausschließen, die dabei andere Probleme entwickeln würden, während sie ihre größten Probleme lösten. Doch gerade was uns schwerfällt, kann uns nutzen und zeigen, wo unsere eigentliche Aufgabe liegt.

Homöopathische Fastentherapie

Die enormen Chancen des weiblichen Pols werden wir in Zukunft entdecken müssen, oder wir werden keine Zukunft haben. Die Genesung liegt nämlich immer im fehlenden Pol. Nicht an unseren Freunden werden wir wachsen, sondern an unseren »Feinden«, weshalb Christus sie uns so besonders ans Herz legte. So arbeitet auch die Homöopathie mit den Symptomen anstatt gegen sie. Fasten geht diesen Weg, denn der innere Arzt holt aus seiner Apotheke, dem eigenen Bindegewebe, jene Stoffe, mit denen der Organismus in seiner Vergangenheit nicht (ganz) fertigwerden konnte. Und genau sie werden uns zur (homöopathischen) Medizin, die uns im Sinne des alten »Re-mediums« zurück zu unserer eigenen Mitte bringt. Dass auf diesem Weg Erstreaktionen, auch im Sinne von Erstverschlimmerungen, zu erwarten sind, liegt wie gesagt in der Natur der Methode begründet. Darauf hat schon Samuel Hahnemann hingewiesen. Niederdruckpatientinnen müssen einige solcher Erstreaktionen durchleiden, dafür können sie auf diesem Weg Heilung finden. Für Hochdruckpatienten ist Fasten dagegen eher ein allopathischer Weg. Ihr Druck lässt von Anfang an nach, sie finden so Erleichterung, aber allein dadurch keine Heilung, denn nach der Fastenkur wird ihr Blutdruck in dem Ausmaß wieder steigen, wie sie in ihr altes (Hochdruck-) Leben(smuster) zurückkehren.

Fasten für eine sanftere Welt

Wie wichtig der weibliche Pol für uns ist, mag in der Analogie ein typisches Erlebnis zeigen: Vor vielen Jahren machte ich unter der Leitung eines erfahrenen Rangers in einer Gruppe eine Safari in die Namibwüste. Die »echten Männer« unter uns rissen sich natürlich um die

Steuer der Offroader – wir anderen ließen uns chauffieren. Der Ranger hatte zwar vor dem Sand und allzu intensiver Beschleunigung gewarnt, aber die »richtigen Männer« ließen die Motoren heulen, preschten voraus und lieferten sich ein Rennen im Sand. Wir zottelten mit dem vom Expeditionsleiter gefahrenen Wagen hinterher und kamen schließlich an eine Stelle, wo die anderen im Sand stecken geblieben waren. Gleichsam wie aufgebockt drehten die Räder im feinen Sand durch. Die Motoren jaulten, weil *mann* natürlich versuchte, mit demselben Mittel aus dem Dilemma zu kommen, mit dem er hineingeraten war. Als auch dem dümmsten bzw. »männlichsten« Mann die Aussichtslosigkeit dieses Unterfangens klar geworden war und nichts mehr ging, wechselte der Ranger die »Helden« gegen genau jene Frauen aus, die gar keine Ambitionen hatten, mit den Offroadern zu fahren, sondern eigentlich die Landschaft genießen wollten. Er wies sie kurz in den Gebrauch des Donkey- oder Eselsgangs ein, der noch unter dem ersten Gang liegt, ließ mindestens die Hälfte der Luft aus den Reifen ab; und die Damen fuhren die Wagen im Schneckentempo und auf schlappen Reifen aus dem Sand.

Dieses Tempo können Sie beim Fasten schon einmal üben, um dann mit Ihrer ganz anderen Kraft den »Karren dieser Welt« aus dem vom männlichen Pol im Überfluss verursachten Dreck zu ziehen …

Alte Missverständnisse

Fasten bringt in diesem Sinne auch alle Systeme des Organismus wieder zusammen. Es zeigt die Schwachpunkte auf und saniert sie mit der Energie des ganzen Systems. Das ist ein Weg, der in der Evolution immer benutzt, nur von uns übersehen wurde. Dabei gab es

Fasten führt zu einer tiefen Verbundenheit mit sich selbst, mit den anderen Menschen und mit der Natur, deren Luft wir atmen, deren Wasser wir trinken, die uns ernährt, von der wir also leben. Aus dieser tiefen Verbundenheit mit allen und allem wächst die Bereitschaft, sich für Gerechtigkeit, Frieden und Bewahrung der Schöpfung einzusetzen.

Niklaus Brantschen

einmal eine wundervolle Chance. Jean-Baptiste de Lamarck (1744–1829), ein Evolutionsforscher wie Charles Darwin, hatte vierzig Jahre vor diesem ebenfalls das Konkurrenzprinzip in der natürlichen Entwicklung (das »Survival of the Fittest«) entdeckt. Allerdings sah er auch die Kooperation und die Synergien, die im Wirken und Wachsen der Natur lagen. Sein »Fehler« war, dass er, Jahrhunderte bevor die Menschheit dafür reif wurde, bereits erkannte, dass auch erworbenes Wissen vererbt werden kann. Für letztere Erkenntnis wurde er von seinen konservativen Forscherkollegen so lächerlich gemacht wie niemand vor und nach ihm, nicht einmal Semmelweis, der Entdecker der Hygiene.

Darwin überwinden, Synergien suchen

Man entschied sich in der Forschung für den rein männlichen Pol in Gestalt des Konkurrenzprinzips, wie es von Charles Darwin betont wurde. Letzterer erkannte erst auf dem Sterbebett seinen Fehler, dass er nämlich die Kooperation in der Natur übersehen hatte. Auswirkungen auf die Wissenschaft hatte diese späte Einsicht nicht mehr. Erst relativ spät haben wir entdeckt, dass Lamarck sogar mit der Vererbung erworbenen Wissens bzw. von Verhaltensweisen recht hatte, als wir beispielsweise merkten, dass eine Mutter, die sich in der Schwangerschaft für zwei ernährt, ihrem Kind und sogar noch dessen Kind die Neigung zu Übergewicht mitgibt.

Jetzt wäre es höchste Zeit, die Kooperationsfähigkeit und die Synergien in der Natur – auch der menschlichen – ebenso im medizinischen Betrieb wieder mehr zu berücksichtigen. Mediziner haben in Konkurrenz zueinander studiert und treffen auf eine Ellbogengesellschaft, der zwischenmenschliche Hilfe ziemlich fremd geworden ist. Sie neigen – ihrer antrainierten Art entsprechend – dazu, sich zu Spezialisten zu machen, die bestenfalls unerreicht und einzigartig Gesundheit für viel Geld verkaufen und damit ihren eigenen Ruhm mehren. Am deutlichsten wird das in der wissenschaftlichen Medizin. Nachdem naive, vom männlichen Pol geprägte Wissenschaftler und ihnen folgend auch Fachjournalisten die besten Mediziner daran zu erkennen glaubten, wie oft ihr Name in der Fachliteratur auftauchte, haben sich besonders Clevere zu sogenannten Zitierkartellen zusammengeschlossen. Fast ohne Rücksicht auf Inhalte zitieren sie sich gegenseitig, sodass sie im »Wissenschaftsranking« aufsteigen …

Zusammenarbeit auf Abwegen

Auf einer etwas seriöseren Ebene wäre der Ausweg aus unserer Misere: Kooperation und gegenseitige Unterstützung. Tatsächlich ist in der modernen Gesellschaft der archetypisch weibliche Pol der Zusammenarbeit so unterrepräsentiert und missachtet, dass er sich als Schatten auf äußerst unseriösen Ebenen krimineller Zusammenarbeit breitmacht. Kartellämter und Börsenaufsichten versuchen diese Art von »Teamwork« zu unterbinden, können aber natürlich den Schatten nicht aus der Welt schaffen. An der Vergeblichkeit dieses Unterfangens zeigt sich, wie stark die Kraft der Kooperation tatsächlich im Menschen ist. Es ist überfällig, die positiven Seiten der Gemeinsamkeit und der Synergien wiederzuentdecken. Fasten wäre in der Medizin eine wundervolle Möglichkeit dazu, und nebenbei könnten wir auch Lamarck rehabilitieren. Er war seiner Zeit weit voraus und dürfte dafür inzwischen ausreichend abgestraft sein.

Gegenanzeigen beim Fasten

Fasten, Glaube und Wissenschaft

Obwohl im Prinzip »jeder« fasten kann und sollte, hängt der Erfolg einer Kur ganz vom Einzelnen ab – seinem Glauben, seinem Vertrauen und seiner Mitarbeit. So kommt es, dass sich generelle Indikationen gerade auch zur Therapie mit Heilfasten ebenso wenig geben lassen wie generelle Kontraindikationen. Es gibt immer Ausnahmen. Das macht es einer Medizin, die am liebsten alles doppelt blind testet und dann auch angeht, verdächtig. Im Gegensatz dazu neigen Fastenärzte in der Regel dazu, ihre Überzeugung von dieser Therapie an ihre Patienten weiterzugeben, damit diese voll Mut und Vertrauen all ihre eigenen Selbstheilungskräfte mobilisieren. Im Allgemeinen gehen sie also im doppelten Sinn sehend an die Therapie und nutzen alle Möglichkeiten der Unterstützung, ohne sich allzu sehr für die Objektivierung der Methode zu interessieren. Hier steht nicht die Wissenschaft, sondern der Patient im Mittelpunkt – und gerade die moderne Placeboforschung bestätigt sie in dieser Auffassung.

Fastenhindernisse

Nach der heutigen naturheilkundlichen Sicht gibt es aber doch einige Krankheitsbilder, bei denen Fastenkuren, wie ich meine, ganz zu Recht nicht durchgeführt werden sollten. Hier wäre vor allem an zehrende Erkrankungen zu denken wie Tbc, Morbus Basedow und überhaupt Schilddrüsenüberfunktion, aber auch Karzinome und Aids in der Auszehrungs- oder Kachexiephase. Ungeklärte Herzrhythmusstörungen und verschiedene Geisteskrankheiten vom Borderline-Syndrom bis zur Schizophrenie sind nicht primär für Fastenversuche geeignet. Ebenso kann Fasten bei Magersucht schaden, wie schon angesprochen, und nur im Zusammenhang mit einer Psychotherapie Sinn machen. Möglicherweise mangelt es uns aber vor allem bei letzterem Krankheitsbild auch lediglich an Vertrauen. Vermutlich liegt in der religiösen Weisheit, die aus dem Essener-Evangelium spricht, eine tiefere Wahrheit als in unserem heutigen medizinischen Wissen und unseren Prinzipien. Jeder darf aber trotzdem immer nur so weit gehen, wie er in jedem Moment verantworten kann, und ein Vertrauen, wie es für solche Heilungen nötig ist, kann die Medizin, und schon gar die heutige, sicherlich nicht vermitteln. Hier beginnt der Bereich religiösen Glaubens, und die *religio*, die Rückverbindung des Menschen zu seinem Urgrund und innersten Wesen, bekommt ausschlaggebende Bedeutung.

Fasten und Krebserkrankungen

Fasten und Präkanzerosen

Umstritten war Fasten lange bei Krebs und sogenannten Präkanzerosen, das heißt im Vorstadium des Krebses. Während einige Ärzte, wie zum Beispiel der Holländer Toussaint, es durchaus für sinnvoll halten, lehnte die Schulmedizin und auch das Gros der Fastenärzte es entschieden ab. Buchinger, der auch von der Theorie der Krebsentstehung auf dem Boden eines überlasteten und vergifteten Grundsystems (Bindegewebes) ausging, führte es bei Präkanzerosen durch und hat hier – nach eigenen Angaben – auch viele Besserungen erreicht und so Krebsentstehung verhindert. Bei manifesten Tumoren lehnte er es aber auch ab, da durch den schnellen Zerfall des Tumorgewebes beim Fasten und der damit verbundenen Toxinausschwemmung der Körper zu sehr belastet und sogar vergiftet würde. Sicherlich liegt die Chance hier in einer rechtzeitigen Entgiftung und Förderung der Ausscheidung. Das beginnt schon bei der energischen Therapie der chronischen Verstopfung, die durch Fasten sehr gut zu behandeln ist.

Die Breuß-Kur: Krebs mit frischen Säften aushungern

Bei der Breuß-Kur handelt es sich um eine sehr extreme Fastenmaßnahme, die von ihrem Begründer, dem Vorarlberger Heilpraktiker Rudolf Breuß, ausgerechnet und bevorzugt bei Krebspatienten angewandt wurde mit der Idee, den Krebs *auszuhungern*. Für vier oder sogar sechs Wochen muss man dabei streng fasten und dabei reichlich frisch gepresste Pflanzensäfte trinken. Auf die frische Pressung wird dabei größter Wert gelegt, obwohl es die sogenannten Breuß-Säfte inzwischen auch zu kaufen gibt … Wer *Das Geheimnis der Lebensenergie in unserer Nahrung* kennt, wird sie immer selbst pressen. Selbst wenn es nach schulmedizinischen Kriterien kaum fassbar ist, habe ich immer wieder einmal Menschen kennengelernt, die mit dieser radikalen Fastenkur »ihren Krebs ausgehungert« haben, wie Breuß es nannte.

Heimliche Glaubensheilungen

Allerdings hatte ich bei jenen beeindruckenden Lebens- und Heilungsgeschichten immer den Eindruck, dass das Fasten dabei nur ein kleiner Teil des Gesamtprogramms war. Die meisten waren dermaßen überzeugt von der Breuß'schen Idee, dass das Ganze die Qualität einer Psychotherapie bekam. Auch das Programm, sich die verschiedenen Säfte selbst zu pressen, erfordert schon so viel Aufwand, dass es für viele Patienten die erste Zeit im Leben wird, in der sie sich wirklich intensiv um sich selbst kümmern. Insofern konnte ich mich nie des Eindrucks erwehren, dass es sich dann schlussendlich doch um Glaubensheilungen handelte, was diese im Übrigen kein bisschen weniger wunderbar macht. Breuß war sicher ein großartiger Motivator für seine Patienten, und dieses Charisma scheint über seinen Tod hinaus erhalten geblieben zu sein.

Dem Krebs davonlaufen

»Den Krebs aushungern« ist eine ebenso deutliche Metapher wie »dem Krebs davonlaufen«. Auch das ist einem meiner Patienten gelungen. Aber so nachahmenswert der Versuch ist, dasselbe wundervolle Ergebnis kann man wohl nur erreichen, wenn man von einer ähnlich großen Begeisterung getragen wird wie das Vorbild. Hier hatte ein Mensch, der sich schon seit langem nicht mehr ausreichend – weder äußerlich noch innerlich – bewegt hatte, dieses wunderbare Lebenselixier anlässlich seiner Krebserkrankung entdeckt und seinem Leben eine neue, ungleich dynamischere Richtung gegeben, bei der Krebs keine Rolle mehr spielte. Man könnte auch sagen, sein Leben hatte überhaupt erst wieder eine Richtung bekommen. Wer Bewegung als rein funktionale Maßnahme betreibt, kann dergleichen natürlich nicht erwarten. Generell aber ist Bewegung im Sauerstoffgleichgewicht immer eine hilfreiche und zusätzlich empfehlenswerte Maßnahme bei Krebs.

Solche Metaphern sind wichtig und können die Seele »beflügeln«, sie können allerdings auch zu kurz greifen, nämlich wie gesagt immer dann, wenn die Nachahmer

Metaphern, die Flügel verleihen oder abstürzen lassen

nicht die Begeisterung ihrer Vorbilder aufbringen. Und das ist leider oft der Fall in einer Gesellschaft, die generell dazu neigt, vor lauter Form den Inhalt zu übersehen. Wer seinem Leben eine neue Ausrichtung gibt und die eigene Entwicklung in dessen Mittelpunkt stellt, hat immer gute Chancen auf ein Wunder oder eine Spontanremission, wie es in der medizinischen Terminologie heißt. So sah es auch der renommierte Krebsspezialist Professor Walter M. Gallmaier von der Universität Nürnberg-Erlangen, der sich intensiv mit unerwarteten Krebsheilungen beschäftigte. Sein Motto lautete: »Wer nicht an Wunder glaubt, ist kein Realist.«

Zwei Seiten einer Medaille

Eine Geschichte, die ich vor vielen Jahren miterlebt habe, mag die Chancen, aber auch die Grenzen solch faszinierender, vor allem die Illustrierten beschäftigender Methoden aufzeigen. Eine Frau, völlig überzeugt vom Breuß-Fasten zur Heilung ihrer Krebserkrankung, konsultierte mich mitten in der Kur wegen Fastenproblemen. Während ich ihr dabei half, brachte ich ihr schonend und ohne ihre Begeisterung brechen zu wollen, aber auch deutlich nahe, dass ich diese Methode allein in ihrer Situation keinesfalls für ausreichend hielt. Sie war jedoch definitiv gegen jede über die schon erfolgte Diagnosestellung hinausgehende schulmedizinische Behandlung und stand sogar anderen naturheilkundlichen Hilfen wie abwehrsteigernden Maßnahmen äußerst kritisch gegenüber, von einer Psychotherapie ganz zu schweigen.

Verkappte Psychotherapie

Während der verschiedenen Beratungen merkte ich, dass sie in Wirklichkeit tatsächlich ihre eigene »Psychotherapie« durchführte, sich von ihren dominanten Eltern löste, die ebenfalls gegen die Breuß-Kur waren, und anfing, erstmals im Leben eigene Wege zu gehen. Gegen alle anderen Stimmen – lediglich mit ihrem völlig auf sie fixierten und von ihr beherrschten Mann an der Seite – setzte sie sich durch, presste ihre Säfte und »hungerte« tatsächlich ihren Krebs »aus«. Eigentlich nur mir zuliebe ging sie später nochmals zum Arzt, um sich ihre für diesen unerklärliche Heilung bestätigen zu lassen.

Fremdbestimmter Patient

Als über ein Jahrzehnt später ihr Mann ebenfalls an Krebs erkrankte, brachte sie das nicht weiter aus der Ruhe. Sie verordnete ihm sofort die Breuß-Kur, die er auch widerspruchslos über sich ergehen ließ. Mit ähnlichem Engagement wie damals bei sich selbst presste sie Säfte und ihren Mann in das Schema, das sie nach Breuß für richtig hielt. Ihr Mann entsprach sehr jener Krebspersönlichkeit, die ich in den Büchern *Krankheit als Sprache der Seele* und *Krankheit als Symbol* beschrieben habe und die der Münchner Psychoonkologe Wolf Büntig mit dem Ausdruck »Normopath« umschreibt. Im Gegensatz zu ihr konnte sich ihr Mann auch angesichts der Krebsdiagnose weder für die Kur noch für sein eigenes Leben neu begeistern, sondern er machte – seinem Muster entsprechend – einfach mit, wie er es an ihrer Seite immer getan hatte. Er war der »klassische« Krebspatient – geduldig bis an die Grabeskante.

Notbremse

Nach drei Wochen merkte seine Frau dann doch, dass es mit ihm deutlich bergab ging, und schickte ihn – ziemlich entrüstet – zu uns. Ich traf einen ausgezehrten Krebspatienten, der nicht am Krebs, sondern an dem harten Fastenregime bei Krebs zu sterben drohte. Schon in der ersten Sitzung stellte ich ihm die Gretchenfrage, ob er überhaupt von sich aus bereit zur Breuß-Kur gewesen sei. Sofort verwies er darauf, dass das nicht seine, sondern die Idee seiner Frau war, und dass er sich davon außer weiterem Elend nichts versprach, worauf ich sofort einen entsprechenden Fastenaufbau empfahl, dem er sich sichtlich dankbar fügte.

Macht der Muster

Als ich ihm dann die gleiche Frage während der Psychotherapie stellte, zu der ihn seine Frau in ihrem Zweifel sicherheitshalber gleich mit angemeldet hatte, stellte sich in der Tiefenentspannung einer Sitzung heraus, dass er eigentlich gar nicht wusste, was er wollte, weil er nie nach seinen eigenen Wünschen gelebt hatte. Je tiefer wir an diesen Punkt kamen, desto klarer wurde, dass er eigentlich gehen wollte und die Psychotherapie wie auch die Breuß-Kur lediglich als Alibi gegenüber seiner Frau benutzte, um sagen zu können, doch alles versucht zu haben. Wir beendeten dann das sinnlose Unterfangen, und er machte für all das gesparte Geld den ersten Urlaub seines Lebens – ohne seine Frau. Das Essen schmeckte ihm in diesem Urlaub, er nahm wieder zu und gewann sogar so viel Zuversicht, dass er allen Ernstes ein neues Leben in Erwägung zog, wie er mir in einem Brief mitteilte. Dann aber kehrte er dennoch lieber zu seiner Frau zurück und lebte an ihrer Seite und unter ihrem Regime weiter, bis er – infolge seiner Krebserkrankung – endgültig gehen konnte.

Berge versetzender Glaube

Diese Geschichte mag die beiden Seiten der Medaille zeigen. Eine Fastenkur kann natürlich Wunder wirken, aber nicht aus sich selbst heraus, sondern aus einem weit darüber hinausgehenden Engagement. Der Glaube kann Berge versetzen, und er darf sich dazu gern einer so altbewährten und so wundervollen Methode wie der des Fastens bedienen.

Die neuen wissenschaftlichen Fastenuntersuchungen durch Forschungen von Valter Longo, Mark Mattson und Andreas Michalsen zeigen allerdings auf, dass Fasten inzwischen doch ausgesprochen wissenschaftlich verankert ist.

Geisteskrankheiten

Bei den Geisteskrankheiten, wie sie offiziell heißen – aus spiritueller Sicht verbirgt sich hinter jeder körperlichen Erkrankung eine seelische Ursache –, gehen die Meinungen der Fastenspezialisten weit auseinander. Während Zimmermann hier keine Erfolgsaussichten konstatierte, berichtete Buchinger doch von Heilungen, was sicher daran liegt, dass er den psychischen Umschwung auch stärker zum Ziel gemacht hatte. Und schon im Essener-Evangelium wird beschrieben, wie Jesus einen Kranken durch Fasten und Beten von einer Art Besessenheit heilte.

Glaubensheilung

Bei bereits manifesten Krankheitssymptomen ist immer zu bedenken, dass das Fasten schwieriger verlaufen kann als bei Gesunden und oft auch mit Schmerzen und Erstverschlimmerungen verbunden ist, weshalb in solchen Fällen immer die Unterstützung eines in der Fastenbetreuung erfahrenen Therapeuten notwendig ist. Am allerbesten wäre natürlich eine Hilfe, wie sie einst die Essener hatten und wie wir sie wohl auch heute haben könnten – wenn wir wirklich wollten. Im Essener-Evangelium heißt es:

»Und es gab noch andere Kranke, die viel an ihren Schmerzen litten, die aber trotzdem weiterfasteten. Und ihre Kraft war verbraucht, und große Hitze kam über sie. Und als sie aus ihrem Bett aufgestanden waren, um zu Jesus zu gehen, begannen ihre Köpfe sich zu drehen, als ob ein stürmischer Wind sie schüttelte. Und sooft sie versuchten, auf ihren Füßen zu stehen, fielen sie wieder zu Boden. Da ging Jesus zu ihnen und sagte: ›Ihr leidet, denn Satan und seine Krankheiten martern euren Körper. Aber fürchtet euch nicht, denn ihre Macht über euch wird schnell enden … mit eurem Fasten und Beten habt ihr den Herrn eures Körpers und seine Engel zurückgerufen. Nun sieht Satan, dass der wahre Herr eures Körpers zurückkehrt und dass dies das Ende seiner Macht ist. Deshalb sammelt er in seinem Zorn seine Stärke noch einmal, damit er den Körper zerstört, bevor der Herr kommt. Darum martert euch Satan so qualvoll, denn er fühlt, dass das Ende gekommen ist. Aber lasst eure Herzen nicht zittern, denn bald werden die Engel Gottes erscheinen, um wieder ihre Wohnstätten zu belagern und sie wieder als Tempel Gottes zu weihen. Und sie werden Satan packen und ihn aus eurem Körper hinauswerfen mit all seinen Krankheiten und all seinen Unreinheiten. Und glücklich werdet ihr sein, denn ihr werdet die Belohnung für eure Standhaftigkeit erhalten, und ihr werdet keine Krankheiten mehr sehen.«

Mythischer Kampf ums Seelenheil

Hier wird ein regelrechter Kampf um den Körper in der mythischen Art der christlichen Entstehungszeit beschrieben. Tatsächlich lässt sich so etwas in schwierigen Situationen beim Fasten beobachten. Man könnte es in modernen Worten als die Auseinandersetzung zwischen den dunklen Mächten der Unbewusstheit und den lichten der Selbsterkenntnis und Bewusstheit beschreiben. Das neuzeitliche Wort »Schizophrenie« für den traditionellen Begriff »Besessenheit (vom Bösen)« meint übersetzt »Spaltung«. Tatsächlich finden wir eine Abspaltung dunkler Persönlichkeitsanteile, die die Verbindung zum Ichbewusstsein gänzlich verlieren und eine Art Eigenleben beginnen. Wenn dieses Eigenleben mächtiger und ausdrucksstärker wird als das Ich, sprechen wir heute von »Psychose«, dem Durchbruch und Einbruch der Schatten- in die Alltagswelt. Chronifiziert dieser Zustand, wird Schizophrenie diagnostiziert. Deren Symptome sind letztlich immer noch dieselben wie nach der alten Beschreibung: Bei der »Besessenheit« gingen unsere christlichen Vorfahren davon aus, dass der dunkle Seelenanteil, der durch die Figur des Teufels symbolisiert wurde, die Oberhand gewinnt. Mit dem Fasten kommt sozusagen Licht ins Dunkel, der Organismus erhält die Kraft, aufzuräumen und für (eine neue) Ordnung zu sorgen. Wenn dabei die dunkle unbewusste Abteilung Widerstand leistet, kann es durchaus zu Erfahrungen wie der im Essener-Evangelium beschriebenen kommen. Fastenärzte wie Buchinger hatten den Mut, sich auf solche Schlachten um das Seelenheil einzulassen. Wir würden so etwas heute nur noch in Verbindung mit einer Psychotherapie wie etwa der Schattentherapie wagen.

In dem ausgesprochen sehenswerten Arte-Film »Fasten und Heilen« wird an einer russischen Fastenklinik demonstriert, mit welchem Erfolg Armee-Ärzte Langzeitfasten auch bei schweren psychiatrischen Krankheitsbildern einsetzten. Über Jahrzehnte dokumentierten sie damit gute Erfahrungen. Dass wir solche tiefgehenden Ergebnisse aus der Forschung nicht aus unseren Universitäten erfahren, sondern aus einer Fernsehdokumentation, lässt tief blicken, wie weit unsere Unis schon in Abhängigkeit der Pharmaindustrie geraten sind und wie erstaunlich weit russische Ärzte in der alten Sowjetunion bereits waren.

Auf den Körper zielen – die Seele meinen

Teresa von Àvila, die große spanische Heilige, die infolge eines schweren Herzinfarkts über ein Jahr lang zwischen Leben und Tod schwebte und dabei den Kampf um ihr eigenes »Körperhaus« erlebte, sagte: »Wir müssen gut zum Körper sein, damit die Seele gern in ihm wohne.« Wenn die Seelenkräfte zurückkehren, wie es der Meister im Essener-Evangelium beschreibt, kann das tatsächlich zu einem Kampf um den Körper führen. Gewinnen dabei die Kräfte der Bewusstheit, wie es mithilfe strengen Fastens gar nicht unwahrscheinlich ist, wird aus dem Körperhaus der Tempel der Seele.

Schwangerschaft und Stillzeit

Fastenverzicht für Kinder

Eine eindeutige und einleuchtende Gegenindikation, die allerdings gar nichts mit einer Krankheit zu tun hat, ist die Schwangerschaft. Hier geht es ja um den Aufbau eines neuen Körpers aus möglichst hochwertigen Stoffen und Energien. Beim Fasten gelangen aber gerade Schlacken und Abfallstoffe ins mütterliche Blut, der einzigen physischen Lebensgrundlage des Embryos. Außerdem käme der Körper der Mutter in eine zwiespältige, ja unlösbare Situation: Einerseits muss er auf- und andererseits abbauen. Dieses Dilemma sollte jede Mutter ihrem Körper und vor allem ihrem Kind ersparen. Fasten empfiehlt sich auch nicht während der Stillzeit: Der Organismus stellt das Leben der Mutter über das des Kindes und nutzt die Muttermilch zur Entgiftung, wie zahlreiche Untersuchungen zeigen. Das heißt zum Beispiel, dass sich bei Müttern mit einer Quecksilberbelastung große Mengen des Schwermetalls in der Muttermilch finden. Durch Fasten werden diese Entgiftungsvorgänge noch intensiviert.

Fasten bei Kinderwunsch

Dagegen ist Fasten eine ausgezeichnete Schwangerschaftsvorbereitung für Körper und Seele. Immer wieder habe ich erlebt, dass Paare, die sich lange Zeit vergeblich um Nachwuchs bemüht hatten, nach einer bewussten Fastenzeit doch noch zu einem Kind kamen. Generell wird der fastende Organismus empfänglicher für alles, so auch für Schwangerschaften. Hier ist aber von entscheidender Bedeutung, dass es sich wirklich um bewusstes Fasten und nicht eine mechanisch durchgeführte Nulldiät handelt, während der alle anderen Bereiche des Lebens unverändert bleiben. Die tiefgehende Regeneration und das seelische Loslassen von verkrampften Situationen scheinen ausschlaggebend für das Eintreten einer Empfängnis zu sein.

Fasten zur Schwangerschaftsverarbeitung

Außerdem hat sich Fasten auch nach der Niederkunft und Stillzeit bewährt, um dem Körper die Umstellung und die Rückkehr zur Normalität der Vorschwangerschaftszeit zu erleichtern. Die Rückbildung wird durch Fasten in verblüffender Weise gefördert, was verständlich ist, da der fastende Organismus all seine Kraft für

Regenerationsprozesse mobilisiert. Vor allem ist es seelisch für die Mütter oft eine große Erleichterung, wenn mit den körperlichen Anzeichen auch verschiedene Belastungen, die eine Schwangerschaft eben doch meistens mit sich bringt, von ihr wieder abfallen.

Fasten und Spirale

Bei Frauen, die eine Spirale zur Verhütung benutzen, kann es nach langen Fastenperioden über einen Mondzyklus hinaus zu Abstoßungsreaktionen kommen, da das Immunsystem extrem angeregt wird und die Spirale dann eventuell als Fremdkörper wahrnimmt und austreiben will. Das ist eigentlich ganz im Sinne der Körperlogik und könnte den betroffenen Frauen zeigen, dass zumindest ihr innerer Arzt die Spirale als Fremdkörper erkennt und loswerden will.

Fasten, Angst und Fettstoffwechsel

Verzicht nimmt nicht. Verzicht gibt. Er gibt die unerschöpfliche Kraft des Einfachen.
Martin Heidegger

Fasten versus Hungern

Viele moderne Menschen haben noch immer Angst vor dem Fasten, wohl weil sie es mit Hungern gleichsetzen und vor allem weil eine auf sofortige Bedürfnisbefriedigung ausgelegte Gesellschaft kein Feld für Verzicht hat. Dies zeigt aber auch, wie wenig manche darauf vertrauen, dass sie alles, was sie benötigen, eigentlich immer bei sich haben. Ältere Menschen haben zwar ihre Erfahrungen mit dem Verzicht gemacht, aber diese waren von schrecklichen Szenarien wie Krieg und Entbehrungen geprägt, in denen Armut, Elend und Hunger regierten. In Wirklichkeit jedoch sind Fasten und Hungern zwei völlig verschiedene Erfahrungen, die eine so schön wie die andere unangenehm.

Verzicht und Überfluss in der Evolution

Den Unterschied zwischen Fasten und Hungern wird jeder erleben, der beides ausprobiert. Während Hungern natürlich unangenehm ist, macht Fasten den meisten schon nach kurzer Zeit Freude. Man müsste es nur einmal versuchen, und zwar gleich von Anfang an richtig. Zwischen erzwungenem Hungern aus Not und freiwilligem Fasten besteht eine entscheidende Bewusstseinsstufe. Erzwungener Nahrungsentzug wird immer Widerstand und Gegenwehr auslösen, er ruft sogar mit dem Selbsterhaltungstrieb unsere stärkste innere Macht auf den Plan. Selbst wenn es beim Fasten zu kurzzeitigen Missempfindungen kommt, bleibt es eine freiwillige und bewusst motivierte Maßnahme, die nur deshalb kurzzeitig unangenehm werden kann, weil zum Beispiel gerade »Abfall verbrannt« wird, was manchmal zum Himmel stinkt. Im Übrigen lässt sich Fasten sehr schnell lernen, weil unser in den Jahrmillionen der Evolution entstandener Organismus an karge Zeiten gewöhnt ist und diese Erfahrung in seiner Konstitution liegt. Was der Organismus in all den Zeiten dagegen praktisch nie erlebt und deshalb den Umgang damit auch nicht gelernt hat, ist Überfluss. An dessen Folgen leiden wir folglich dramatisch.

Erprobter Fettstoffwechsel

Bei der Umschaltung von der Normal- (Bedarfsdeckung durch äußere Zufuhr) zur Fastensituation (Bedarfsdeckung aus eigenen (Fettdepots) kann der Organismus also auf längst angelegte Programme zurückgreifen, und so geht sie von Mal zu Mal schneller. Der beim Fasten eintretende sogenannte Fettstoffwechsel war in der Entwicklungsgeschichte immer eine Notwendigkeit, denn nur zu oft in der Frühgeschichte der Menschen wird morgens kein »Futter« da gewesen sein, und sie mussten sich erst einmal mit leerem Magen auf die Suche nach Essbarem begeben.

Zwei Energiebeschaffungsprogramme

Nach der Umschaltung von der Außenbedarfsdeckung auf die Ernährung aus den Reserven lebt der Körper sozusagen vom eigenen Fett – wobei dies angesichts der bedauerlichen Situation, in der sich unser »Schlachtvieh« durch die Massentierhaltung befindet, sicherlich noch gesünder ist. Grundsätzlich stehen dem Organismus immer diese zwei Möglichkeiten der Energiegewinnung zur Verfügung. Auch wenn die zweite Möglichkeit – Bedarfsdeckung aus eingelagerten Reserven – heute weniger gebräuchlich ist, gehört sie doch zu unserem natürlichen Repertoire und kann ganz schnell wieder in Dienst gestellt werden. Mit zunehmender Fastenerfahrung wird es sogar möglich, einen Mittelweg einzuschlagen, etwa einzelne Fastentage im Sinne des Kurzzeitfastens einzuschieben oder einzelne Mahlzeiten auszulassen – einfach weil der Körper trainiert ist, sehr schnell zwischen den beiden Energiegewinnungsprogrammen umzuschalten. Die einschlägige Forschung hat inzwischen belegen können, wie gesund dieser ketogene oder Fett-Stoffwechsel für uns ist.

Angst als schlechter Wegweiser

Deshalb ist es auch nicht günstig, etwa aus Angst gleich mit dem Mittelweg zu beginnen. Bei kürzeren Fastenperioden kann es anfangs sein, dass der Körper noch kaum umgeschaltet hatte und so noch gar nicht in den Genuss einer längeren positiven Fastenerfahrung kam. Am Anfang empfehlen sich also wenigstens sechs Fastentage, damit sichergestellt ist, dass nach der Umstellung, die maximal drei Tage dauern wird, wenigstens noch drei richtige Fastentage kommen, die zumindest einen Vorgeschmack auf die Chancen des Fastens ermöglichen. Andererseits ist ein Kurzzeitfasten mit etwa 16 Stunden Fasten und 8 Stunden essen sicher der einfachste Weg, ins Fasten einzusteigen und obendrein noch so überaus gesund.

Nulldiäten

Aus dem bisher Gesagten lässt sich auch aus dieser Perspektive leicht verstehen, warum die in vielen Kliniken durchgeführten sogenannten »Null-« oder auch Reduktionsdiäten mit 800 Kalorien am Tag so schlechte

Ergebnisse bringen. Beim Fasten ist das Bewusstsein der entscheidende Schlüssel zum Erfolg. Bei mehr oder weniger erzwungenen Nulldiäten arbeitet es eben meistens nicht mit, sondern eher dagegen. Auch in der Chirurgie wurde ich Zeuge solch verfehlter Maßnahmen: War der Operationsplan voll, wurden übergewichtige Gallenpatienten gern »auf Halde« gelegt. Tatsächlich ist es nicht leicht, Bäuche mit überdimensionierten Fettansammlungen wieder zuzunähen, da das Fett dem Faden keinen Halt bietet. Nähen lassen sich nur die äußere Haut und die des Muskels, die Fettschicht dazwischen ist zu labberig, und das kann die Heilung der Wunde verzögern. Unter diesem Vorwand wurden die Patientinnen, denn um solche handelte es sich meist, vor der Operation drei Wochen auf Nulldiät gesetzt. In damals noch großen Zimmern mussten sie, deren einzige »Motivation« darin bestand, ihre Koliken loszuwerden, mit ansehen, wie die anderen Damen aßen, während sie selbst auf eine Diät aus Tee und Wasser und bestenfalls noch dünne Suppen gesetzt wurden. So lagen sie die meiste Zeit im Bett und hatten Hunger, der oft selbst nach drei Tagen nicht verschwand. Als dann der Operationsplan wieder lichter war, kam der Chirurg und besichtigte das Ergebnis der Nulldiät: eine frustrierte Patientin, die kaum abgenommen hatte, jedenfalls nicht an der gewünschten Stelle, sondern lediglich – mangels Bewegung – an den sowieso schwachen Muskeln. Außerdem war sie – auch durch die »Bettlägerigkeit« – in der Regel kreislaufschwach geworden.

Kalorien-Reduktionskuren

Ebenso unangenehm können Reduktionskuren werden, etwa eine 800-Kalorien-Diät, die den Körper natürlich nie auf das Fasten und damit den Fettstoffwechsel umschalten lässt. Es sei denn, es handelt sich um eine Peace-Food-Keto-Kur. Wenn andererseits der Organismus permanent hungert, die Seele leidet, rächen sich die Patienten nicht selten für solche Marterungen mit einer anschließenden Rekordgewichtszunahme. Hinzu kommt noch, dass Gewichtsproblemen dauerhaft ohnehin nur beizukommen ist, wenn die seelischen Hintergründe des Übergewichts mit in die Therapie einbezogen werden. Wo das allerdings mithilfe des CD-Sets *Mein Idealgewicht* oder bei unserer Idealgewicht-Online-Challenge in Frühjahr und Herbst geschieht, sind die Ergebnisse erleichternd.

Leistungsfähigkeit

Um mit der Angst vor dem Fasten umgehen zu können, ist es auch nützlich, sich an das natürliche Fastenbedürfnis bei fiebrigen Erkrankungen zu erinnern oder sich an Beispielen klarzumachen, dass Leistungsfähigkeit mit Nahrungsaufnahme direkt nichts zu tun hat – welcher Sportler etwa würde vor dem Wettkampf viel essen? Es gibt zahlreiche Beispiele von Höchstleistungen (allerdings keine kurzfristigen wie Sprints, sondern Dauerleistungen) während längerer Fastenzeiten. Am schwedischen Wasalauf, einem Skilanglauf über 90 Kilometer, nahm regelmäßig eine Gruppe von Fastenden teil, deren Gesundheitszustand kontrolliert, und für gut befunden wurde. US-Neurologe David Perlmutter geht sogar davon aus, solche Leistungen seien auf der Basis des Fettstoffwechsels besser zu erbringen. Von der Untersuchung dieser Gruppe haben wir überhaupt unsere ersten wissenschaftlichen Daten bezüglich des Fastens unter Belastung.

Die Hunzas Der Schweizer Ernährungsspezialist Bircher-Benner, nach dem das bekannte Müsli benannt ist, zeigte am Beispiel eines ganzen Volkes, welche Vorteile für Gesundheit und auch Moral längere jährliche Fastenperioden haben. Die Hunzas, ein kleines Bergvolk im Himalaja, waren bis vor einigen Jahrzehnten gezwungen, jedes Frühjahr zu fasten – einfach weil sie der harten Umwelt nicht mehr Nahrung abringen konnten. Als ihre Region zu strategischer Bedeutung in der Auseinandersetzung zwischen Indien und China kam, wurde eine Straße gebaut, und mit kalorisch ausreichender Ernährung fürs ganze Jahr zogen bei ihnen auch Krankheiten und Kriminalität ein, die bis dahin in ihrem Hochtal gänzlich unbekannt gewesen waren.

Gefährlichkeit? Weitere Hilfe bei einer möglicherweise bestehenden Angst vor dem Fasten kann das Gespräch mit Menschen bringen, die bereits Fastenerfahrungen haben. Es ist auch sinnvoll, geeignete Bücher darüber zu lesen. Inzwischen gibt es diesbezüglich eine große Fülle, geschrieben von Autoren wie dem Fastenaltmeister Otto Buchinger über Walther Zimmermann bis zu Hellmut Lützner und Heinz Fahrner. Es existieren – entgegen den immer wiederholten Behauptungen – auch gar keine Berichte von »Fastenkatastrophen«. Nachdem inzwischen doch relativ viel gefastet wird, ist es im Gegenteil schon fast erstaunlich, wie wenig Problematisches dabei in medizinischer Hinsicht passiert. In den vergangenen vierzig Jahren Praxis mit Tausenden Patienten kann ich – Gott sei Dank – auf keine schweren gesundheitlichen Probleme seitens der Fastenden zurückblicken, auch wenn ich die längeren Fastenzeiten von bis zu vier Wochen während der Schatten-Psychotherapie einschließe. Wahrscheinlich ist aber die bei uns praktisch immer und auch in den Seminaren vorhandene psychotherapeutische Begleitung ein zusätzlicher wesentlicher Grund für die Komplikationsfreiheit.

Tradition als Sicherheit

Manchem mag auch das Gefühl Kraft geben, Glied in einer langen Kette und alten Tradition von Fastenden zu sein. Genau genommen nehmen wir mit einer Fastenkur ja lediglich eine alte christliche Tradition wieder auf, kehren zurück an die Wurzeln unserer Religion und eigentlich aller Religionen, zum Urgrund unseres Seins. Mit den zweitausend Jahren christlichen und einigen weiteren Jahrtausenden alttestamentarischen Fastens blicken wir auf eine sehr lange und verlässliche Zeit von Fastenerfahrungen in unserer Kultur zurück.

Sprung in die Erfahrung

All diese schönen Worte vermögen allerdings höchstens unseren Intellekt zu besänftigen. Letztlich hilft nur der Sprung hinein ins Abenteuer. Man kann auch den Geschmack eines Apfels nur wirklich kennenlernen, wenn man hineinbeißt, alles Hören und Lesen darüber wird die eigene Erfahrung nie ersetzen. Und dieses Abenteuer kann uns viele und durchaus neue Erfahrungen vermitteln, gerade weil sie in uns liegen und die meisten Menschen Abenteuer – wenn überhaupt – nur in der Außenwelt suchen. Darüber hinaus riskieren wir bei diesem Unterfangen keine Gefahren für Leib und Seele – im Gegenteil. Die einzigen wirklichen Gefahrenpunkte liegen im Zu-wenig-Trinken, ungenügender Darmreinigung mit der Folge einer sogenannten Rückvergiftung aus dem Darm und in einem falschen Aufbau bzw. einem Kurabbruch mit einem großen, schlimmstenfalls tierproteinreichen Essen. Selbst solch ein abruptes »Überfressen« nach zwei Wochen Fasten wird man aber überleben, allerdings kann es einem da schon sehr »übel« ergehen.

TEIL II
Die Fastenzeit

Orte und äußere Bedingungen des Fastens

Kliniken, Ärzte und Eigenverantwortung

Einige Ärzte bestehen darauf, dass nur Kliniken als »Austragungsort« für Fastenmaßnahmen infrage kommen – dabei handelt es sich bezeichnenderweise meist um Klinikärzte. Ich halte dies für völlig übertrieben. Die allermeisten Menschen können gut außerhalb von Krankenhäusern und Sanatorien fasten, viele sogar ganz ohne Arzt. Zugegeben, ursprünglich war auch ich in diesem letzten Punkt vorsichtiger, die guten Erfahrungen vieler Jahrzehnte und vieler allein Fastender aber haben mir gezeigt, dass die Bedeutung des Arztes bei dieser natürlichen Kur weit überschätzt wird. »Patienten« und Ärzte müssen sich gleichermaßen in dieser Situation umstellen. Als Fastende(r) hat man sich auf einen Weg begeben, auf dem Ärzte stetig unwichtiger werden. Schritt für Schritt übernimmt man die Verantwortung für das eigene Wohlergehen selbst, jene Verantwortung, die man ohnehin schon immer hat, und dem Arzt bleibt nur der Beistand in wirklich seltenen Ausnahmesituationen. Während der Fastenzeit wird er im Allgemeinen von Tag zu Tag überflüssiger, und zwar in dem Maße, wie Fastende Schritt für Schritt und Stufe für Stufe gesunden.

»Ihr Arzt« wird Ihre zunehmende Mündigkeit und Aufgeschlossenheit begrüßen, macht sie ihn doch freier für seine wirklichen Aufgaben. Ist das wider Erwarten nicht der Fall, haben Sie »Ihren Arzt« vielleicht noch gar nicht wirklich gefunden. Und während Sie noch draußen nach einem suchen, kann es so sein, dass Sie in Ihrem Inneren fündig werden: Fasten ist – in Verbindung mit »geführten Meditationen« – der ideale Weg dazu. Idealerweise freut sich jeder »äußere« Arzt über die Zusammenarbeit mit dem inneren seiner Patienten.

Äußere und innere Ärzte

Ernsthaft kranke Patienten sollten allerdings tatsächlich in einem Naturheilweisen-Krankenhaus fasten, da sie hier parallel zur Fastenkur mit naturheilkundlichen Methoden betreut werden können, die den Fastenprozess nicht stören, sondern im Gegenteil fördern. Für relativ gesunde Patienten dagegen (niemand ist ja ganz gesund) heben sich Vor- und Nachteile von Sanatorien mehr oder weniger auf. Ein wesentlicher Vorteil solcher Institutionen gegenüber dem Fasten zu Hause liegt darin, dass sie Fastenden einen völligen Rückzug aus ihrer Alltagswelt und damit im Idealfall Ruhe verschaffen. Besonders Hausfrauen genießen es oft außerordentlich, »alles gemacht zu bekommen«.

Fasten für Kranke

Allerdings kann gerade die Versammlung vieler übergewichtiger Patienten, die alle nur eine Sorge haben, nämlich wie sie ihre Pfunde loswerden, die schönsten Möglichkeiten der Kur zerstören. »Jammern« steckt bekanntlich an, und wenn man gemeinsam nichts zu tun hat, außer über Hunger und Übergewicht nachzugrübeln, ist das besonders für diejenigen, die mehr mit dem Fasten verbinden, enttäuschend und nervraubend. Darüber hinaus verstärken solche Situationen das anfängliche Hungergefühl noch mehr, weil sie eben gerade die Bewusstseinsumstellung zu wenig fördern. Unter Umständen ist deshalb sogar jemand, dem es nur ums

Ansteckende Felder

Abspecken geht, besser beraten, zu Hause oder sogar während seiner Alltagsroutine zu fasten – da ist er dann wenigstens abgelenkt. Die Betonung des materiellen Aspekts, in diesem Fall des Gewichts und seines Verlusts, nimmt dem Fasten seine größten Chancen. Deshalb sind auch Anregungen, den Gewichtsverlauf auf Millimeterpapier in Kurvenform zu bringen, mehr hinderlich als hilfreich.

Gruppenvorteile

Es gibt aber natürlich auch umgekehrt die Möglichkeit, sich in einer Gruppe von Menschen zurückzuziehen und gerade die Bewusstwerdung in den Mittelpunkt zu stellen. Solche Situationen sind ideal, sowohl zum Beginn als auch für wiederholte Fastenkuren. Dabei kann der Schwerpunkt mehr auf Struktur und Stille liegen, etwa in Anlehnung an die Zen-Tradition, wie ich es in unserem Seminar »Fasten, Schweigen, Meditieren« seit fast vier Jahrzehnten zweimal jährlich erlebe. Aber genauso gut lassen sich gruppendynamische Momente wie beim Fastenwandern in den Mittelpunkt stellen. Auch psychotherapeutische Effekte sind mithilfe des Fastens leichter und tiefer zu erzielen, wie es das Seminar »Körper – Tempel der Seele« über all die Jahrzehnte zeigt. Doch selbst ohne große Ansprüche kann eine Gruppe uns die gemeinsame Freude und Erleichterung durch das Fasten in der Gemeinschaft einfach noch tiefer erleben und mehr genießen lassen.

Gemeinsam ist man stärker

In Gruppen, mit der Familie oder mit Freunden kann Fasten viel leichter fallen. Regelmäßige Treffen und der Austausch von Erfahrungen unter Gleichgesinnten können deutlich zum Wohlbefinden und Erfolg beitragen und außerdem Einzelnen über kleinere Fastenkrisen hinweghelfen. Darüber hinaus führt es zu einem vertieften Verständnis innerhalb der Gruppe, einem neuen Gefühl der Solidarität und Verbundenheit, das sich innerhalb der Familie oder Partnerschaft günstig auswirken kann. Fasten unterstützt den Aufbau von Feldern in sehr beeindruckender Weise, wie ich es in unseren Seminaren immer wieder erlebe: Im gemeinsamen Verzicht liegt eine Kraft, die verbindet und die Erkenntnis, dass das Ganze mehr ist als die Summe seiner Teile, sehr praktisch-anschaulich vermittelt. Vieles, was eine große Gruppe im Hinblick auf Meditationen und spirituelle Erfahrungen ermöglicht, können einzelne Fastende so gar nicht erleben.

Unterstützende Partner

Falls in einer Partnerschaft oder Familie nur einer fastet, kommt dem anderen Partner oder den Familienmitgliedern eine wichtige Rolle zu. Wenn das Ideal einer gemeinsamen Fastenzeit nicht möglich ist, sollten sie sich trotzdem ebenfalls über das Fasten informieren, um gewisse Veränderungen im körperlichen und seelischen Befinden des Partners besser verstehen und akzeptieren zu können. Oftmals erwächst aus solch einer geteilten Erfahrung die Lust auf eine Zeit gemeinsamen Verzichts und geteilter Vertiefung seelischer Erfahrungen. Die Erlebnisse in unseren Fastenseminaren sprechen dafür, dass sich hier echte Chancen nicht nur für die eigene Wiederbelebung ergeben, sondern auch für die einer Beziehung. Wer zusammen fastend innere Reisen in die Seelenbilderwelten unternimmt oder sich »fastenwandernd« neue Landschaften erschließt, während beide Ballast aller Art abwerfen, wird eine bereichernde Vertiefung auch im Partnerschaftsleben erfahren.

Fasten in der Natur Fasten allein in der freien Natur kann wundervolle Erfahrungen ermöglichen. Außer Abgeschiedenheit und Stille braucht man eigentlich nur eine Quelle sauberen Wassers, eine Hütte, ein Zelt vielleicht, und die wenigen Fastenutensilien wie Einlaufgerät und Honigtopf. Heute ist selbst das durch die chinesische Sharepflaume und durch Eryfly noch viel angenehmer zu ersetzen. Alleinfasten ist allerdings eher ein Blick in die Fastenzukunft und sicher keine Möglichkeit für den Einstieg, setzt es doch eine gewisse seelische und körperliche Sicherheit voraus und Angstfreiheit gegenüber dem eigenen Unbewussten, das sich in der Tiefe des Waldes noch ganz anders meldet, und eben ein gutes Maß Fastenroutine. Wer die Symbolik der Natur nutzen will, kann natürlich in der Wüste ganz andere Erfahrungen in seiner Seelenbilderwelt erleben als auf den Höhen von Bergen oder auf dem Meer. Wo der Urwald den eigenen Schatten anspricht und auch anregt, sich zu melden, wird die Wüste in ihrer saturninen Reduzierung auf das Wesentliche noch besser zum Fasten passen, allerdings wird sie auch deutlicher machen, wie sehr wir auf das Seelenelement Wasser angewiesen sind. Die Höhen der Berge können ihrer Natur gemäß erhebende Erfahrungen verstärken, die ja auch in der Natur des Fastens liegen, während das Meer, als urweibliche Region, die eigenen Gefühlswelten anregen und in den Mittelpunkt stellen wird.

Zu Hause fasten Prinzipiell kann man auch daheim fasten, nur müssten dann bestimmte Voraussetzungen erfüllt sein. Man braucht die Möglichkeit, sich zurückzuziehen und allein und ungestört zu bleiben, um dem Bedürfnis von Körper und Seele nach Ruhe ausreichend nachkommen zu können. Auch sollte man sich von Pflichten, lästigen Verabredungen und unangenehmen Arbeiten lösen können. Angenehme Arbeiten dagegen, wie vielleicht die im Garten, mögen andererseits durchaus förderlich sein, da Bewegung immer guttut. Von daher könnte man sogar während normaler Arbeit fasten, da die Leistungsfähigkeit in der Regel erhalten bleibt oder sogar gesteigert wird, wie uns die Teilnehmer vieler Seminare über die Jahre eindrucksvoll gezeigt haben. Allerdings vergibt man dabei sicherlich die wichtigsten Chancen des Fastens auf seelischer Ebene und nähert sich eher einer symptomatischen Therapie im Sinne der Nulldiät. Natürlich sind die Ergebnisse und Erfahrungen bei weiterlaufender Arbeit weniger intensiv – es ist also nicht gerade empfehlenswert, aber doch gut möglich.

Fasten-»feinde«

Besonders schwer fällt es natürlich, in einer Umgebung zu fasten, in der alle essen und wenig oder kein Verständnis aufbringen. Oft lösen Fastende gerade bei denjenigen Zeitgenossen, die es ebenfalls nötig hätten, aber nicht den Mut oder die Kraft dazu aufbringen, regelrechte Aggressionen aus. Solche »Freunde« setzen dann möglicherweise alles daran, uns von unserem Fastenentschluss wieder abzubringen, und versuchen mit allen Mitteln, uns Angst einzuflößen. Wie alles Umdenken und Heraustreten aus dem Massenverhalten erfordert natürlich auch das Fasten ein wenig Rückgrat, innere Überzeugung und manchmal auch Erfindungsgeist. Doch das Wichtigste, den Einstieg zum Umdenken, hat nun sicher schon jeder geschafft, der dieses Buch bis hierher gelesen hat.

Fasten und Kochen für Hausfrauen und -männer

Für Hausfrauen und -männer oder diejenigen, die überwiegend für alle anderen weiterkochen müssen, ist es natürlich sehr schwer, allein und während der Hausarbeit zu fasten. Zum einen werden die ersten Tage mit der Umstellung schwerer, weil sie ständig von anregenden Düften und Speisen umgeben sind, zum anderen animieren die eigenen Kochergebnisse natürlich zum Abschmecken oder gleich Kosten. Darüber hinaus macht das Fasten uns sehr viel sensibler, und der Trubel und Rummel einer Familie ist dann nicht jederzeit willkommen. Außerdem neigen andere nichtfastende Familienmitglieder – bevorzugt männlichen Geschlechts – dazu, es fastenden (Haus-) Frauen und Müttern schwer zu machen. Das mag auch deswegen so sein, weil jetzt ganz besonders deutlich wird, dass sie die ganze Hausarbeit nicht für sich, sondern für die anderen auf sich nimmt. Solche Schuldgefühle können – vor allem wenn sie uneingestanden sind – zu den eigenartigsten (Schuld-)Projektionen führen. Von daher hätten Gruppenaktivitäten deutliche Vorteile und könnten vieles erleichtern.

Fasten und Kochen als Herausforderung

Allerdings habe ich auch schon einen Sternekoch während seines Fastens in der Psychotherapie gehabt, der allabendlich viele Gerichte abschmecken musste und das mit Bravour hinbekam. Eine Mutter, die während ihrer eigenen Fastenzeit für die Familie kochte, berichtete sogar, ihre Lieben hätten ihr Essen in dieser Zeit besonders genossen. Bewusstes Fasten ist natürlich auch keine Selbstkasteiung, sondern eine Chance zur Schulung sensiblen sinnlichen Genusses, denn die Sinne werden sich regenerieren und Sinnlichkeit auf neuem Niveau ermöglichen.

Freizeit versus Arbeit

Aus dem bisher Gesagten wird wohl deutlich, wie günstig es wäre, den Urlaub zum Fasten zu nutzen oder einen zusätzlichen Fastenurlaub einzulegen, zumindest jedoch während der ersten Tage »frei« zu sein. Zur Not könnten also auch die Wochenendtage Freitag bis Sonntag den Einstieg ermöglichen, wenn sich dann eine beschauliche Arbeit anschließt, die keinen direkten Publikumskontakt mit sich bringt. Letzteres ist immer wichtig wegen etwaiger Ausdünstungen. Diese sind aber gerade kein schlechtes Zeichen, verdeutlichen sie doch, wie viel Anrüchiges und Unrat in solchen Zeiten den Organismus verlässt. Außerdem kann ein morgendlicher Smoothie den Mundgeruch deutlich verringern.

Fasten und Psychotherapie

Bewährt hat sich wie gesagt auch die Kombination von Fasten und Psychotherapie, da sich beide Therapien gegenseitig fördern und ergänzen. Tatsächlich hat die Praxis gezeigt, dass es sehr schwierig ist, einen verstopften Patienten wirklich in eine tiefe Auseinandersetzung mit seinem seelischen Schatten zu verwickeln. Mit beginnender körperlicher Ausscheidung beim Fasten wird parallel meist auch die Ausscheidung seelischen Ballastes leichter gelingen. Andererseits zeigen die Erfahrungen, wie sehr eine Psychotherapie, die sich bis an und in den Schatten wagt, auch das Fasten fördert. Beide Effekte sind gut verständlich, denn so, wie Fasten der körperlichen Unterwelt des Dickdarms zu Leibe rückt, dient wirkliche Psychotherapie der entsprechenden seelischen Reinigung und Klärung der Schattenwelt. In beiden Fällen geht es außerdem um Loslassen, Sichöffnen und vertrauensvolle Hingabe. So wird die alte Erfahrung, dass Fasten Tore zur Seele öffnet, in wundervoller Weise deutlich.

Körperliche und seelische »Knoten«

Vereinfacht ausgedrückt, entsprechen körperliche Schlacken und Ablagerungen solchen auf seelischer Ebene. Vielfach wird die Parallelität auch direkt erfahrbar, wenn mit einem körperlichen Fortschritt ein seelischer »Knoten« platzt oder wenn uns ein Traum oder eine Erkenntnis durch eine körperliche Krise hindurchführen. Je mehr Offenheit solchen Gelegenheiten gegenüber besteht und die entsprechenden Erfahrungen zugelassen werden, desto besser ist dies für Fastende. Die Analogien lassen sich sogar noch ausdehnen. Ähnlich wie wir beim Fasten keine materielle Nahrung zuführen, könnten wir auch mit geistiger Nahrung zurückhaltend und zumindest achtsam sein. Die Seele braucht ebenfalls Raum und Zeit, um loszulassen und Altes aufzuarbeiten. Den guten Einfluss von Stille und Schweigen haben wir in unseren Seminaren oft erfahren; sowohl der Fastenprozess als auch die seelische Reinigung und die geistige Klärung profitieren davon. Nicht Neuaufnahme, sondern die Verarbeitung des Alten steht im Vordergrund. Insofern sind Loslassen oder neudeutsch »Output« während des Fastens ungleich wichtiger als »Input«, um bewusst innere Leere und Klarheit zu erreichen. Folglich sind Orte der Stille für diese Zeit der Regeneration besonders geeignet.

Äußere und innere Stille

Allerdings ist nicht alles verloren, wenn die äußeren Bedingungen nicht ideal sind. Fasten schafft aus sich heraus einen Bereich der Stille, und diese Stille liegt im Innern, sie ist mindestens so wertvoll wie die äußere. Innere und äußere Ruhe schaffen zusammen ideale Voraussetzungen für die Fastenkur, und die Fastenzeit allein fördert durch die innere auch die äußere Ruhe. Genau wie äußere Hektik die Tendenz hat, uns innerlich durcheinanderzubringen, kann Fasten die Erfahrung vermitteln, wie ansteckend innere Ruhe auf unsere Umgebung wirkt. So ist im Endeffekt fast jede äußere Situation geeignet, wenn die innere Einstellung stimmt.

Eigene Fastenplätze finden

Grundsätzlich ist also beides denkbar: das Fasten im Alltag bei weiterlaufender Arbeit und der Rückzug in eine Gruppe oder auch in Einsamkeit und Stille. Jeder kann für sich aus der ganzen Bandbreite der Möglichkeiten die beste herausspüren, wobei die Extreme an beiden Enden der Skala am Anfang durchaus zu schwierig und auch in der Wirkung zu stark sein mögen. Bei einigen wird die gesundheitliche Situation die Kur in der Fastenklinik oder zumindest in einem Seminar mit ärztlicher Betreuung erforderlich machen. Es empfiehlt sich, die entsprechende Möglichkeit bewusst auszuwählen.

Spirituelles Fasten

Wer den Schwerpunkt mehr in der spirituellen Richtung legen will und die Gruppenatmosphäre bevorzugt, kann etwa in einem Kloster fasten oder an einem entsprechenden Kurs teilnehmen. Eine ideale Kombination ist beispielsweise Fasten und Zazen, da beides dem gleichen Urprinzip, nämlich Saturn, entspricht. Zen und Fasten ergänzen sich dabei in sehr günstiger Weise auf dem Weg zur Bewusstwerdung, sowohl in praktischer Hinsicht als auch vor allem von ihrem Wesen her. Wer Fasten mit dieser östlichen Meditationstradition auf christlichem Boden verbinden will, findet heute auch dazu genügend Gelegenheit. Es war überhaupt der Jesuit Enomiya Lasalle, der die Zazen-Tradition in den Westen gebracht und sie hier verankert hat. Heute wird sie aber auch von Mönchen anderer Orden wie dem Benediktiner Willigis Jäger im Westen angeboten. Unsere an diese Tradition angelehnten Seminare finden inTamanGa in der Südsteiermark statt (Adresse am Ende des Buches).

Krankheit als Einstieg

Für all jene aber, deren gesundheitliche Situation so etwas nicht erlaubt, sei gesagt: Ein Fastenanfang auf dem Boden von Krankheit verhindert keineswegs die spirituelle Perspektive. Im Gegenteil mag die Krankheit so gerade der erste Schritt eines langen Wegs zur Heilung werden. Über die Jahre habe ich viele Patienten erlebt, die ursprünglich ihr Rheuma unter Schmerzen in die Fastenseminare geführt hat und die mit der Zeit neben ihren Gelenkbeschwerden viel anderen Ballast hinter sich lassen konnten, der ihren spirituellen Zielen im Wege stand. Aber natürlich lassen sich auch weniger »harte« Fastenseminare als die mit Zen-Meditation einhergehenden mit spirituellen Inhalten verbinden, etwa unsere Frühlings- und Herbstfastenwochen »Körper – Tempel der Seele« oder unsere Fastenwanderwochen in der steirischen Toskana, deren bezaubernde Natur für solche bewegenden Fastenerfahrungen wie geschaffen ist.

Online-Fasten

Feld ansteckender Gesundheit

Über 38 Jahre habe ich jeweils zirka dreihundert Teilnehmer durch ihre Fastenwoche begleitet. Im letzten Jahr waren es schon über siebentausend. Der Grund für diese große Zahl sind die Online-Fasten-Wochen, die wir über das Internet im Frühjahr und Herbst regelmäßig veranstalten. Die neue Zeit bringt neue Möglichkeiten. Ohne Reise- und Hotelkosten kann sich jetzt praktisch jede(r) jederzeit eine Fastenwoche leisten und bekommt doch all meine Fastenvorträge einer Seminarwoche und auf Wunsch auch die beiden täglichen geführten Meditationen. Wer drei Freunde mitbringt, braucht auch gar nichts zu bezahlen. Bringt er noch mehr mit, kann er damit noch richtig gut verdienen. Er dient seinen Freunden, vergrößert das »Feld ansteckender Gesundheit« um sich, fördert und entwickelt seinen Lebensraum und verdient noch mit einer so guten Sache.

So gibt es neben dem »Online-Fasten« noch eine regelmäßige »Idealgewichts-Challenge«, eine »Gesundheits-Challenge« zur Deutung und Behandlung eigener Krankheitsbilder und den »Vegan Summer« zur gemeinsamen Umstellung auf pflanzlich-vollwertige »Peace Food«-Kost.

Sharepflaume und Amorex

Und diese neuen Trends haben auch noch eine Reihe inhaltlicher Verbesserungen mit sich gebracht – vom Smoothie über die Sharepflaume bis zur Nahrungsergänzung Amorex, wie sich erfreulicherweise zeigen wird.

Wann ist die beste Fastenzeit?

Fasten im Frühling

Schon auf den ersten Blick fällt auf, wie viele Religionen ihre typischen Fastenzeiten in den Frühling legen. Das dürfte in grauer Vorzeit auf dem Boden der Not(wendigkeit) so gekommen sein, denn im späten Frühling ging unseren Vorfahren am ehesten die Nahrung aus. Bis heute ist das Frühjahr mit seiner Aufbruchsstimmung symbolisch ideal fürs Fasten, bei dem es ja immer auch um einen Neuanfang geht.

Natürliche Gründe

Der Umschwung der Natur in dieser Jahreszeit hat auch seine Auswirkungen auf den Menschen und eignet sich besonders für Umstimmungs- und Reaktionstherapien. Darüber hinaus spricht das natürliche Bedürfnis der meisten Fastenden nach Wärme zumindest für den Beginn der wärmeren Jahreszeit. Buchinger, der Altmeister des Fastens, gibt verschiedene Gründe für jede Jahreszeit an, und Zimmermann fand in einer Untersuchung keine wesentlichen Unterschiede für das Fasten zwischen Sommer und Winter.

Persönliche Gründe und Zeiten

Die Frage des »Wann?« lässt sich wohl nicht pauschal beantworten. Jeder könnte versuchen, für sich selbst herauszufinden, zu welcher Jahreszeit er den stärksten Bezug zum Fasten hat. Am besten wäre es, mit geschlossenen Augen in der eigenen Seelenbilderwelt alle Möglichkeiten durchzuspielen. Wer zu keinem Ergebnis kommt, ist sicher ganz gut beraten, sich einfach an die traditionellen Erfahrungen zu halten. Nichts spricht gegen die christliche Fastenzeit, aber einiges dafür. Auf jeden Fall kann man in diesem Zeitraum ein stabiles und damit sicheres Feld für entsprechende Erfahrungen nutzen.

Mond und Fastenzeit

Alles Leben folgt natürlichen Rhythmen und bestimmten Zyklen. So wie das Wasser der Weltmeere dem Einfluss des Mondes unterliegt, was wir an Ebbe und Flut sehen, unterliegt ihm auch der Mensch, der zu Beginn seines Lebens zu drei Vierteln, später dann noch zu zwei Dritteln aus Wasser besteht. Daher ist es für den Neuling einfacher, die Fastenzeit mit dem Vollmond und dem darauffolgenden abnehmenden Mond zu beginnen, da der Organismus dann schon automatisch auf das Abgeben, Entgiften und Loslassen programmiert ist. Im Gegensatz dazu ist das Fasten in der Zeit des zunehmenden Monds vielleicht etwas schwieriger, da der Organismus dann auf das Festhalten bzw. Speichern eingestellt ist. Allerdings läuft auf der seelischen Ebene als Parallelprogramm die Umkehrung. Bei zunehmendem Mond können die archetypisch weiblichen Kräfte stärker in den Vordergrund treten, und da Fasten ein sehr weiblicher Prozess ist, kann sich hier eine wichtige Unterstützung ergeben. Wir haben jedenfalls unsere Seminare während aller Mondphasen gemacht und dabei jeweils gute Erfahrungen gesammelt. Mit zunehmender Erfahrung und entsprechender Routine reicht es dann ohnehin aus, sich innerlich auf die Fastenzeit einzustellen und damit dem Körper zu signalisieren, dass er dem Geist folge.

Frühling und Herbst sind natürliche Übergangs- und Wandlungszeiten und daher besonders zum Innehalten und Fasten geeignet. In jedem Leben gibt es individuelle

Natürliche und persönliche Wandlungskrisen

Zeiten des Umbruchs und der Neuorientierung, in denen sich unabhängig von äußeren Umständen wie den Jahreszeiten persönliche Fastenzeiten anbieten. Denn Fasten hilft wie wenig anderes, die eigene Mitte und einen verlorenen Lebensfaden wiederzufinden. Persönliche Krisen, gleich, ob in Partnerschaft, Beruf, körperlicher oder seelischer Hinsicht, sind Chancen zu Wandlung. Fast jeder echten Wandlung geht aber ein Rückzug, eine Regression, ein Innehalten und Stillwerden voraus.

Orte und Zeiten

Zusammenfassend lässt sich sagen: Wie in so vielen Fällen ist es auch hier am besten, die Antworten auf die Fragen nach dem Wann und Wo in sich selbst zu finden. Das ist ganz einfach. Legen Sie sich bequem hin, horchen Sie in sich hinein und lassen Sie vor Ihrem inneren Auge die Situation entstehen, in der Sie sich wohl und geborgen, ruhig und ausgeglichen erleben. Dabei haben Sie die Möglichkeit, sich nach Lust und Laune zurückzuziehen oder Ihrer Lieblingsbeschäftigung nachzugehen, wo sie alles dürfen und nichts müssen – mit einem Wort, sich wohl fühlen. Je mehr psychische Energie Sie in diese Ihre Vorstellung investieren, desto eher wird es gelingen, sie auch zu verwirklichen, umso reifer werden Sie für Ihre ideale Fastenzeit werden und eine Wahl treffen können.

Weiblicher Zyklus und Fasten

Auch in Hinblick auf die weibliche Periode gilt es, möglichst den natürlichen Rhythmen zu folgen, um das Fasten zu erleichtern. Frauen im gebärfähigen Alter unterliegen einmal pro (Mond-)Monat diesem natürlichen Loslass- und Entgiftungsprozess. Die Gebärmutterschleimhaut, die sich jeden Monat physiologisch aufbaut, wird, wenn sich kein befruchtetes Ei einnistet, abgestoßen. Es kommt zur Blutung und, nach Hildegard von Bingen, auch zu einer generellen Blutreinigung. Das wäre der ideale Zeitpunkt, eine Fastenzeit zu beginnen. Vielen Frauen, denen die Gebärmutter entfernt wurde, fehlt dieser wichtige natürliche Entgiftungs- und Reinigungsprozess. Hier kann regelmäßiges Fasten die nötige Entlastung bringen. Ein zweimal im Jahr stattfindender »Großputz« im Rahmen einer Fastenzeit ergänzt die monatliche Reinigungsübung in beeindruckender Weise.

Periodenveränderungen durch Fasten

In jedem Fall kann sich die Periodenblutung im Fasten anpassen und verändern, was ihren Charakter als Reinigungsmaßnahme noch unterstreicht. Fällt sie gleich in die Anfangszeit des Fastens, kann sie besonders intensiv werden, da der Organismus offenbar die Chance wahrnimmt und die Entgiftungsmaßnahme aufgreift, um sich direkt zu Beginn wesentlich zu entlasten. Fällt sie dagegen in den Endbereich einer Fastenperiode, kann sie auffallend schwach sein, da der Organismus nun offenbar über andere Maßnahmen genug Schlacken losgeworden und auf die Monatsblutung weniger angewiesen ist. Fällt sie in die Zeit kurz nach dem Fasten, kann sie manchmal ganz unterbleiben, da es offenbar keine Notwendigkeit mehr für sie gibt. Sie wird dann beim nächsten Mal wieder normal kommen.

Insgesamt ist Fasten jedenfalls eine gute Methode, den eigenen Rhythmus zu stabilisieren und die anstehenden Aufgaben des Organismus zu unterstützen. Regelmäßiger wird eine Monatsblutung allerdings nur, wenn die Betroffene mehr zu ihrem Lebensrhythmus findet, wozu Fasten immerhin einen Beitrag leisten kann.

Die Vorbereitung

Gedanken vor der Fastenzeit

Die Kraft guter Vorsätze

Es wäre gut, sich im Vorfeld über den Anfang und die Länge der Fastenzeit bewusst zu sein, denn das hilft beim Durchhalten und während etwaiger Krisen. Eine Verlängerung ist dann immer noch möglich. Das Fasten vorzeitig zu beenden wirkt sich dagegen weniger günstig aus, da es beinah immer mit dem Gefühl des Nichtgenügens oder gar Scheiterns verbunden wird. An den vorher festgelegten Plan sollten Sie sich dann nach Möglichkeit halten. Falls Sie jemanden kennen, der schon Erfahrungen hat – es kann ruhig, muss aber nicht unbedingt ein Arzt sein –, sprechen Sie Ihren Plan mit ihm durch. Es ist auch beruhigend für Sie, wenn Sie ihn während der Fastenzeit erreichen und um Rat fragen können.

Hilfe aus der inneren Bilderwelt

An dieser Stelle möchte ich vor allem die seelischen Begleitmaßnahmen des Heilfastens betonen, die in unserer materialistischen Zeit viel zu oft viel zu kurz kommen. Was immer Sie an körperlichen Reinigungsübungen durchführen, könnten und sollten Sie auf der seelischen Ebene Ihrer eigenen inneren Bilderwelt begleiten. Die Psyche ist genauso real und wichtig wie der Körper und keineswegs weniger verschmutzt und verkrustet. Um sich hier den Einstieg zu erleichtern, vor allem wenn Sie noch keine Erfahrungen mit Bildermeditationen haben, lohnt es sich, entsprechende Meditations-CDs* zu verwenden, zumindest so lange, bis Sie einige Übung haben. Später können Sie dann die Vorschläge erweitern und aus sich heraus eigene Wege entwickeln. Neben diesen Bildermeditationen in Ruhe (im Liegen oder Sitzen) bewährt es sich, die körperliche Säuberung mit Imaginationen innerer Reinigung zu verbinden, also zum Beispiel sich beim Baden vorzustellen, wie die Säuberung auch innerlich im Körper und dann aber auch innerseelisch abläuft. So kann das Wasser auf allen Ebenen Schmutz und überflüssige Ablagerungen abwaschen. Es gibt auch eine CD speziell zum Fasten, die diese Themen aufgreift.

Innen und außen Hand in Hand

So wichtig alle funktionalen Maßnahmen wie zum Beispiel äußeres Waschen oder auch der Einlauf sein mögen, genauso wichtig ist das Bewusstsein, das sie begleitet. Wer sich den ganzen lieben Tag lang mit dem Fasten beschäftigt – vom Trockenbürsten bis zum Teepflücken – und in Gedanken nicht wirklich dabei ist, wird wenig erleben und noch weniger bewegen. Tatsächlich wäre es besser, all diese leeren Maßnahmen zu unterlassen und sich stattdessen einmal bewusst zu duschen und dabei mit dem äußeren auch gleich den inneren Schmutz mit abfließen zu lassen. Mit einer ähnlichen Einstellung würde natürlich auch der Einlauf am besten gelingen und die größte Wirkungstiefe erreichen. Dieses seelische Mitvollziehen aller Fastenmaßnahmen kann gar nicht oft genug betont werden, gerade weil es uns so schnell auf die Nerven geht, leben wir doch in

* Zum Fasten kommt eine große Zahl von Themen infrage, Empfehlungen finden Sie am Ende des Buches.

einer durch und durch funktionalen Welt. Dabei sind wir keineswegs und schon gar nicht ausschließlich funktionale Wesen – diese Erkenntnis kann uns das Fasten näherbringen wie ansonsten höchstens noch eine Psychotherapie. Anfangs mag es zwar lästig und ein wenig nervig sein, aus jedem Händewaschen ein bewusstes Ritual zu machen – die Belohnung allerdings wird jeden überzeugen, der es versucht.

Bewusster Ausklang der alten Zeit

Der Eintritt in die »neue Zeit« beginnt mit dem Austritt aus der »alten«. Das »alte Leben« wäre am besten mit einem ganz normalen, wenn auch sehr bewussten »Essenstag« zu beschließen, ohne sich allerdings noch einmal richtig vollzustopfen – warum denn auch? Während des Fastens sind wir gesünder als sonst. Es ist einer der gesündesten und im wahrsten Sinne des Wortes erleichterndsten Schritte in eine bessere Zukunft. Ein bewusstes Abschiednehmen von vielen Gewohnheiten könnte auch den letzten Tag vor dem Fasten zu einem ganz besonderen machen.

Fastenverpflegung?

Vor dem Antritt sollte man entscheiden, welche Art von Fasten man erleben will. Ob nur mit Tees oder Säften oder mit beidem – vielleicht ist zu Beginn eine Mischung aus Tee- und Saftfasten mit einer »Gemüsesuppe« (nach)mittags am günstigsten, weil das noch am meisten Abwechslung bietet, auch wenn diese Suppe keine festen Bestandteile enthält und eigentlich nur ein Gemüsesaft sein darf. Auch ein Schnitz Zitrone in den Tee und einen gestrichenen Teelöffel Honig einmal am Tag kann man sich ohne weiteres genehmigen. Allerdings hat sich für uns Eryfly, die wie Zucker schmeckende und aussehende vergorene Glucose aus Japan, mittlerweile noch viel mehr bewährt, da sie weder Kalorien noch glykämischen Index hat und tatsächlich gar nicht am Stoffwechsel teilnimmt. Entsprechend gutes Wasser muss manchmal leider erst besorgt werden. Wir machen inzwischen vor jeder Fastenwoche einen Wasser- wie andere einen Weintest. Aus den sieben reifen Quellen von St. Leonhard und einigen eigenen sucht sich jede(r) das eigene, am besten schmeckende Wasser heraus. Erfahrungsgemäß wählen die Fastenden blind, aber nach persönlichem Geschmack ihr Wasser. Gewählt wird kaum aufwendig aufbereitetes Wasser, sondern eben mit Vorliebe das aus den reifen artesischen Quellen von St. Leonhard. Die Wasservorliebe wechselt auch von Zeit zu Zeit und individuell. Ich hatte anfangs Licht- und bin inzwischen längst bei Mondquelle gelandet. All das beschäftigt und beruhigt – auch die Menschen in Ihrem Umfeld, die sich ja oft in eigenen Abwehrängsten vor dem Verhungern und Vitaminmangel ergehen. (Wenn es notwendig sein sollte, können Sie sich und Ihren Mitmenschen noch einmal vergegenwärtigen, worum es Ihnen geht, und dass wir in einer Zeit leben, in der sich viele ursprüngliche Wahrheiten in ihr Gegenteil verkehrt haben: Heute ist es eben viel leichter, sich zu Tode zu futtern, als zu verhungern, auch wenn das jahrtausendelang anders war …)

Salz des Lebens

War das überlebenswichtige Salz früher eine ausgesprochen teure Mangelware, wird es inzwischen in Mengen genossen, die hauptsächlich schaden. Das gilt natürlich ganz besonders für das raffinierte Salz, das der Industrienorm entspricht und als reines NaCl in den Handel kommt. Leider gilt das meist auch für Meersalz, das man zwar natürlich und mit vielen anderen Elementen versehen gewinnt, das dann aber vor dem Verkauf noch raffiniert und damit für den Verzehr entwertet wird. Diesbezüglich sind natürliche Steinsalze ungleich besser. Nach meinen Erfahrungen muss es kein teures Kristallsalz aus dem Himalaja sein, alpenländisches bzw. einheimisches Natursalz ist genauso wertvoll. Es wird vor allem in Reformhäusern und Bioläden angeboten. Aber auch davon sollten wir keinesfalls mehr als üblich zu uns nehmen, sonst drohen unangenehme Nebenwirkungen. Fastenzeiten sollten jedenfalls ganz salzfrei sein und auch in dieser Hinsicht eine Erholung für unser insgesamt versalzenes Leben darstellen.

Verqueres modernes Leben

Ähnliches wie für Salz gilt für unseren momentanen Eiweißkonsum. Mussten die Menschen sich jahrhundertelang mit dem Sonntagsbraten als einziger Fleischmahlzeit begnügen – viele hatten sogar noch wesentlich weniger –, brachten unsere heutigen reichen Zeiten, in denen wir alle wie Könige essen und trinken, auch die entsprechenden Probleme mit sich. Es ist alles so schnelllebig geworden, dass sich Dinge, die sich gerade erst umgedreht haben, zum Teil schon wieder verkehren. Hatten wir uns von den groben Nahrungsmitteln zu verfeinerten »vorgearbeitet« (etwa vom braunen Reis zum weißen), so finden wir inzwischen aus gesundheitlichen Gründen zu den ursprünglichen Formen zurück. Nun aber müssen wir feststellen, dass aufgrund der großen Umweltverschmutzung gerade unter der Schale der Körner und Früchte das meiste Gift sitzt. Es ist tatsächlich nicht mehr so einfach, das »Richtige« zu tun. Kaum haben wir entdeckt, wie gesund es ist, sich trotz Autos auch wieder zu bewegen, müssen wir feststellen, dass es in den großen Städten mit ihren Asphaltwegen und ihrer Luftverpestung auch wieder gewisse Nachteile hat.

Hilfsmittel beim Fasten

Das Geheimnis der Frische

Was Sie während der kommenden Zeit benötigen, sollten Sie mit Muße und Sorgfalt besorgen: Das Obst (für Säfte), der Honig, die Säfte und Tees sollten von guter Qualität sein. Sharepflaumen, Eryfly und Amorex gibt es in unserem Shop und sind gut rechtzeitig zu besorgen. »Weniges von erlesener Qualität«, so könnte die Devise lauten. Da beim Fasten so viel an Geld und Energie gespart wird, dürften sich hier auch kaum Kostenprobleme ergeben. Wer seine Säfte selbst pressen kann, erlebt einen großen Geschmacksunterschied auch zu den besten gekauften Säften aus biologischem Anbau. Wohl nirgendwo kann man den Unterschied, den Frische macht, deutlicher spüren. Da braucht es keinerlei Untersuchung der Biophotonen oder dergleichen, jeder wird es selbst schmecken (siehe auch Anhang 4). Natürlich wäre es ideal, eigenes oder jedenfalls ungespritztes Obst und Gemüse zu verwenden, das in unseren Breiten wächst und auch gerade zur rechten Zeit reif ist und geerntet wird. Idealerweise würden Säfte in der Geschwindigkeit getrunken, die es auch dauern würde, das entsprechende Obst und Gemüse zu essen – das heißt sehr viel langsamer, als wir das gewöhnt sind. Hier empfiehlt es sich – nach Max Otto Bruker –, die Säfte zu löffeln, was einen erheblichen Zeitaufwand bedeutet, aber auch über die

Bewusstheit den Genuss ungleich steigert. Werden die Säfte verdünnt, entspannt sich dieses Thema mit dem Grad der Verdünnung.

Die Süße des Fastens Auch der Honig sollte sorgsam ausgesucht werden, von hoher Qualität und unbedingt kaltgeschleudert sein. Für eins neunundneunzig das Kilo arbeiten keine Bienen (und Imker schon gar nicht). Eine Werbung, die von Honig schwärmt, der nicht mehr kristallisiere, verrät damit auch, dass er technisch oder chemisch verändert wurde. Es ist also nicht alles Honig, was süß schmeckt und klebt. An Stevia und Xylit, den Süßungsalternativen, habe ich mich rasch satt gegessen, Eryfly schmeckt mir dagegen schon sehr lange.

Teeorgien Bei den Tees könnten Puristen auch daran denken, die Kräuter und Blüten selbst zu sammeln, wobei es wohl für die allermeisten – aus Zeitgründen – ratsamer ist, gute Tees zu kaufen. Da das Fasten leicht auf eine regelrechte »Teeorgie« hinauslaufen kann, wäre es auch hier gut, sich einige Gedanken darüber zu machen, was einem guttut. In jedem Fall bräuchte man eine Leber-Gallen-Mischung, die bevorzugt vor und nach dem Leberwickel zu trinken ist, sodass eine Art kleine, aber feine und sehr wirksame Leberkur entsteht (siehe auch Anhang 3 und 6). Ein guter Lebertee kann leider nicht auch gut schmecken, was an den bitteren Kräutern liegt, die der Leber so wunderbar bekommen. Unsere Vorfahren wussten noch um den Wert der bitteren Medizin, heute sind oft nur noch die Konsequenzen der Medizin bitter und die Pillen dafür süß. Aber auch ein Lebertee ließe sich mit Eryfly, dem wundervoll süßen Naturprodukt, verfeinern. Ein Nieren-Blasen-Tee ist ebenfalls hilfreich zur Unterstützung der Ausscheidungsfunktion. Leider ist auch hier geschmacklich nicht allzu viel zu erwarten.

Innere Wärme durch Tee

Wärmende Tees wie Ingwer und Fenchel sind für kühle Konstitutionstypen gut geeignet, um die Lebens- und Stoffwechselgeister anzuregen. Seit wir in unseren Fastenkursen regelmäßig immer wieder auch Ingwertee einsetzen, tun sich vor allem kälteempfindliche Teilnehmer(Innen) deutlich leichter. Hier wäre vor allem an die ersten Tage zu denken, in denen Kreislaufprobleme und Kälteempfindlichkeit besonders hinderlich sein können. Mit dem richtigen Tee aus der (Fasten-)Welt sind diese »Anlaufschwierigkeiten« gut zu schaffen. Aber auch später kann ein Tee, der innerlich wärmt, die Lebensgeister wieder auf Trab bringen und den Fastenden erlauben, sich neuerlich für die Kur und ihr Leben zu erwärmen.

»Problemtees«

Im Übrigen kann man bei der Wahl des Tees seiner Phantasie und seinen Geschmacksnerven freies Spiel lassen, abgesehen von Schwarzteesorten (wegen des Teins). Auch bei Früchtetees ist Vorsicht geboten, da sie wegen ihres hohen Fruchtsäureanteils empfindliche Mägen reizen können. Außerdem wirken sie natürlich säuernd, was generell unerwünscht ist. Sie sind also nur mit Zurückhaltung und in kleineren Mengen zu genießen.

Fertige Mischungen

Da es eine Fülle von manchmal verblüffend gut schmeckenden Teemischungen und -sorten gibt, lässt sich für jeden Geschmack und Zweck etwas finden. Von verschiedenen Firmen werden auch spezielle Fasten- und Blutreinigungstees angeboten. Bei uns haben sich über die Jahre die Mischungen der Firma »Sonnentor«

zum Fasten sowohl von ihrer Qualität als auch von Geschmack und gesundheitlichem Wert her bewährt. Besonders geschätzt bei unseren Seminaren sind zum Beispiel der »Fastentee von Hildegard von Bingen« oder ihr »Energietee«, aber auch der »Waldviertler Fastentee«, der »Schutzengel-« und der »Erfrischungstee«.

Der Charme des eigenen Teegartens

Wer die Gelegenheit hat, aus seinem eigenen Garten frische Teekräuter wie Zitronenmelisse, Salbei, Thymian, Ringelblume, Kamille, Indianernessel, Rosmarin oder Minze zu ernten, wird auch hier den unersetzbaren Charme natürlicher Frische schmecken. Im Frühjahr bieten sich die frischen jungen Triebspitzen von Wildkräutern als erste Wahl an. Wichtig wäre es, diese von ungedüngten Wiesen fernab der Straßen zu sammeln.

Belebende Brennnesseln

Brennnesseltee aus den ersten selbstgepflückten zartgrünen Jungpflanzen kann mit seinem ganz eigenen und ungewohnten Geschmack eine wirkliche Delikatesse beim Fasten darstellen. Die frischen Triebe der Brennnessel regen Reinigungsprozesse im Körper an, wirken blutreinigend, harntreibend, kreislaufanregend, belebend und stärkend. Wie bei kaum einer anderen Pflanze ist allerdings die Frische das entscheidende Kriterium. Zwischen getrockneten und frischen Brennnesseln liegen Welten. Auch sollte der Tee wegen seiner harntreibenden Wirkung am besten morgens oder während des Tages und nicht abends getrunken werden. Lässt man ihn einige Zeit stehen, verfärbt er sich schwarz (infolge seines hohen Eisengehaltes).

Viele frische Wildkräuter wie Löwenzahn, Labkraut, Beifuß, Brunelle, Schöllkraut, Mariendistel, Tausendgüldenkraut, Eisenkraut, Gelbwurz, Enzian, Heilbatunge, Rosmarin, Salbei und Ringelblume regen Leber und Galle an und damit den hauptsächlichen Entgiftungsweg. Sie können aber auch selbst giftig sein wie das Schöllkraut und sollten von daher richtig dosiert und in ihrem Wesen verstanden werden.

Kräuter für Leber und Galle

Zinnkraut, Löwenzahnblätter, Rotklee, Goldrute, Berberitze, Schafgarbe, Johanniskraut, Wasserdost, Vogelmiere, Kapuzinerkresse, Borretsch, Thymian, Mädesüß, Holunder, Beifuß, Ackerstiefmütterchen, Waldgeißblatt, Klettenwurzel und Wacholderbeeren sind typische Kräuter mit Nierenbezug. Braunwurz und Kletten-Labkraut wirken speziell harntreibend und fördern obendrein die Lymphreinigung. Odermenning, Selleriewurzel und -samen entgiften den Körper, indem sie die Ausscheidung der Harnsäure aus dem Gewebe fördern. Sie wirken ebenfalls harntreibend und haben sich bei Gicht, Rheuma und Arthritis bewährt.

Kräuter für die Niere

Neben der Brennnessel erweisen sich auch Schlüsselblume, junge Holundertriebe, Löwenzahnwurzel, Ringelblume, Ehrenpreis, Borretsch, Bärlauch und Kapuzinerkresse als regenerierend für unser Blut.

Kräuter zur Blutreinigung

Dem Wasser kommt beim Fasten besondere Bedeutung zu, ist es doch auch die Grundlage des Tees und letztlich aller Getränke. Der Mensch besteht zu etwa zwei Dritteln aus Wasser. Wenn wir den Organismus wie beim Fasten reinigen, ist also vor allem auch ein Filtern und ein Austausch der Körperflüssigkeit gemeint. Da versteht es sich von selbst, ausschließlich gutes Wasser zu verwenden. Was aber ist heute gut und wo kommt es her? Inzwischen gibt es so etwas wie eine Renaissance des Wassers. »Wasserpäpste« wie der Österreicher Vik-

Das Wasser des Lebens

tor Schauberger und der Bayer Johann Abfalter, sind populär, überall werden Wasserverbesserungsgeräte angepriesen. Vor allem brauchen wir aber beim Fasten genug sauberes Wasser. Auch da scheiden sich schon wieder die Geister.

Wassertestverfahren

Früher wurde das öffentlich angebotene Wasser mithilfe von Forellen getestet. Als diese immer rascher eingingen, wechselte man zu robusteren Fischen und schließlich zu chemischen Tests. Diese wiederum sind gar nicht in der Lage, all die Hormonreste und Rückstände von Pestiziden und Herbiziden bis zu Antibiotika zu erfassen. Insofern sollte man darauf achten, ob das öffentliche Leitungswasser aus einem Recyclingverfahren stammt oder Grund- oder sogar Quellwasserqualität hat. In letzteren beiden Fällen wäre es sogar abgefüllten Wässern vorzuziehen. Ein Anruf beim örtlichen Wasseranbieter kann Klarheit darüber verschaffen, um welche Art von Wasser es sich handelt. Wer Wasser kaufen muss, ist zum Fasten am besten mit stillen Wässern beraten, wobei es sich auch hier lohnt, verschiedene Sorten auszuprobieren.

Fasten-Accessoires

Ein Einlaufgerät (Irrigator) und eine normale alte Wärmflasche aus Gummi vervollständigen die Ausrüstung (siehe auch Anhang 2 und 17). Der Einlauf ist ungleich schonender als die Colon-Hydro-Therapie, und eine elektrische Heizdecke kann niemals die Wärmflasche beim Leberwickel ersetzen. Sie könnte sogar richtiggehend gefährlich werden – wie eben die Verbindung von Strom und Wasser. Die vielfach fermentierte Sharepflaume hat allerdings in ihrer Doppelfunktion als Darm- und Blutreinigungskur bei uns den alten Einlauf weitestgehend abgelöst, da viel nachhaltiger und obendrein sehr viel bequemer.

Fasten-Vorbereitungen

Am letzten »Esstag« wäre es günstig, noch alle anstehenden lästigen Angelegenheiten hinter sich zu bringen, Verabredungen eventuell abzusagen, die noch vorhandenen Nahrungsmittel zu verschenken. Letzteres ist ungleich wichtiger, als man sich im Allgemeinen eingesteht. Wer noch irgendwo für etwaige schwere Zeiten etwas Studentenfutter oder Schokolade gebunkert hat, wird sich und seinen Fastenentschluss gefährlich schwächen. Solange solche Hintertürchen nicht bewusst geschlossen werden, wird der »innere Schweinehund« darauf setzen, die Fastenabsicht noch umzustoßen, und Ihnen, solange es geht, Schwierigkeiten bereiten.

Abschied von den »Lieblingsgiften«

Alkohol und andere Rauschmittel

Jetzt ist auch der richtige Zeitpunkt, entschieden und bewusst Abschied zu nehmen von den eigenen Lieblingsgiften – es ist ja ent- und nicht vergiften angesagt. Während des Fastens sind Körper und Seele sehr empfindlich und empfänglich und entsprechend aufnahmebereit. Wir sollten ihnen daher ausschließlich bekömmliche Substanzen anbieten, dazu gehören weder Alkohol noch andere Rauschmittel. Im Hinblick auf Alkohol beim Fasten könnte man an die Schrothkur denken, bei der selbst an sogenannten Trockentagen noch größere Mengen an Weißwein zum Einsatz kommen, von den feuchtfröhlichen ganz zu schweigen … Wer schon einmal während des Fastens ein Glas Sekt getrunken hat, weiß, um wie viel stärker die Wirkung in derart sensibilisierten Zuständen ist. Ekstase und Rausch sind sicher unverzichtbare Elemente des Menschseins und brauchen ebenfalls ihre Zeiträume. Insofern wäre durchaus an eine Weinfastenwoche mit gutem Weißwein zu denken. Ausnahmsweise ist auch alkoholfreies Bier – aus geschmacklichen Gründen – hin und wieder akzeptabel, obwohl auch dies nicht wenige Kalorien hat.

Kaffee

Selbst wenn der Kaffee in letzter Zeit durch einige Studien aus medizinischen Fachkreisen »rehabilitiert« wurde und ich persönlich ihm Abbitte leisten muss, hat er beim Fasten doch außen vor zu bleiben, nicht nur wegen des Koffeins, sondern ebenso wegen der magenreizenden Röststoffe. Deshalb ist auch koffeinfreier Kaffee keine Lösung für Fastende. Falls Sie an niedrigem Blutdruck leiden, ist ab und zu eine Tasse grüner, Rosmarin- oder auch Ginsengtee möglich. Wer seine Röststoffe verträgt, kann es auch mit Malzkaffee versuchen, der einigen wie richtiger Kaffee schmeckt, aber wegen des Koffeinmangels beim Fasten bekömmlicher ist.

Fasten beim Entzug

Fasten ist jedoch eine gute Gelegenheit, mit solchen »Gewohnheiten« zu brechen, und bei längeren Kuren gelingt es nicht selten, der Wurzel der Sucht auf die Schliche zu kommen. In hartnäckigen Fällen mag aber durchaus auch die Verbindung mit einer Psychotherapie notwendig werden. Auf alle Fälle ist Fasten selbst bei extremer Sucht eine ideale Begleitung für die Entzugszeit, da es den Organismus so grundlegend umstimmt. Es bietet das leichteste und einfachste Ausstiegsszenario auf körperlicher und, was noch wichtiger ist, auf seelischer Ebene. In unseren Fastenseminaren haben schon schwer Medikamenten- und sogar ein paar – allerdings hochmotivierte – Heroinsüchtige ihren Entzug gemacht, ohne dass die Mehrheit das überhaupt mitbekommen hätte. Sucht hängt nach der alten Auffassung der Medizin eng mit der spirituellen Suche zusammen; und da bewusstes Fasten Letztere so ungemein unterstützt, wird das Thema »Sucht« entlastet.

Rauchen?

Rauchern bereitet es während des Fastens oft gar kein Problem, von ihren Glimmstängeln abzulassen – manche von ihnen haben es schon x-mal geschafft ... Und genau das ist natürlich das Problem. Der Entzug, speziell beim Fasten, ist vergleichsweise leicht, aber die seelische Bindung ist umso stärker und holt die meisten Raucher bald wieder zurück in ihren blauen Dunstkreis. Rauchen gehört zu den verbreitetsten Suchtarten auf Erden. Obwohl man es grundsätzlich beim Fasten schlicht und verblüffend einfach unterlassen kann, wirkt es sich ein wenig erschwerend auf den Fastenbeginn aus, eben weil sich hinter dem Rauchen wie auch dem Essen besagtes gemeinsames Bedürfnis, nämlich orale Lust, verbirgt. Das drückt sich unter anderem in der Erfahrung vieler Raucher aus, bei Rauchabstinenz mehr zu essen, was wiederum der Meinung Vorschub leistet, Rauchen mache schlank. Das stimmt tatsächlich in gewisser Hinsicht, da Rauchen einen so erheblichen Stress für den Organismus darstellt, verbraucht es wirklich nicht wenig Energie. Beides nun auf einmal zu unterlassen, ist doppelt schwer und führt auch nur selten zu einer langfristigen Lösung des oralen Problems. Nun könnte man den Rauchern zum Beispiel empfehlen, mehr zu küssen (nicht nur während der Fastenzeit) und ihr orales Bedürfnis so zu »erlösen«. Dem steht aber oft nicht nur der gerade bei ihnen starke Mundgeruch entgegen, der sich beim Fasten sogar noch intensiviert. Hinzu kommt, dass es neben den oralen noch einige andere Probleme gibt, zum Beispiel die Aggression, die zum sprichwörtlichen Dampfablassen führt. Insofern müsste jeder Raucher vor oder während des Fastens seine spezielle Grundproblematik herausfinden.

Rauchrituale

Für die Langzeitperspektive ist es für Raucher von daher sogar erfolgreicher, während des Fastens in Maßen weiterzurauchen, allerdings mit einem kleinen, aber entscheidenden Unterschied: Aus der Gewohnheit des unbewussten Nebenherrauchens gilt es ein bewusstes Rauchritual zu machen. Nehmen Sie sich wirklich Zeit dafür, bereiten Sie alles sorgfältig und geradezu liebevoll vor, setzen Sie sich vor Ihre Zigarette wie vor einen Kultgegenstand. Das ist sie tatsächlich, wenn Sie ehrlich sind. Rauchen Sie sie dann genauso lange und genüsslich, wie Sie bewusst dabei bleiben können. Das bedeutet, Sie folgen Ihrer Hand, die die Zigarette hält, mit Ihren Gedanken und wenig später dem Rauch auf seinem Weg zum blauen Dunst. Machen Sie aus dem Rauchen eine Meditation. Dabei könnten Sie sogar so weit gehen, dem Rauch in Ihrer Vorstellung bis in die feinsten Verästelungen Ihrer Lunge und schließlich den winzigen Nikotinmolekülen auf ihrer »blutigen« Reise in die letzten Winkel Ihres Körpers zu folgen. Sobald Sie jedenfalls in Gedanken vom Rauchen auch nur ein einziges Mal abweichen, machen Sie die Zigarette aus und beginnen auch erst wieder einige Stunden später – mit dem nächsten Rauchritual. Mehr als drei solche Rituale täglich sollten Sie sich keinesfalls zumuten.

Rauchende Erleuchtung

Natürlich braucht eine derartige Zeremonie Zeit und Ruhe, und so werden Sie wohl automatisch niemals mehr als drei Zigaretten rauchen. Aber drei reichen auch völlig beim Fasten. Wenn Sie sie ganz zu Ende rauchten, wären es schon zu viel, aber das werden Sie wohl mit keiner einzigen schaffen. Wo es gelingt, eine ganze Zigarettenlänge bewusst zu bleiben, ist es ein Zeichen von »Erleuchtung«. So kann aus dem Laster ein schönes Ritual werden. Denken Sie nur an die im Kreis sitzend ihre Friedenspfeife rauchenden Indianer! Wenn Sie das Ritual auch als Nichtraucher fasziniert, können Sie es trotzdem nachempfinden. Statt eine ganze Zigarette bewusst zu rauchen, versuchen Sie einfach, ein ganzes Vaterunser bewusst zu beten oder eine andere einfache Tätigkeit bewusst und ohne Abweichung der Gedanken zu verrichten …

Kraft und Macht der Rituale

Diese kleine Übung kann in beeindruckender Weise die Macht des Bewusstseins demonstrieren. Schon mehrmals habe ich erlebt, wie engagierte Kettenraucher nach kurzer Zeit berichteten, ihnen sei von dieser Art des Rauchens schlecht geworden, gerade so schlecht wie vor vielen Jahren von der ersten Zigarette. Was wir bewusst tun, wirkt eben stärker. Und tatsächlich handelt es sich ja um ein starkes Gift. Das Nikotin von drei Zigaretten wirkt, in die Blutbahn gespritzt, bereits tödlich! Die Rückkehr zu den Anfängen des eigenen Rauchens auf der Empfindungsebene kann sehr helfen, sich von der Sucht zu lösen.

Medikamente für die Fastenzeit und Anwendungen

Schulmedizinische Pharmaka

Der Einsatz schulmedizinischer, das heißt in der Regel chemischer, Medikamente sollte während des Fastens so weit wie möglich vermieden werden. Das wird nicht immer machbar und sinnvoll sein. Natürlich muss ein insulinpflichtiger Diabetiker auch beim Fasten Insulin zuführen, in der Regel allerdings deutlich weniger. Heute kann er seinen Bedarf meist selbst kontrollieren. Aber auch Langzeitbehandlungen der Schilddrüse sind in der Regel problemlos weiterzuführen. Hochdruckmittel können – in Absprache mit dem Arzt – während des Fastens meist erst reduziert und dann oft ganz weggelassen werden. Der Blutdruck muss dann nach dem Fasten allerdings wieder kontrolliert werden, denn meist steigt er wieder an, wenn die Patienten in ihre »Hochdrucksituationen« zurückkehren. Bei Rheumamitteln, die oft den nüchternen Magen beeinträchtigen, ist sorgsam zu beobachten, wann die entzündungshemmende Wirkung des Fastens greift, um sie dann abzusetzen. Bis dahin kann man den Magen mit ein wenig Schleimsuppe vor der Einnahme schützen. So kann man nicht nur die Gabe der klassischen entzündungshemmenden Medikamente, sondern auch Cortison abbauen. In einigen außergewöhnlichen Fällen gelang es während der Fastenseminare sogar, Zytostatika wie Imurek bei Autoaggressionserkrankungen auszuschleichen. Das allerdings erfordert in jedem Fall ärztliche Begleitung. Hormonelle Empfängnisverhütungsmittel wie »die Pille« können weitergenommen werden, allerdings müsste frau sie in deutlichem Abstand von den Einläufen einnehmen, um die Wirksamkeit weiter sicherzustellen. Andererseits wäre Fasten die ideale Situation für eine Pillenpause.

Psychopharmaka

Psychopharmaka sind ein komplexes und wenig einheitliches Thema. Die mildeste Form sind hier die Betablocker und Diazepin-Abkömmlinge (Valium), die in der Regel in Absprache mit dem Fastenarzt problemlos abzusetzen sind, sobald die Fastenwirkung greift. Allerdings sollte man in solchen Situationen nicht auf die Begleitung eines erfahrenen Therapeuten verzichten. Im Idealfall können beim Fasten Methoden gelernt werden, um danach ohne solche Mittel besser weiterzuleben. Bei schwereren Psychopharmaka muss die jeweilige Situation mit einem mit diesem Mittel vertrauten Arzt besprochen werden. All die sogenannten Lifestyle-Konsumenten aber von Serotonin-Wiederaufnahmehemmern, der neuen Generation von Antidepressiva, können problemlos fasten und währenddessen und danach in der pflanzlichen Alternative Amorex einen viel besseren und noch dazu gesunden Weg zu positiver Lebensstimmung finden. Die kleine rote Pille bringt nicht nur 5-HTP, die Vorstufe von Serotonin, aus der afrikanischen Schwarzbohne ins Spiel, sondern auch S-Adenosylmethionin, die Ausgangssubstanz für Dopamin aus der Hefe. Damit haben wir das Wohlfühl- und Belohnungshormon sicher ausreichend an Bord. Dazu Vitamin B_6, das die Träume anregt, und B_{12}, das jeder Veganer braucht, wie auch Biotin.

Über den Wunsch nach Absetzen von ärztlich verordneten Medikamenten ist im Zweifelsfall mit dem Arzt zu sprechen. Hatte ein Mediziner die Mittel ver-

Ärztliche Psyche und Fasten

schrieben, der dem Fasten grundsätzlich negativ gegenübersteht, wäre es gut, sich stattdessen einen Arzt zu suchen, der offener ist und mit dem ein inhaltlich fundiertes Gespräch möglich ist. Falls das schwierig bleibt, geht es oft leichter mit einem naturheilkundlich orientierten Arzt oder Heilpraktiker, der Erfahrung mit dem Fasten und mit Psychotherapie hat. Fast immer erfordert ein Absetzen von Medikamenten großes Einfühlungsvermögen auch vonseiten der Patienten, da sich viele Mediziner nur sehr ungern Vorschläge von ihren »Anbefohlenen« machen lassen. Und bei Methoden, die sie nicht kennen, betonen sie auch gern schon mal deren angebliche Gefährlichkeit. Besser ist es wie gesagt, sich in solchen Fällen nach einem anderen Arzt umzuschauen.

Homöopathie

Verordnete homöopathische Mittel können und sollten auch während des Fastens weiter genommen werden. Ihr Nutzen kann sogar leichter eintreten wegen der zunehmenden Sensibilität beim Fasten und seiner blockadenlösenden Wirkung. Die Ärzte, bei denen ich gelernt habe, sprachen von »homöopathischen Kuren«. Beide Maßnahmen, das Fasten und die Homöopathie, zielen unter anderem auf die Behandlung der Konstitution und ergänzen sich auch von daher ideal. Grundsätzlich empfiehlt sich, während des Fastens – wo immer möglich – nur homöopathisch zu behandeln. Die im Buch enthaltenen Behandlungsvorschläge mit Homöopathika sind in diesem Sinn gemeint, wenn dies auch ein Kompromiss ist, welcher einer Therapie nach der reinen, klassischen Homöopathie nicht entspricht.

Wenn Behandlungen während des Fastens notwendig sind, wäre zuerst an Homöopathie, dann an Naturheilkunde und erst zum Schluss und nur im echten Notfall an schulmedizinisch-pharmazeutische Mittel zu denken. Einige Methoden wie Akupunktur und Neuraltherapie können Fastende beim Durchstehen von Erstreaktionen mancher Krankheitssymptome gut unterstützen und bleiben dabei nebenwirkungsfrei. Wenn etwa Rheuma noch einmal aufflammt, kann die Neuraltherapie oft Wunder wirken.

Naturheilkunde!

Massagen sind gerade beim Fasten, wenn der Organismus sensibler und die Haut berührungsbedürftiger wird, je sinnlicher, desto angenehmer. Massageöl hat jetzt zusätzlich einen pflegenden und nachfettenden Effekt auf die sich »mausernde«, leicht schuppige und oft zu Trockenheit neigende Haut. Tatsächlich kommt es ja zu einer Art »Mauserung« während des Fastens auf vielen Ebenen, sodass dieser Ausdruck hier durchaus angemessen ist. Wie Vögel einmal pro Jahr ihre Federn, die ja Hautanhangsgebilde sind, durch neue ersetzen, regeneriert sich auch menschliche Haut in dieser Zeit der Runderneuerung.

Massagen

Reflexzonenmassagen können von allen möglichen Regionen aus die inneren Organe anregen und ihre Regeneration unterstützen. Hier wäre beispielsweise an die Fußbehandlung nach Hanne Marquardt zu denken, aber auch einfaches Durchkneten der Ohrmuscheln in eigener Regie empfiehlt sich sehr.

Reflexzonenmassagen

Bindegewebsmassagen helfen, »verklebte« und damit blockadenanzeigende Regionen entlang der Wirbelsäule zu entlasten.

Bindegewebsmassagen

Lymphdränagen Lymphdränagen sind in ihrer betonten Sanftheit nicht nur angenehm, sondern unterstützen ihrerseits wünschenswerte Ausscheidungsprozesse.

Azidose-Massage Eine besonders beim Fasten empfehlenswerte Methode wäre die Azidose-Massage nach Dr. Renate Collier, die gezielt die Ausscheidung von Säuren aus dem Gewebe fördert. Letztlich kommen alle möglichen Methoden infrage und werden meist noch intensiver genossen als zu anderen Zeiten – vom Auflegen heißer Steine bis zum Holistic Pulsing, einer sanften, aber intensiven körperorientierten Entspannungstechnik. Bei uns in TamanGa hat sich der Brainlight-Massagesessel sehr bewährt, der eine Mischung aus Shiatsu-Massage mit der Brainlight-Mind-Maschine und darauf abgestimmten, von mir gesprochenen geführten Meditationen kombiniert.

Shiatsu Auch reine Shiatsu-Behandlungen haben sich als hilfreich erwiesen, um körperliche und energetische Blockaden zu lösen, Meridiane auszugleichen und die Energie wieder in Fluss zu bringen.

Der Entlastungstag

Lediglich mit dem Essen aufhören heißt noch nicht fasten.

Mahatma Gandhi

Allem Anfang wohnt ein Zauber inne Jede Fastenzeit ist eine wundervolle Chance, sich auf etwas Neues, die eigene Entwicklung Voranbringendes einzustellen. Je früher wir beginnen, uns seelisch auf dieses »neue Leben« einzustellen, desto besser kann der Start gelingen. Nach der spirituellen Philosophie liegt im Anfang nicht nur ein Zauber, wie Hesse formulierte, sondern schon der ganze Verlauf eines Ereignisses im Keim, vergleichbar einem Samen, der bereits den ganzen großen Baum in noch unmanifestierter Art enthält. Insofern macht es viel Sinn, auf die Anfänge besonderes Augenmerk zu legen und gleich mit der richtigen Einstellung und -stimmung zu beginnen, eben nach dem Motto: »Im Anfang liegt alles.«

Am Schluss und zu Beginn: Ballaststoffe

Am besten beginnt die Fastenkur mit einem Entlastungs- oder Obsttag, an dem nichts anderes als Obst auf den Tisch und in den Bauch kommt. Äpfel, Apfelsinen und anderes Obst (im Winter Feigen, Backpflaumen) sind in beliebiger Menge erlaubt, allerdings sollten sie sehr gründlich gekaut werden. Falls Sie wenig Lust auf Obst haben, könnten Sie den Entlastungstag auch mit – am besten salzlosem – Sauerkraut bestreiten: zirka zwei Pfund in fünf bis sechs Portionen über den Tag verteilt. Das müsste man aber wahrscheinlich selbst herstellen, da es so gut wie nie im Handel erhältlich ist (es wird fast immer eingesalzen). Sie können jedoch auch einen Reis-, Gemüse- oder Rohkosttag zur Entlastung einplanen. Oder aber Sie machen einen Safttag mit etwa zwei Liter Fruchtsaft, ebenfalls in sechs Portionen aufgeteilt, der dann schon beinah einem Fastentag entspricht. Am Entlastungstag sollten Sie ansonsten bereits nur noch Wasser, Kräutertees und Obstsäfte trinken, Letztere verdünnt oder mit der Einschränkung, sie so langsam zu trinken, wie Sie das dafür verwendete Obst essen würden.

Gutes für den Darm

Dieser Obsttag ist wichtig, weil so das Letzte, was im Darm verbleibt, Obstreste und damit ballaststoffreiche, weil zellulosehaltige Stoffe sind, die nicht so leicht gären wie die Zucker (Glucose) des Getreides oder faulen wie das Eiweiß in Fisch und Fleisch. Gärende und faulende Rückstände führen leicht zu Blähungen, Durchfällen und Kopfschmerzen am Beginn des Fastens. Wer allerdings täglich zum Fasten einen grünen Smoothie nimmt, bekommt ständig genug Ballaststoffe und kann dann auch ohne abschließenden Apfel oder dergleichen ins Fasten starten.

Länge der Entlastung

Natürlich kann man gleich mehrere Obst- oder Entlastungstage machen und dabei erleben, wie durch die eintretende Entwässerung bereits ein Gefühl der Erleichterung und ein entsprechender Gewichtsverlust eintritt. Auch eine ganze Obst-und-Gemüse-Woche kann entsprechende sehr wohltuende Effekte haben. Einige beginnen ihre Fastenzeit auch gern mit einigen entlastenden Tagen im Sinne der Mayr-Kur. Während man statt Semmelstücken lieber Buchweizen- oder Hiresbrot mit verdünntem Apfelsaft einspeichelt, lernt man jedenfalls sehr gut kauen, was einem am Ende und Aufbau dann nützlich sein wird.

Noch ein Wort zum Gewichtsverlust

Keine morgendliche Selbstbeschimpfung

Machen Sie ruhig ein tägliches Wiegeritual, wenn Sie Spaß daran haben. Nur sollte es nicht in Stress ausarten. Wer gewohnt ist, sich allmorgendlich auf der Waage selbst zu beschimpfen nach dem Motto: »Du fette Nudel schaffst es nie!«, könnte darüber nachdenken, ob das ein guter Einstieg in den Tag ist. Auch solchem Beginn liegt – wie jedem Anfang – ein Zauber inne, aber ein schrecklicher, und der verzaubert die Tage auf verheerende Weise. Insofern ist es nur verständlich, dass bei Otto Buchinger nur einmal pro Woche gewogen wurde.

Wenn schon, dann richtig wiegen!

Wenn schon wiegen, dann richtig! Das heißt immer in der gleichen oder ohne Kleidung, jeweils vor oder nach dem morgendlichen Wasserlassen. Natürlich kann man dann die Werte auch in eine Verlaufskurve eintragen und so seine eigene Gewichtsstatistik anlegen. Vergessen Sie nur darüber nicht die wichtigen Dinge! Erinnern Sie sich, dass es beim Fasten nicht primär ums Abnehmen geht. Wenn Sie das beabsichtigen, müssen Sie unbedingt zusätzlich Bewegung im sogenannten Sauerstoffgleichgewicht haben oder eine Fastenwanderzeit – etwa mit Nordic Walking – ins Auge fassen. Sehr wichtig wird dann auch ein besonders bewusster und langer Aufbau.

Wiegen, um sich gewogen zu sein

Die schönste Art des »Wiegens« ist die der Kindheit, die sich in Schaukelstühlen und auf Hollywoodschaukeln auch später mit Genuss ins Leben einbauen lässt. Es gibt sogar die Möglichkeit, sich jede Nacht im eigenen Rhythmus wiegen zu lassen, der sich aus dem des Herzens und der Atmung und vielleicht noch dem Craniosakralrhythmus (der Gehirn-Rückenmarks-Flüssigkeit) zusammensetzt.

Schwere Tage?

Es kann beim Fasten auch Tage geben, an denen man kaum oder sogar überhaupt nicht abnimmt. Besonders bei Frauen kann das in Abhängigkeit von der hormonellen Situation passieren. Lassen Sie sich dadurch nicht entmutigen – wie gesagt ist Fasten nicht gleich Abnehmen, es beinhaltet viel mehr.

Der erste Fastentag

Ein Schluck auf die neue Zeit

Gut vorbereitet durch den Entlastungstag, ist der Morgen des ersten Fastentags nicht mehr so etwas Besonderes und zeichnet sich vor allem durch den Ausfall des Frühstücks, des *breakfast*, aus. Jetzt steht kein »Fastenbrechen« mehr an, stattdessen ist ein warmer Tee, heißes Wasser oder ein verdünnter Saft, vielleicht ein Basensud aus verschiedenem Gemüse angebracht, jedenfalls ein Getränk, das die neue Zeit auch symbolisch gut einläutet. Das Seelenelement Wasser tritt jetzt vermehrt in den Vordergrund.

Die Darmreinigung

Darmentleerung

Als Nächstes ist es schon bald Zeit, den Darm auf die neue Erfahrung einzustimmen. Das geschieht bewährt mit einer gründlichen Darmentleerung. Dazu gibt es verschiedene Möglichkeiten, von natürlichem Stuhlgang bis hin zum Einlauf. Alles Natürliche ist freilich auch beim Fasten allem Künstlichen vorzuziehen, und selbstredend erübrigt sich jede Nachhilfe, wenn es auch ohne klappt.

Natürlicher Stuhlgang

Die einfachste Möglichkeit ist also natürlicher Stuhlgang. In diesem Fall ist wirklich gar nichts weiter zu tun. Und das Problem stellt sich erst wieder am übernächsten Tag, denn spätestens jeden zweiten Tag sollte es eine Stuhlentleerung geben. Einigen mag es schon ausreichend helfen, sich mental darauf einzustellen, einfach weiter Stuhl zu produzieren. Die allermeisten aber werden ihren Körper noch nicht so unter der Herrschaft des Geistes haben und müssen sich einiger Tricks bedienen.

Sauerkraut-, Pflaumen- oder Apfelsaft

Sie können mit einem achtel Liter Sauerkrautsaft erfolgreich nachhelfen, obwohl dieser fast nur gesalzen zu haben ist. Am ersten Tag wäre das zwar noch keine Katastrophe, aber für die Fastenzukunft doch keine gute Dauerlösung. Diesbezüglich wäre Pflaumensaft geeigneter, wobei er in der Regel sehr süß ist und von daher auf die Dauer einer Fastenzeit zu viele Kalorien ins Spiel bringt. Bei einigen kann auch reichlich mit Wasser verdünnter Apelsaft ziemliche »Stuhlwunder« vollbringen.

Glaubersalz

Radikaler ist Glaubersalz (siehe auch Anhang 1). Lösen Sie zirka 30 Gramm Glaubersalz in drei viertel Liter warmen Wassers und trinken Sie es rasch und jedenfalls innerhalb von zehn Minuten. Radikaler und letztlich angenehmer ist folgende Technik: das Glaubersalz in einem viertel Liter warmen Wassers »hinunterstürzen«, danach einen halben Liter kühlen Wassers nachtrinken, das anschließend an das Glaubersalz leicht süß und sehr erfrischend schmeckt. Um den eigentümlichen Geschmack restlos zu überwinden, können Sie danach noch einen Schluck Fruchtsaft nehmen. Es kann nun unterschiedlich lange dauern, bis es zu einigen heftigen Darmentleerungen kommt. Bleiben Sie also am besten in Toilettennähe bzw. wählen Sie den Zeitpunkt des »Glauberns« entsprechend günstig. Glaubern kann auch immer mal wieder helfen, eine Nackensteifigkeit oder unangenehme Körpergefühle in den Anfangs-Fastentagen zu überwinden.

Hartleibige Verstopfungen

Falls es auf diesem Weg immer noch nicht klappt, können Sie die Prozedur wiederholen. Allerdings hat diese radikale Methode auch Nachteile. Da bei einer Verstopfung der Pfropf am Ausgang sitzt, also am Ende des langen »Darmrohrs«, muss sich das Glaubersalz den ganzen Weg durch viele Meter Dünndarm und einige Meter Dickdarm sozusagen frei sprengen bis zum eigentlichen Hindernis. Auf dem ganzen Weg wird dann ein ziemlich unangenehmes Grummeln den Bauch in Unruhe versetzen. Insofern ist diese Methode vor allem bei Fastenden mit Verstopfungen nicht zu empfehlen. Andererseits hat sie bei Kopfschmerzen und neuralgischen und rheumatischen Schmerzzuständen oft den Vorteil, dass diese durch die radikale anfängliche Umstellung schlagartig verschwinden.

Heilende Wärme

Wo das Gurgeln und Gluckern im Darm sehr lange Zeit nicht nachlässt und unangenehm wird oder sogar Krampfcharakter annimmt, bringt eine Ruhepause mit wohliger Wärme dem Bauch Entspannung. Sehr gute Dienste tun da heilende Hände. Beim Fasten kann man erleben, dass solche jederzeit verfügbar sind, nämlich am Ende der eigenen Unterarme … Allerdings müssen sie oft erst warm gerieben werden. Wenn die Hände nicht ausreichen, kann eine aufgelegte Wärmflasche dem Bauch meist bald Erleichterung verschaffen. Diese ist wie beim Leberwickel zu füllen, der am zweiten Tag beschrieben wird.

Passagesalz

Eine ähnliche, jedoch sanftere Art, den Darm zu entleeren, gelingt mit dem Passagesalz nach F.X. Mayr. Abends sollte man zwei gehäufte Teelöffel des Salzes in ein großes leeres Glas geben und sehr langsam mit Wasser auffüllen, da das Salz sonst erheblich schäumt, und das Ganze trinken. Der Geschmack geht angenehm in Richtung Zitrone und ist mit dem des Glaubersalzes nicht vergleichbar. Am nächsten Morgen kommt es dann in der Regel zu einer sanften Darmentleerung.

Der Einlauf

Noch schonender für den Darm ist der Einlauf, den ich Ihnen trotz seines zweifelhaften Rufes empfehle (siehe auch Anhang 2 und den Abschnitt »(Darm-)Reinigungsrituale« im Kapitel »Der zweite Fastentag«). Sein wenig attraktives Image hat unterschiedliche Gründe. Vor allem ist es wohl die unbewusste Scheu vor dem Schattenthema, an das wir mit ihm rühren. Symbolisch ist der Dickdarm, um dessen Entleerung es geht, das Totenreich des Körpers, die Schattenwelt, an die sich viele dunkle Geschichten hängen. Ein Einlauf ist letztlich eine Konfrontation mit dem Schatten und sein Ergebnis entsprechend düster. Zum anderen haben viele Frauen ihn in scheußlicher Erinnerung von der Erfahrung kurz vor der Geburt, wo er bis vor zwanzig Jahren zur Routine gehörte. Hier ist aber zu bedenken, dass die Frau direkt vor der Geburt so »voll« wie sonst wohl noch nie im Leben war, und wenn dann noch eine Krankenschwester zusätzlich einen halben Liter Wasser in einen hineinpumpt, kann es einem natürlich zu viel werden. Beim Fasten ist frau aber so leer wie selten, und der Einlauf kann in Eigenregie so einfühlsam wie möglich gemacht werden. Bei empfindlichem Verdauungsapparat empfiehlt es sich aber auf alle Fälle, das Glaubersalz auszulassen und gleich mit dem Einlauf zu beginnen.

Nachdem Sie sich in einer Apotheke einen Klistierbehälter, auch »Irrigator« genannt, besorgt haben, bestehend

Einlauf-praxis, erster Teil

aus einem Ein-Liter-Plastikbehälter, Gummischlauch, Irrigatorenbesteck (Hahn plus zwei Endstücke), wählen Sie bitte das größere und unsympathischer wirkende Endstück aus und drehen es fest auf den mittleren Teil mit dem Hahn. Das kleinere Endstück ist am besten zu entsorgen. Es wirkt zwar angenehmer, wird aber viel zu oft von einem potenten Schließmuskel wieder herausgedrückt, außerdem muss das End- oder Postück wirklich einige Zentimeter tief eingeführt werden, um einen sicheren Sitz und damit entspanntes Vorgehen zu gewährleisten. Das geht leicht mit dem größeren Modell und überhaupt nicht mit dem kleinen. Bei ersteren kommt der Schließmuskel sogar zu Hilfe und klemmt das ganze System an Ort und Stelle fest. Der Topf sollte mit körperwarmem Wasser gefüllt sein. Die Temperatur ist am besten mit der Innenseite des Ellbogens zu bestimmen, wie es Mütter beim Badewasser von Babys machen. Ansonsten besteht die Gefahr, dass es zu heiß oder zu kalt wird. Beides wäre unangenehm. Man kann etwas Glaubersalz hinzugeben, um die Resorption durch die Darmwände zu verhindern. Das ist aber nicht zwingend und kann genauso gut unterbleiben. Es handelt sich dabei lediglich um einen Trick. Glaubersalz bindet genau wie Kochsalz Wasser an sich, im Gegensatz zum Kochsalz kann es aber nicht durch die Darmwände, weshalb es ja auch trotz strengster Salzvermeidung beim Fasten benutzt werden darf. Falls Sie also etwas Glaubersalz ins Einlaufwasser geben, wird es sicher wieder herauskommen, und der Einlauf erfüllt seinen Zweck. Wenn es darum geht, Entzündungen im Verdauungsbereich zu besänftigen, hat sich die Zugabe von etwas Kamillosan zum Einlaufwasser bewährt.

Wenn Sie zum Einlauf reines Wasser verwenden, können Sie gleich feststellen, ob Sie genug trinken. Kommt es nämlich nicht zu einer entsprechenden Entleerung, weil der Körper die dringend benötigte Flüssigkeit bei sich behält, so reicht Ihre tägliche Trinkmenge nicht. Das heißt, Sie haben »hintenherum« bzw. über den Einlauf »getrunken«. Das ist auch in Ordnung und sogar eine wichtige Erfahrung für spätere Fastenzeiten. In diesem Fall ist der Einlauf allerdings zu wiederholen. Falls Sie später einmal glauben sollten, trotz mangelnder Flüssigkeitsaufnahme nicht mehr trinken zu können, bleibt Ihnen immer noch der Weg über den Einlauf. Was kein großes Problem ist, wenn Sie ihn ohnehin spätestens jeden zweiten Tag durchführen. In solchen Situationen können Sie es täglich tun.

Trinkmenge »hintenherum« testen

Den mit körperwarmem Wasser gefüllten Irrigator hängen Sie an einen dafür geeigneten Haken wie etwa für Handtücher im Bad oder an die Türklinke, öffnen den Hahn und lassen etwas Wasser abfließen. Dann schließen Sie den Hahn neuerlich. Damit ist gewährleistet, dass im Schlauch keine Luft, sondern nur noch Wasser ist. Anderenfalls käme erst eine ganze Schlauchlänge Luft in den Darm.

Einlaufpraxis, zweiter Teil

Nun fetten Sie das Postück ein wenig ein. Hier wäre eine der wenigen sinnvollen Anwendungsmöglichkeiten für Age-control-Cremes, aber es geht auch mit jeder anderen »Schmiere«, wenn sie nicht zinkhaltig oder sehr fett ist. Letztere könnten die Löcher des Endstückes blockieren. Wichtig ist jetzt, sich klarzumachen, dass der Schlauch ruhig durchhängen darf auf dem Weg vom Einlauftopf zum Po. Wasser fließt auch bergauf, wenn es

Demut in Aktion!

vorher lange genug bergab ging. Entscheidend für den Wasser- oder hydrostatischen Druck ist der absolute Höhenunterschied zwischen Topfaus- und »Poeingang«. Knien Sie sich nun auf den Boden, stützen Sie sich mit den Ellbogen auf und führen Sie in dieser sogenannten Knie-Ellbogen-Lage das gut eingefettete Endstück unter Führung Ihres tastenden Zeigefingers einige Zentimeter tief in den After ein. Öffnen Sie anschließend den Hahn. Atmen Sie ruhig weiter und achten Sie darauf, die Bauchmuskeln nicht zu verkrampfen. Begleiten Sie auch diesen Reinigungsakt mit Ihren Gedanken und Bildern, wenn Sie sich einmal an den technischen Ablauf gewöhnt haben.

Wie viel Einlaufwasser?

Pro Einlaufritual sollte mindestens ein Dreiviertelliter lauwarmes bzw. körperwarmes Wasser eingeführt werden. Wenn einmal zwecks dringendem Toilettendrang nur ein halber Liter vom Darm aufgenommen wird, ist die entscheidende Frage, ob das für eine Stuhlentleerung reicht. Wenn nicht, lässt sich das Ritual ja beliebig wiederholen. Einlauf-»Liebhaber« verwenden pro Irrigation manchmal auch zwei Liter Wasser und zelebrieren das Reinigungsritual während des Fastens auch täglich. Hier muss jeder seinen Weg finden. Wichtig ist nur, ob die Stuhlentleerung funktioniert. Und das sollte mindestens jeden zweiten Tag der Fall sein, sodass keine Rückvergiftung über den Darm stattfinden kann.

Einlauf-Erfolge

Nach einigen Minuten wird Sie im Allgemeinen ein heftiger Stuhldrang auf die Toilette treiben, und Wasser und Darminhalt schießen in Etappen heraus. Die erste Portion wird in der Regel noch ziemlich klar sein, die zweite schon weniger. Wenn das Wasser in den Dünn-

Fasten heißt lernen, genügsam zu sein; sich weigern, in Materie zu ersticken; sich von allem Überflüssigen lächelnd verabschieden.

Phil Bosmann

darm übergetreten war, was sich an einem Gluckern im rechten Unterbauch zeigen kann, dort, wo der Blinddarm ist, kann es ziemlich lange dauern, bis alles Wasser wieder herauskommt. Es ist aber unnötig, es absichtlich besonders lange zu halten. Nur in seltenen Fällen ist eine begleitende Darmmassage angebracht. Das sollten Sie aber auf alle Fälle mit einem Therapeuten besprechen. Keine Darmmassage ist sicher besser als eine misslungene.

Ruhe nach der Schattenerfahrung

Nach dem Einlauf empfiehlt es sich, eine Viertelstunde zu ruhen. Hält das Gluckern, Gurgeln und Bauchgrimmen einmal allzu lange an, was zum Glück selten ist, lege man sich ins warme Bett, die warm(geriebenen)en Hände oder eine Wärmflasche auf den Bauch und bei Bedarf auch an die Füße, trinke etwas Kamillentee und warte ab. Abwarten und Tee trinken ist beim Fasten eine bewährte Strategie!

Probleme beim Einlauf

Bei der Einlaufpraxis können die folgenden Probleme auftreten, die in der Regel leicht zu beheben sind:

- Ein Knick im Schlauch, der den Wasserfluss behindert, kann durch Kneten und Massieren des Schlauchs wieder ausgeglichen werden.
- Ein blockierter Hahn kann mit sanfter und manchmal auch recht bestimmter Hebelwirkung überwun-

den werden. Man klemmt den Hahn fest (etwa mit dem Daumen auf eine Tischplatte, oder besser noch steckt man den Hahn in einen Spalt) und dreht das längere Ende mit Nachdruck. Wenn der Hahn wieder gängig ist, lässt er sich auch meist zerlegen und mit etwas Plastikschmiere (wie etwa zu Ikea-Möbeln mitgeliefert) leicht drehbar machen.

- Zu wenig hydrostatischer Druck, um das Wasser in den Darm zu drücken: Der Druck lässt sich dadurch erhöhen, dass der Behälter höher gehängt wird oder man selbst tiefer in die Knie geht. Die dritte, meist noch wirksamere Hilfe wäre, den Widerstand im Bauch durch entsprechende Entspannung zu reduzieren.
- Verstopfte Öffnungen des Mund- bzw. Postücks sind zu reinigen.
- Wenn das Postück nicht tief genug eingeführt ist, kann der angespannte Schließmuskel die entsprechenden Öffnungen zudrücken.
- Falls die Öffnung des Endstücks an der Darmwand anliegt oder auf die Stuhlsäule stößt, die dann blockierend wirkt, ist es hilfreich, das eingeführte Endstück einfühlsam vor- und zurückzubewegen, bis das Wasser fließt.

Einlauf-Ergebnisse

Wie immer der zum Vorschein kommende Stuhl aussieht oder riecht, entscheidend ist, dass er heraus ist. Je unangenehmer die entsprechenden sinnlichen Sensationen sind, desto froher kann man sein, derlei ein für alle Mal hinter sich lassen zu können. Selbst nach längeren

Fastenzeiten von vier Wochen und mehr kommt noch Stuhl, einfach weil der Körper sich rundum erneuert oder »häutet«. Auch die »inneren Häute«, die Schleimhäute, stoßen in verblüffendem Ausmaß Zellen ab, die regelrechten Stuhlgang ergeben. Und selbst nach vierzig Tagen können noch Kotsteine abgehen.

Verhinderte Würmer

Manchmal kann es zur Abstoßung richtiger Schleimhautrollen kommen, die dann wie Würmer ausschauen können. Ein einfacher Test mit zwei Stücken Toilettenpapier oder Zahnstochern kann aber die Wahrheit enthüllen, denn Würmer sind natürlich nicht aufklappbar.

Wo wirklich »der Wurm drin« ist

Wenn der Wurm einmal wirklich drin sein sollte, was bei uns inzwischen sehr selten vorkommt, wäre Fasten immer noch die beste Therapie. Der (Band-)Wurm will natürlich »Futter« und lässt beim Fasten »Federn« bzw. verliert Teile seines Körpers, die er nicht mehr ernähren kann. Genau deshalb finden sich ja »Würmer« im Stuhl. Man sollte sich in einem solchen Fall untersuchen lassen, weiterfasten und das Ganze auch als effektive Wurmkur begreifen. Ideal wäre, darüber hinaus herauszufinden, wo bei einem im übertragenen Sinn »der Wurm drin ist«. Wenn dieses Thema jetzt parallel im Geistig-Seelischen angegangen wird, ist die Wahrscheinlichkeit, mit den Würmern definitiv fertigzuwerden, am größten.

Werte-Umkehr

Mit dieser Darmreinigung sind Sie bereits mitten in der Fastenkur. Ihr Körper beginnt schon mit dem neuen Programm – Ausscheidung statt Speicherung. Geben statt nehmen ist auch für ihn seliger und jedenfalls gesünder. Je bewusster Sie sich diese Umkehr machen, desto leichter wird sie fallen.

Glaubern versus Einlauf

Das Abführen mit Glaubersalz wird oft und sinnvollerweise vor dem ersten Fastentag durchgeführt, da es die Umstellung zum Fasten gut einleitet. Dabei ist der Zeitpunkt der Stuhlentleerung allerdings deutlich schwieriger vorherzusagen. Manche reagieren schon nach einer Viertelstunde, andere erst nach Stunden, und bei einigen dauert es einen Tag bis zum erleichternden Erfolg. Schon wegen dieser Unberechenbarkeit ist der Einlauf während des Fastens vorzuziehen. Er ist viel besser planbar und meist nach 30 bis 45 Minuten erfolgreich abgeschlossen. Außerdem ist das die für den Darm schonendste Methode, völlig ausreichend und schon von daher Mittel der Wahl.

Zeitpunkt der Darmreinigung

Spätestens am zweiten Fastentag wäre der erste Einlauf fällig. Dann sollte wie gesagt jeden zweiten Tag ein weiterer folgen, sofern sich kein natürlicher Stuhlgang ergibt. Gut geeignet sind Zeiten, in denen man für sich ist und nicht gestört werden kann. Bei unseren Seminaren haben sich dafür die dreistündigen Mittagspausen sehr bewährt. Vom Körperrhythmus wären auch die Morgenstunden gut geeignet, in denen der Darm seine Hauptaktivitätszeit hat. Hier würde man sozusagen Hand in Hand mit dem natürlichen Körperrhythmus arbeiten.

Die Sharepflaume

Nach all diesen doch recht aufwendigen Darmreinigungsmethoden nun eine sehr angenehme und bequeme, die auch noch richtig gut schmeckt. Seit Jahrhunderten wird diese kleine Pflaume in Taiwan und dem angrenzenden chinesischen Festland angepflanzt, aufwendig kultiviert und fermentiert zur Blut- und Darmreinigung. Sie hat sich für mich so bewährt, dass ich spontan darauf umgestiegen bin. Beim Online- und Omega-Fasten sind viele mit mir ebenfalls spontan darauf umgestiegen. Seitdem erfreut sich diese Pflaume großer Beliebt- und Berühmtheit.

Vom Trinken

Die wässrige Urheimat

Der Mensch besteht im Wesentlichen aus Wasser und kommt wie alles Leben aus diesem Element. Als das frühe Leben an Land ging, nahm es das Wasser des Urmeeres in den Zellen mit. So kommt es, dass unser Zellwasser bis heute die Zusammensetzung des Urmeeres zur Zeit des Kambriums hat. Wasser ist noch immer so wichtig, dass jeder Mensch täglich zwei Liter trinken sollte. Viele, und besonders Frauen, haben das leider verlernt, was große Risiken vor allem fürs Alter in sich birgt. Fasten wäre eine der besten Gelegenheiten, wieder trinken zu lernen, denn wenn es nichts anderes gibt, wird es natürlich auch subjektiv wieder wichtiger.

Fasten heißt trinken

Trinken ist also nicht nur am ersten, sondern an allen und eigentlich auch nicht nur an Fastentagen wichtig. Auf jeden Fall muss jetzt besonders reichlich getrunken werden, um in einer Zeit der Reinigung genügend Spül- und Putzwasser zur Verfügung zu haben. Beim Großreinemachen würde man auch nicht mit Wasser sparen. Fasten und den Organismus dursten lassen ist ein Widerspruch in sich. Dann wäre es besser, einfach nicht zu fasten. In der Wichtigkeit steht das Trinken noch über der Darmreinigung.

Trinken für Körper und Seele

Mindestens zwei Liter sollten es pro Tag sein, entweder als Tee, Wasser, Gemüsesud oder Saft. Der Organismus braucht jetzt all diese Flüssigkeit, um die Schlacken und Giftstoffe zu lösen und auszuscheiden. Denken Sie beim Trinken vielleicht auch daran, dass Wasser ja nicht nur konkret das beste Lösungsmittel für Abfall- und Schadstoffe ist, auch im übertragenen Sinne stellt es das empfängliche, weibliche Prinzip dar. Wer sich also dem wässrigen Element und seiner aufnehmenden Kraft ganz öffnet, lässt viel mehr geschehen als nur einen körperlichen »Hausputz«. Wasser als Seelenelement kann seiner Natur nach vermehrt psychische Prozesse in Gang bringen. Das ist sicher einer der Gründe, warum es Menschen in den Ferien fast magisch angezieht. Wo kein Wasser ist, hat der Massentourismus kaum eine Chance.

Gläsertest

Beim Fasten kann man kaum zu viel trinken, sehr leicht aber zu wenig. Das wird schnell unangenehm und sogar gefährlich. Ein paar Tassen Tee sind durchaus nicht ausreichend. Füllen Sie sich am Anfang einmal tatsächlich zwei Liter in Gläser Ihres täglichen Gebrauchs ab und machen sich sinnlich klar, wie viel das wirklich ist. Für einen Bayern sind das zwei Maß oder vier Weißbiergläser (voller Wasser!). Ein eher am Wein orientierter Österreicher oder Schweizer hat schon acht Viertelgläser vor sich oder sogar sechzehn Achtel.

Das »Was?« ist dabei weniger ausschlaggebend als das »Wie viel?«, vorausgesetzt, man bleibt der weiter oben präsentierten Fastengetränkeauswahl treu. Und wie immer ist auch das »Wie?« von Bedeutung. Je achtsamer und bewusster getrunken wird, desto besser und bekömmlicher ist es. Selbst Mengen über fünf Liter stellen für den Organismus kein Problem dar. Wer zusätzlich Bewegungstraining durchführt oder die Sauna benutzt oder gar beides, muss natürlich mehr trinken, um die Schwitzverluste wieder auszugleichen.

»Wie (viel)?« wichtiger als »Was?«

Fasten-Tee-programm

Wenn Sie ein Zusätzliches tun wollen, können Sie sich ein kleines Teeprogramm zusammenstellen. Genauso gut geeignet sind aber auch die Kräutertees, die Ihnen am besten schmecken. Falls Sie ein medizinisches Teeprogramm bevorzugen, hier ein Vorschlag: Am ersten Morgen könnten Sie – wenn das mit Ihrem Konstitutionstyp vereinbar ist – mit einem stoffwechselanregenden wärmenden Tee starten wie etwa Ingwer- oder in milderer Form Fencheltee. Mittags trinken Sie als Schwerpunkt einen diuretischen (harntreibenden) Nieren-Blasen-Tee, um die Wasserausscheidung noch mehr anzuregen (siehe auch Anhang 3). Die Niere wird dadurch nicht belastet, sondern im Gegenteil entlastet, weil sie den Urin desto weniger konzentrieren muss, je mehr Flüssigkeit anfällt. Abends wäre an beruhigende Tees wie Zitronenmelisse, Johanniskraut, Haferstroh, Maisbart, Lavendel, Schlüsselblume, Rosmarin, Ysop, Eisenkraut, Hopfen und Kamille zu denken bis hin zu Baldrian, der dann schon mehr den Charakter eines Schlaftees hat. Wir haben seit Jahrzehnten gute Erfahrungen mit den nach Bio-Kriterien hergestellten Tees von Sonnentor gemacht.

Lebertee und -kur

Mehr als einmal am Tag Medizintees zu trinken hat sich bei uns nicht bewährt. Wenn die Geschmacksknospen schon so wenig zu kosten bekommen, haben sie wenigstens Tees nach ihrem Gusto verdient. Eine gute Zeit für dieses medizinische Trinkprogramm ist der Mittag. Am zweiten Tag hat sich bei uns zur Mittagszeit bewährt, einige Tassen Leber-Gallen-Tee zu trinken, am besten kurz vor dem Leberwickel. Diese kleine Leberkur in die sogenannte Leberzeit entsprechend der chinesischen Organuhr zu verlegen ist kaum möglich, da diese von ein bis drei Uhr nachts ist. Wer den Lebertee spätabends trinkt, stört die beim Fasten so wichtige Nachtruhe. Nachts wird besonders viel Wachstumshormon (HGH) gebildet, das wahrscheinlich für einige der beim Fasten so sehr erwünschten Entwicklungschancen und für die Fasteneuphorie verantwortlich ist. Dafür ist es aber wichtig, gut und ungestört zu schlafen.

Medizintee-Programm

Am dritten Tag könnte man einen Blutreinigungstee wählen, am vierten einen Fastentee zur Entschlackung. Dann können Sie wieder von vorn beginnen oder auch Ihren speziellen Bedürfnissen folgend zum Beispiel einen Herz-Kreislauf-Tee nehmen (Vorsicht: Zu viel kann zu Herzklopfen führen!) oder etwa zur Regeneration verräucherter Lungen einen Brusttee für die Atemwege. Für die Abende, aber auch für zwischendurch, können spezielle Nerventees nützlich sein.

Die Dosis macht das Gift

Man kann sich die Mischungen selbst herstellen, sogar die Ausgangsmaterialien selbst pflücken. Außerdem gibt es natürlich bereits fertige Mischungen, die sich gut eignen und den Vorteil haben, sicherlich nicht gefährlich zu sein. Je frischer der Tee ist, desto besser schmeckt und wirkt er. Tatsächlich ist jedes Pharmakon auch ein Gift. Es hängt lediglich von der Dosis ab. Tees sind letztlich Medizin und gerade beim durch Fasten sensibilisierten Organismus in ihrer Wirkung nicht zu unterschätzen. Grundsätzlich gilt, dass alle Tees beim Fasten »dünner« bzw. schwächer angesetzt werden können, da nicht nur die Geschmacksnerven, sondern der ganze Körper empfindlicher reagiert. Den übrigen Flüssigkeitsbedarf kann man mit den üblichen Kräutertees stillen. Auch hier kann ein wenig Phantasie angenehme Abwechslung in die Fastenzeit bringen. Statt immer nur Pfefferminz, Hagebutte und Kamille aus den bewährten Beuteln kann ein frischer Zitronen-Melissen-Tee, französisches Eisenkraut, Roibusch aus Namibia, frisches asiatisches Zitronengras, Anis- oder griechischer Bergtee aromatische Wunder wirken. Bei Hagebutte ist wie bei Hibiskus und anderen roten Tees immer daran zu denken, dass sie säuern und von daher nicht so gesund und bekömmlich sind.

Obst- und Gemüsesäfte

Bei den Obst- und Gemüsesäften kann man genauso vorgehen – in der ersten Kur ist es vielleicht ratsam, neben dem Teeprogramm einfach seine Lieblingssäfte zu trinken (nach dem Glaubersalz empfiehlt sich auf alle Fälle ein kräftiger Schluck!). Während bei den Tees das Selbstpflücken schon eher ein Luxus ist, empfiehlt sich das Selbstpressen der Säfte aus frischem Obst auf alle Fälle. Je frischer, desto besser! Wo es beim Tee nur relative Mengenbeschränkungen nach oben gibt, derart, dass man nicht den ganzen Tag dieselbe Sorte wählen sollte, sind Säfte insgesamt nur in Maßen zu trinken – vor allem anfangs sollten es nicht mehr als zwei Gläser vor- und zwei nachmittags sein. Otto Buchinger erlaubte nur einen viertel Liter mit Wasser verdünnt pro Tag, da er davon ausging, dass es sich bei Säften um Lebensmittel handelt, die unter Umständen obendrein noch säuern können.

Saftfasten Wer Säfte gut verträgt, kann später bei einer weiteren Fastenkur einmal ein richtiges Saftfasten durchführen. Die Säfte sollten allerdings nicht zu dick sein und können mit Wasser nach Belieben verdünnt werden. Dicke Säfte mit viel zuckerhaltigem Fruchtmark, in großer Menge genossen, können eine fast vollwertige Ernährung darstellen. Wer literweise Bananensaft trinkt, wird wenig Fasteneffekte spüren, da er nicht wirklich fastet. Auch Flüssigernährung ist Ernährung.

Trinkgenuss Alle Getränke, ob Saft, Tee, Brühe, Gemüse-Basensuppe oder Wasser, sollten Schluck für Schluck genossen, ja, regelrecht »gekaut« werden – etwa wie Weinkenner einen besonders guten Tropfen »beißen«. Vor allem Langsamkeit ist wichtig! Falls ein empfindlicher Magen die Säfte nicht schätzt, empfiehlt es sich, sie durch einen Teelöffel Leinsamen zu entschärfen, wodurch die Gerbsäure abgebunden wird. Oder aber man nimmt zwischendurch einen Schluck Kartoffelsaft. Ist der Magen bereits verstimmt, kann ihn auch ein Schluck Leinsamen-, Hafer- oder Reisschleim wieder versöhnen. Oder man lässt die Saftversuche einfach sein und fastet mit Tee, Gemüsebrühe, Gemüse-Basensuppe und Wasser.

Honig?! Maximal zweimal am Tag, vor- und nachmittags, ist ein Teelöffel Honig im Tee erlaubt. Da er den fast immer vorhandenen anfänglichen Harnsäureanstieg mildert, ist er ebenso wichtig wie angenehm, weil er die Fastenzeit auch noch versüßt. Der Honig liefert uns allerdings, ähnlich wie die Fruchtsäfte, eine weitere Gelegenheit, uns selbst hereinzulegen. Dann nämlich, wenn wir den Ratschlägen nicht nach ihrem Geist, sondern nach dem Buchstaben folgen. Natürlich kann man einen Teelöffel bis zum Stielende in den Honig bohren und eine Riesenmenge aufladen – das ist dann eben ein Kinderstreich, für den Stoffwechsel ist er aber kontraproduktiv. Wohl auch um diese Gefahr zu minimieren, ist der Honig bei Buchinger auf einmal morgens beschränkt. Früher hielt man den Honig für zwingend, weil das Gehirn nur Glucose verstoffwechseln könne, und die sollte er liefern. Heute wissen wir, dass das Gehirn seinen Glucosebedarf auch während des Fastens aus dem körpereigenen Stoffwechselgeschehen decken kann. Aber wer will schon – besonders beim Fasten – ganz auf die Süße des Lebens verzichten?

Verzicht auf Süße

Magenempfindliche sollten Honig und Fruchtsäfte reduzieren bzw. Letztere ganz weglassen. Der Vorteil beim Fasten ist, dass alles bis auf das reichliche Trinken und die Darmreinigung auch ausgelassen werden darf. Das fördert sogar noch die Erfahrung, mit wie wenig man glücklich und zufrieden sein kann. Wem es beim Honig vor allem oder überhaupt nur um die Süße geht, der kann auf schon erwähnte Stoffe wie den Birkenzucker Xylit zurückgreifen, oder am besten auf Eryfly, die gesündeste Variante.

Insulin und Selbstbetrug?

Wir können uns beim Fasten – wie übrigens auch sonst im Leben – immer nur selbst betrügen, niemals jemand anderen. Im Fall des Honigs kommt noch der Nachteil dazu, dass so eine plötzliche große Glucosemenge nicht etwa Kraft gibt, wie man gern meint, sondern letztlich zu Schwäche führt, weil langfristig der Blutzuckerspiegel über eine Stoffwechselgegenregulation sinkt. Der Organismus hat in den Jahrmillionen der Evolution nie gelernt, mit einem so raschen Blutzuckeranstieg fertigzuwerden, wie er durch moderne raffinierte Zuckerprodukte zustande kommt, und reagiert – die Situation missverstehend – in die Richtung einer Riesenmenge Glucose und schüttet eine entsprechend große Insulindosis aus. Wenn der Körper merkt, dass er hereingefallen und die Glucose ziemlich rasch durch die große Insulinwirkung in die Zellen verschoben ist, hilft ihm das nichts, denn nun ist das Insulin da und wirkt. In kurzer Zeit lenkt es alle übrigen und im Blut notwendigen Glucosemoleküle in die Zellen, und so entsteht Unterzucker oder Gereiztheit, Fahrigkeit und Heißhunger. Besonders Letzteren sollte man sich beim Fasten besser ersparen.

Kopfschmerzen der ersten Tage

Kopfschmerzen kommen zu Beginn des Fastens von der Entgiftung, besonders deutlich im Koffeinentzug der Kaffeetrinker. Ihnen ist vor allem mit reichlichem Wassertrinken zu begegnen. Wenn sie allerdings sehr heftig sind, kann man sich auch mit homöopathischen Mitteln gut helfen. Die wichtigsten lassen sich über die in der Tabelle auf Seite 178 ff. aufgeführten Symptome differenzieren, sodass wirklich die »eigenen« Kopfschmerzen mit dem individuell passenden Mittel behandelt werden, im Sinn der Homöopathie.

Allgemeine Kopfschmerzkunde

Die in der Tabelle beschriebenen Kopfschmerzmittel haben alle einen starken Bezug zum Fasten. Kopfschmerzen und Migräne, die auch außerhalb der Fastenzeit regelmäßig auftreten, müssen konstitutionell behandelt werden. Dann kommen auch viele weitere homöopathische Mittel infrage, und man gehört in die Hände eines Therapeuten, der sich auf die klassische Homöopathie nach Hahnemann versteht. Spezielle Kopfschmerzmittel sind auch zum Beispiel Lachesis bei Hypertonie im Klimakterium, Bryonia bei Verstopfung, Nux vomica, Ignatia, Chamomilla und Coffea bei Kopfschmerzen durch Kaffeeentzug oder -missbrauch. Weitere Tipps bei Kopfschmerzen: Glaubern, Einlauf, Kaffee mit Zitrone, ansteigende Fußbäder (siehe Anhang 8 und 13). Übrigens: Wenn Sie sexuell aktiv werden, lassen als »Nebeneffekt« in vielen Fällen auch die Migränebeschwerden nach …

Ruhe, innere Bilder und Schlaf

Fastenruhe

An diesem ersten Fastentag sollten Sie im Übrigen noch nicht so viel tun, selbst wenn Sie sich wegen der eingesparten Verdauungsenergie und der allgemeinen Entlastung fühlen, als könnten Sie Bäume ausreißen. Gönnen Sie sich Ruhe, legen Sie sich hin zum Lesen, Musikhören, einfach zum Nichtstun – oder erleben Sie eine geführte Meditation, um so (noch) angenehmer und leichter durch die Umstellungsphase zu kommen. Durch das Online-Fasten sind alle meine geführten Meditationen inzwischen als CD oder Download verfügbar. Klären Sie offene Fragen, indem Sie lesen und sich informieren oder indem Sie in sich gehen. Die Antworten auf all unsere Fragen und Probleme liegen ja doch letztlich in uns selbst. Wir müssen nur lernen, die richtigen Fragen zu

Die wichtigsten homöopathischen Kopfschmerzmittel

	Art	Ort	Schlimmer
Natrium muriaticum	Berstend, wie in einem Schraubstock, wie von tausend kleinen Hämmern, Kopf fühlt sich zu groß an	Rechte Seite, Hinterkopf, Schläfe, wechselt die Seite, halbseitig	Morgens beim Erwachen, nach Menses, tagsüber, Sonne, Hitze, lesen, Kummer
Belladonna	Plötzlich, pochend, rasend, explosionsartig, Gefühl von Druck nach außen, pulsierend	Halbseitig, rechts vom Hinterkopf zu Stirn und Auge oder umgekehrt	Licht, Lärm, Erschütterung, Berührung, hinlegen, Haare waschen, bücken
Lycopodium	Drückend, reißend	Rechte Stirn oder rechte Kopfseite	16.00 bis 20.00 Uhr, Bettwärme, erwachen, wenn der Hunger nicht sofort gestillt wird
Phosphorus	Brennend, Gefühl wie Stirnhaut zu eng, pulsierend	Beliebige Seite, häufiger links, Stirn, Hinterkopf	Liegen, Linksseitenlage, vor Gewitter, Licht, Gemütserregungen, Kälte, Menses

Besser	Begleitumstände	Gemüt	Besonderheiten
Kalte Anwendungen, Druck, beim Liegen im dunklen Raum, Augen schließen, Schweiß	Anämie, Sehstörungen, Erbrechen, Blässe	Folgen von Kummer, Schreck, Ärger, niedergeschlagen, Trost verschlechtert, weint, wenn allein	Unstillbarer Durst, Verlangen nach Salz, muss lange auf den Urin warten, wenn andere anwesend sind
Druck, halb aufgerichtete Stellung, wenig äußere Reize, Kopf nach hinten neigen	Hypertonie, Erbrechen, Augen blutunterlaufen oder glänzend, Hände und Füße eiskalt	Wütend, irrige Wahrnehmungen, alle Sinne geschärft, Rage, wilde Erregung, Ruhelosigkeit	Erweiterte Pupillen, alles plötzlich, Verlangen nach Zitrone und Limonade, Kopfschmerz durch Kaffeeabusus
Kalte oder frische Luft, Bewegung, gehen, nach Mitternacht	Neigung zu Blähungen, erdige Hautfarbe, Leberschwäche, Mangel an Lebenswärme	Mangelndes Selbstvertrauen, sehr empfindlich, schnell verärgert, furchtsam, Gedächtnisschwäche	Verlangen nach Süßem, vorzeitig graue Haare, Verlangen nach warmen Getränken, Verdauungsstörungen, Abneigung, neue Dinge zu unternehmen, isst oft hastig
Schlaf, kalte Luft, kalte Anwendungen, kalte Nahrung, im Dunkeln	Großer Hunger, Erbrechen von Wasser, sobald es sich im Magen erwärmt hat	Überempfindlich auf äußere Eindrücke, ängstlich, ruhelos, schreckhaft, nervös, niedergeschlagen	Kopfschmerzen jeden zweiten Tag, empfindlich für Gerüche, häufiges Nasenbluten, Blutungsneigung

	Art	Ort	Schlimmer
Sanguinaria	Stauungsschmerz, Pochen, Brennen	Vom Hinterkopf ausbreitend bis zum Auge, rechts	Tagsüber, Sonne, Gerüche, Erschütterung, Licht, periodisch, Menses
Sulfur	Schwere und Völle, Druck in den Schläfen, klopfend, Scheitelschmerz, eventuell mit Hitzegefühl, brennend	Auf dem Scheitel	Bücken, Stehen, Bettwärme, Ruhe, Waschen, nachts, 11.00 Uhr, Hitze
Sepia	Stechend, in schrecklichen Stößen, in Wellen	Linke Stirn, über dem linken Auge	Klimakterium, vor oder während Menses, Licht, stickige Räume

Besser	Begleitumstände	Gemüt	Besonderheiten
Nach Erbrechen, Schlaf, Abgang von Blähungen, Aufstoßen, gegen Hartes drücken	Verdauungsstörungen, Erbrechen, saurer, brennender Magen, gerötetes Gesicht, pulsierende Halsschlagadern	Ärgerliche Reizbarkeit, mürrisches Wesen	Erweiterte Schläfenvenen, periodischer Kopfschmerz, alle sieben Tage, abends heftiger als morgens
Trockenes, warmes Wetter, Liegen auf der rechten Seite, kalte Anwendungen	Gerötetes Gesicht, getrübte Sicht, rote Körperöffnungen, Abneigung gegen Wasser	Gereizt und ungeduldig, dauernd geschäftig	Schwäche im Magen um 11.00 Uhr, Verlangen nach Süßigkeiten, Absonderungen übelriechend
Bewegung, frische Luft, körperliche Anstrengung, Erbrechen, Druck, Schlaf	Leeregefühl im Magen, Übelkeit	Reizbar, gleichgültig gegenüber geliebten Menschen, Traurigkeit, Apathie	Überempfindlichkeit gegen Gerüche und Geräusche, hormonelle Störungen

stellen, ruhig zu werden und die Antworten im Innern zu erkennen.

Innerer Arzt

So können wir mit der Zeit jenen inneren Arzt finden, der auf diesen Ebenen – die mit Zeit und Übung immer klarer, plastischer und damit auch wirklicher werden – diagnostizieren und uns dann auch behandeln kann wie kein anderer Arzt. Wichtig ist, dass Sie und damit »er« von Anfang an lernen, die Gegebenheiten anzunehmen, mit ihnen umzugehen, statt gegen sie anzukämpfen. Kampf provoziert immer neuen Kampf und führt im Körper zu »Krampf-« und anderen unangenehmen Zuständen. Außerdem, warum sollten wir gegen irgendetwas in uns kämpfen? Jedes Ungleichgewicht wird ohnehin so lange dableiben oder immer wiederkommen, bis wir verstanden haben, was es uns sagen will. Wenn wir es dann angenommen und seine Botschaft integriert haben, ist es möglich, sich ohne Kampf davon zu trennen oder sich in seinem Sinne weiterzuentwickeln. Im Modellfall sähe ein solches Vorgehen etwa so aus: Wer zum Beispiel in seinem Darm dunkle, unangenehme Krusten diagnostiziert, sollte in seiner Vorstellung den inneren Arzt befragen, woher sie kommen und was sie ihm »sagen« wollen. Der erste spontan aufsteigende Gedanke kann nun die Antwort liefern. Sind derartige Fragen ehrlich und befriedigend geklärt, ist diesen Krusten im Bewusstsein die Existenzgrundlage entzogen. Hinzu kommt im Idealfall der Vorsatz, keine neuen mehr aufzubauen, indem man seine Einstellung und sein Verhalten entsprechend ändert. Dann kann »Ihr Arzt« darangehen, die vorhandenen Probleme zu »behandeln« – ganz bildlich durch Putzen, Spülen oder wie immer es Ihrer Phantasie entspricht.

Innere Bilderwelten

Es empfiehlt sich, die Probleme auf der seelischen Ebene anfangs zu behandeln, als seien sie Bestandteil der Alltagswelt. So kann man sich einen regelrechten Hausputz in inneren Imaginationen einbilden. Diese gleichsam konkrete Ebene kann bald beliebig um die reichen Möglichkeiten der Phantasie- und Seelenbilderwelt erweitert werden. Dadurch kommen auch Therapiemethoden infrage, die es real noch gar nicht gibt. So könnte man sich Strahlen »einbilden«, die nur problematische Zellen ausschalten und die gesunden völlig unbehelligt lassen. All die Träume der Medizin, die konkret noch längst nicht verwirklicht sind, stehen uns auf den Bilderebenen immer schon zur Verfügung. Lösungen bieten sich hier an, die gezielt besonders hartnäckige Schlacken erweichen und auflösen, sie mit Licht einhüllen, mit Liebe umgeben und dann mit dieser positiven Einstellung – sie haben ja wirklich etwas Wichtiges aufgezeigt – aus dem Bewusstsein freigeben und abfließen lassen.

Bilder und Symbole

Sie werden erleben, wie sich auf diesen inneren Bilderebenen Verschiedenes vermischt – reale Bilder aus der Körperwelt mit archetypischen Symbolen bis zu anfangs noch unverständlichen Zeichen –, und Sie werden lernen, sich hier allmählich immer besser zurechtzufinden und auch Vertrauen zu Ihren eigenen Bildern zu entwickeln. Wenn Sie etwa einen großen schwarzen Klumpen im Herzen »diagnostizierten«, würde anfangs Ihr Verstand sofort Ihrer ängstlichen Seele zu Hilfe kommen und ihr versichern, dass das ganz unmöglich sei, dass es solch einen großen Thrombus gar nicht gäbe und so weiter. Auf Verstandesebene beschränkt, ist diese Sichtweise schon richtig, allerdings gibt es noch andere

Sichtweisen, und so sollten Sie »Ihrem Arzt« auch da vertrauen und ebenso diesen »Klumpen« an- und ernst nehmen, fragen, was er bedeuten könnte, und ihn auch »behandeln« – mit diesem oder jenem Verhalten, mit Zuwendung oder Liebe. Der spezielle »Behandlungsvorschlag« wird mit zunehmender Übung immer sicherer aus Ihnen selbst erwachsen: in Gestalt ebenjenes ersten aufsteigenden Gedankens. Das Entscheidende bei der Kontaktaufnahme zu dieser inneren Instanz, unserer inneren Stimme, aber ist der erste Schritt, der Mut, überhaupt damit anzufangen.

Chancen der Seelenbilderwelt

Jeder Mensch produziert innere Bilder (unser ganzes Denken läuft über sie), und jeder hat auch eine innere Stimme – ständig führen wir, wenn wir nicht sprechen, innere Gedankenmonologe. Der inneren Stimme auf einer tiefen Ebene zu begegnen und sie ernst zu nehmen ist nur ungewohnt, aber keineswegs schwierig. Auf die Dauer wird sich hier eine innere Welt von Seelenbildern eröffnen, die dem ganzen Leben über das Fasten hinaus eine tiefere und umfassendere Dimension schenkt. Es ist so, wie es in dem Walt Disney zugeschriebenen Satz zum Ausdruck kommt: »Was du träumen kannst, das kannst du auch tun!«

Gefahren unterdrückter Seelenwelten

Wenn wir die innere Welt andererseits lange genug völlig ignorieren, kann es geschehen, dass die innere Stimme sich irgendwann einmal so laut bemerkbar macht, dass wir sie nicht mehr überhören können. Zu lange unterdrückt, gibt sie unter Umständen unangenehm lautstark Kunde von unseren unbewussten Seiten. Jetzt müssen wir notgedrungen zuhören. Setzen wir unsere Politik des Verdrängens und Ignorierens nun immer noch fort, kann es nach einer gewissen Zeit in Extremfällen dazu kommen, dass die Betroffenen keinen anderen Ausweg mehr finden, als den dunklen, unbewussten Teil ganz abzuspalten. Psychiater sprechen dann von einer »Psychose« oder einem »schizophrenen Schub«. »Schizophrenie« meint nichts anderes als Bewusstseinsspaltung. Natürlich brauchen wir nicht zu warten, bis uns unser Unbewusstes mit Meldungen aus dem eigenen Schattenreich überfällt. Wir können uns ihm vielmehr rechtzeitig nähern und es uns nutzbar machen. Fasten wäre eine ideale Zeit dafür. Ganz praktisch kann das damit beginnen, sich hinzulegen, eine meditative, wenig melodiöse und wenig rhythmische Musik aufzulegen und einfach in sich hineinzulauschen. Anfangs zaghaft, später deutlicher, wird man so über Bilder, Phantasien und Symbole der inneren Stimme näherkommen. Wer sich diese ersten Schritte erleichtern will, kann sich mit entsprechenden CDs helfen. Beschäftigt man sich auf die Dauer mit diesen inneren Welten, wird man allmählich immer tiefere Zugänge zur eigenen Seelenbilderwelt finden und so auch wieder Kontakt zu seinen Träumen der Nacht herstellen, was das Schattenreich enorm entlastet – und auf wundervoll angenehme wie nützliche Art und Weise nicht nur einem Schatteneinbruch im Sinne einer Psychose vorbeugt.

Der Schlaf: Weniger bringt mehr

Womit wir beim Thema »Schlaf und Fasten« wären. Im Allgemeinen bereitet der Schlaf beim Fasten keine Probleme, im Gegenteil erleben Menschen, die normalerweise mit Schlafproblemen *kämpfen*, oft während des Fastens positive Überraschungen. Wenn die Umstellung überstanden ist, merken viele recht bald, dass sie deutlich weniger Schlaf brauchen als sonst. Das ist ganz in

Ordnung und als Geschenk zu betrachten. Der Grund dürfte darin liegen, dass die Regeneration tiefer geht und der Schlaf entspannter ist. Man könnte hier auch von Heilschlaf sprechen. Des Weiteren steht durch die »Ruhigstellung« des Darms viel mehr Energie zur Verfügung, was die Schlafzeit ebenfalls reduziert.

Vermehrtes Schlafbedürfnis infolge Schlafdefizits

Viele Menschen unserer leistungsorientierten Gesellschaft leben mit einem permanenten Schlafdefizit, da sie sich fast immer mittels Wecker aus den Federn reißen lassen. Andere bringen Schlafdefizite aus ihrer Biographie mit, wenn sie zum Beispiel ein Leben mit Wechselschichten hinter sich haben. In solchen Fällen zeigt sich beim Fasten, dass der Körper holt, was er lange entbehrt hat, in diesem Fall lange regenerierende Schlafphasen, die sich auch manchmal unruhig »anfühlen« können. Eine gute Unterstützung in solchen Phasen ist eine kleine Tablette Amorex, die über den Serotonin- auch den Melatoninspiegel und natürlich auch den Dopamin- und B_{12}-Spiegel normalisiert.

Nächtliche Unruhe als Chance

Wird der Schlaf beim Fasten unruhiger, wäre aber auch das als gutes Zeichen zu betrachten. Wer den Zugang zu den Träumen der Nacht verloren hat, wird ihn nun langsam, aber sicher wiederfinden. Die Übergangszeit kann dabei etwas unruhig sein. Zuerst wird man vielleicht noch nicht gleich die Traumbilder erfassen, sondern nur die entsprechenden Emotionen. Dann mag es sein, dass man mit Herzklopfen erwacht oder in Schweiß gebadet. Insgesamt wäre die so entstehende Unruhe positiv zu deuten, nämlich als Wegweiser bei der Rückkehr zu den eigenen Traumbildern. Der wirklich entwickelte Schlaf ist nicht bewusstlos, wie bei uns oft angenommen, sondern wach im Sinne des indischen Yoga-Schlafs oder des tibetischen Traumyogas. Der Körper sinkt dabei in eine tiefe Ruhe, während die Seele auf Reisen geht.

Einschlafprobleme

Das Bewusstsein, die Einstellung, ist das Entscheidende beim Einschlafen. Obwohl es sicherlich sinnvoll wäre, während des Fastens relativ früh, vielleicht sogar vor 22.00 Uhr, ins Bett zu gehen, kann es keine starren Regeln geben. Gerade beim Thema Schlaf wird wieder klar, wie wenig wir erzwingen und mit Gewalt erreichen können. Kampf führt auch hier zum Krampf. Verkrampft einzuschlafen ist aber erstens schwer, wenn nicht unmöglich, und zweitens alles andere als gesund. Die Gedanken, mit denen wir in Morpheus' Arme sinken, »laufen« noch eine ganze Weile unbemerkt weiter – manchmal merken wir es allerdings doch an der Qualität der Träume, sodass es schon allein von daher sehr gut wäre, generell, aber gerade beim Fasten mit harmonischen Gedanken einzuschlafen. Auch hier haben wir wieder eine Möglichkeit, uns selbst auszusuchen, wie es uns geht bzw. wie wir schlafen werden. Wenn der Schlaf einmal nicht kommen will, sollten wir das einfach akzeptieren und anschauen, was stattdessen kommt. Lauschen Sie in sich hinein und spüren Sie, was »los ist« in Körper und Geist. Wer nicht einschlafen kann, ist in der Regel mit den Geschehnissen des Tages nicht »fertig« geworden. Beim Fasten kann es natürlich auch sein, dass sich viel gelöst hat, was noch nicht ausreichend verarbeitet werden konnte. Da zu jedem körperlichen ein seelischer Knoten gehört, ist eine bewusste Fastenzeit ja immer auch eine Psychotherapie in Eigenregie.

Einfache Lösung

Ruhiges Daliegen mit dem Gefühl des Annehmens, des Hineinspürens, hat an sich schon etwas sehr Erholsames, und das ist ja schließlich auch der Sinn des Schlafs. Dann kann der Schlaf meist gerade aus dieser Haltung *von selbst* kommen, weil auf jenem sanften Weg die nichtgelösten Themen in der Regel »aufsteigen« und zu Bewusstsein kommen. Die damit verbundene Anerkennung reicht oft schon. Und das ist der springende Punkt: Schlaf kommt *von selbst*, wir müssen ihn nur *lassen* und nicht hindern. – Wenn er nicht von selbst kommt, kommt er gar nicht. Wir können ihn jedenfalls nicht herbeizwingen. Auch nicht mit Schlaftabletten – damit erreichen wir eher eine chemisch herbeigeführte Bewusstlosigkeit als natürlichen Schlaf.

Sanfte Hilfen

Falls Sie doch auf Hilfsmittel nicht verzichten können oder wollen, sollten Sie bei natürlichen Substanzen oder Maßnahmen bleiben, denn inzwischen herrscht unter den Vertretern der Heilberufe aller Richtungen Einigkeit darüber, dass chemische Schlafmittel ausschließlich verschlechternd wirken.

- Wenn es der Hunger ist, der Sie am Schlafen hindert, besänftigen Sie ihn, wie auch sonst an diesen ersten Tagen, mit einem Getränk.
- Beenden Sie den Tag mit einer angenehmen, entspannenden Tätigkeit statt mit aufregender Lektüre oder einem Fernsehkrimi. Geistige Arbeit und vor allem Nervenaufreibendes treiben das Blut in den Kopf, und gerade der sollte zur Nacht entlastet sein. In solchen Fällen bietet es sich an, die Blutfülle zum Beispiel durch körperliche Betätigung (Gymnastik,

Spaziergang, Waldlauf) in die Muskeln abzuleiten. Wassertreten, Wechselduschen und andere Kneipp'sche Anwendungen erfüllen denselben Zweck. Nach dem letzten Kaltduschen gleich anschließend, ohne dass man sich abtrocknet, ins Bett zu gehen verstärkt noch den schlaffördernden Effekt, der das Blut in die Hautgefäße und damit aus dem Gehirn locken soll. Auch ansteigende Fußbäder können hier Wundervolles leisten (siehe Anhang 3 und 8).

- Zu gutem Schlaf brauchen wir frische Luft – also nichts wie das Fenster auf! Wenn Sie frieren, was beim Fasten besonders leicht vorkommt, decken Sie sich lieber noch besser zu oder nehmen die Wärmflasche ans Fußende des Bettes, was an sich schon schlaffördernd ist, aber öffnen Sie in jedem Fall die Fenster! Die Nase darf ruhig kalt sein, wenn das Innere durch die Eigenwärme des Körpers schön warm wird.

- Die Füße dürfen auf keinen Fall kalt sein. Symbolisch spricht das für Angst und verhindert wie kaum etwas anderes guten Schlaf. Machen Sie also vor dem Zubettgehen entsprechende Übungen, Fußmassagen oder ein ansteigendes Fußbad – oder genehmigen sich wenigstens eine Wärmflasche.

Medizin für den Schlaf

Wenn Sie gar nicht auf eine »Medizin« verzichten können oder wollen, nehmen Sie in Maßen Baldriantropfen oder eine Tasse entspannenden Tee. Infrage kommen:

- Johanniskrauttee bei nervösem, unruhigem Schlaf und depressiver Stimmung,

- Frauenmanteltee bei mangelndem Geborgenheitsgefühl, fehlendem Urvertrauen in den weiblichen Pol der regenerierenden dunklen Seite des Lebens,
- Schlüsselblumentee, beruhigt Herz und Nerven,
- Lavendeltee zum Ausgleichen und Beruhigen,
- Schlafmützchentee (Eschscholzia california), der bei Übererregung krampflösend, beruhigend und sogar leicht hypnotisch wirkt,
- Haferstrohtee, der bei depressiven Angstgefühlen, körperlicher und geistiger Schwäche die Nerven stärkt,
- Maisbarttee, bringt fehlende innere Wärme und wirkt ausgleichend und allgemein stärkend sowie
- der gute, alte Kamillentee mit seiner krampflösenden und beruhigenden Wirkung bei Spannungsgefühlen und Angstzuständen.

Hopfen und Malz nicht verlieren

Auch Hopfen ist ein gutes Beruhigungsmittel, und so mag im Notfall eine Flasche (alkoholfreies) Bier hilfreich sein. Es hat den Nachteil, dass es durch den entstehenden Harndruck den Schlaf vorzeitig beendet. Schon Paracelsus wusste um die beruhigende, mild hypnotische Wirkung des Hopfens. Während des 19. Jahrhunderts wurde Hopfen verwendet, um nervöse Spannungen zu lindern, zum Beispiel mittels eines Kopfkissens, das mit Hopfen gefüllt war.

Der Königsweg liefe wieder über die Homöopathie: Hier ist allerdings eine konstitutionelle Behandlung nötig, da praktisch alle Mittel infrage kommen und individuell entschieden werden muss.

Hungerkrisen

Hunger als Widerstandsphänomen

In den ersten drei Tagen kann der Hunger, der sich wie eine Faust in der Magengrube anfühlt, zum herausfordernden Problem werden. Von den drei Hauptwiderstandsmöglichkeiten des Körpers tritt der Hunger meist als Erster auf. Wenn er ausgestanden ist, zieht der Körper nicht selten noch die beiden anderen Register – Kreislaufprobleme und Übelkeit –, bis er auf die neue Linie einschwenkt. Neulingen mag der Hunger sogar das Gefühl vermitteln, das Fasten nicht zu überstehen, obwohl in Wirklichkeit der Hunger die ersten drei Tage nicht überstehen wird. Er ist deutlich vom Appetit zu unterscheiden, der länger bleiben kann und am besten durch geschickte Lenkung der Gedanken vermeidbar ist. Bestimmte Themen wie Kochen, innere »Rezeptediskussionen« und Erinnerungen an wundervolle Essgelage sollten mit Freude auf die Zeit nach dem Fasten verschoben und zunächst einfach mit einem Tabu belegt werden – eben nach dem Motto »Alles zu seiner Zeit«.

Hunger und Homöopathie

Hier hat die Homöopathie zu vieles zu bieten, um es auf eine kleine Auswahl zu beschränken. In der Fülle liegt aber auch das Problem. So sei hier nur auf eine bewährte Indikation verwiesen: Bei richtiggehendem Hungerschmerz, einer Faust in der Magengrube, also krampfhaftem Hunger- oder typischem Nüchternschmerz (wie beim Duodenalgeschwür), bietet sich Anacardium orientale an (C30, einmal zwei Globuli).

Der zweite Fastentag

Den Kreislauf anregen

Kreislaufprobleme

Der zweite Fastentag beginnt natürlich mit dem Aufstehen. Das klingt so selbstverständlich und mag auch ganz problemlos gehen, kann aber – besonders bei Neigung zu niedrigem Blutdruck – zu ersten Problemen führen. Schwindel oder ein Schwarzwerden vor den Augen treten auf, vor allem, wenn man – für die eigenen Verhältnisse – zu schnell aufsteht oder gar -springt. In diesem Fall können einige Maßnahmen helfen, den Kreislauf und damit den Menschen in seiner Gesamtheit anzuregen.

Ohnmacht verstehen

Machen Sie sich bewusst, dass das ganz natürlich ist und keinerlei Grund zur Sorge bietet: Steht man zu rasch auf, kommt das Blut nicht schnell genug in Schwung und versackt zuerst einmal in den tiefen Körperregionen, wodurch es im Kopfbereich fehlt. Das Ergebnis ist Schwindel. Das Allerschlimmste, was jetzt passieren könnte, wenn Sie sich nicht schnell genug wieder setzen, wäre eigentlich eine Selbsthilfemaßnahme des Körpers. Er legt sich von allein nochmal hin – dann fließt nämlich wieder Blut ins Gehirn, und ihm ist geholfen. Man kann dann zwar sagen: »… und ich bin ohnmächtig geworden.« Dies ist aber nicht annähernd so gefährlich, wie es klingt. Auf der übertragenen Ebene müssen wir es sogar irgendwann einmal richtiggehend lernen und dahin kommen, alle Macht »fahrenzulassen« – im erlösten Sinne »*ohne Macht* zu sein«.

Praktische Tipps

Um Schwindel, das Schwarzwerden vor den Augen und Ohnmachten zu vermeiden, haben sich einige kleine, aber wirksame Maßnahmen bewährt. Sie werden sie nicht alle benötigen, sondern könnten sich die Ihnen angenehmsten heraussuchen und sie auch jederzeit während des Tages wiederholen.

Ohrmassage

Noch während Sie im Bett liegen, reicht Ihre Kraft auf jeden Fall, um sich bei den eigenen Ohren zu fassen. Und jetzt massieren Sie die Ohrläppchen, bis diese sich ganz warm, geschmeidig und lebendig anfühlen. Falls Sie Ohrringe tragen, wäre es gleich eine gute Gelegenheit, sie für die Fastenzeit abzulegen. Da im Ohr in den hier liegenden Reflexzonen der ganze Mensch wie ein Embryo kurz vor der Geburt »abgebildet« ist, hat die Massage der Ohrläppchen Auswirkungen auf den ganzen Kopf.

Anschließend können Sie, vom Ohrläppchen ausgehend, mit Daumen und Zeigefingern den äußeren Ohrrand nach oben hin durchkneten und so Wirbelsäule und Rücken Gutes tun. Oben angelangt, massieren Sie Becken, Beine und Hände. Anschließend können die Zeigefinger in den Tälern und Schluchten im Ohr spazieren gehen und werden im oberen Bereich die Organe des Brustraumes erreichen – und um den Gehörgang herum die des Bauches. In der Tiefe des Gehörgangs kann sogar meistens ein wenig ganz persönliches Massageöl gefunden werden. Sie müssen dabei aber auch gar nicht wissen, welche Körperstrukturen Sie gerade massieren, Hauptsache ist natürlich, dass Sie es tun und die Ohrmuschel samt Ohrläppchen so richtig warm und geschmeidig massieren.

Isometrische Übungen

Strecken Sie sich noch im Bett, bevor Sie aufstehen, und nehmen Sie sich einen Moment Zeit für ein sehr einfaches und wirksames Morgenritual. Mit solchen isometrischen Übungen lassen sich alle Muskeln anspannen, ohne in Bewegung zu kommen. Es reicht, wenn Sie Ihre Vorstellungskraft nutzen und Kraft im jeweiligen Bereich spüren. Wenn Sie etwa Ihre Faust ballen, kommt es ja auch noch zu keiner eigentlichen Bewegung. Dennoch wird der Blutfluss so auf einfache und alterprobte Weise angeregt. Den isometrischen Übungen ist es ähnlich ergangen wie den Kneipp'schen Anregungen. Sie sind dem modernen Zeitgeist zum Opfer gefallen, der ständig nach neuen Methoden strebt, meist allerdings, ohne dass die bewährten durch wirklich bessere Alternativen ersetzt worden wären.

Räkeln wie die Katze am Morgen

Beim Räkeln können Sie sich ebenfalls noch im Bett mit aktiver Muskelbewegung strecken, wie es eben Hund und Katze nach jedem Schlaf und jeder Ruhephase tun. Bevor Sie aufstehen, räkeln und strecken Sie sich so richtig wohlig und bringen Ihren Körper damit in eine gute Startposition für kommende Aktivitäten. Sie können sich dabei wirklich Ihre Katze zum Vorbild nehmen und ihrer Geschmeidigkeit nacheifern. Oder Sie nehmen sich altbewährte Übungen vor, etwa wenn Sie gestreckt liegend versuchen, die Fußspitzen einerseits und Hände und Kinn andererseits möglichst einander anzunähern. Dann könnten Sie sich langsam aufsetzen und die Annäherungsversuche zwischen Finger- und Fußspitzen wiederholen. Sie könnten sich hinter dem Rücken die Hände schütteln – und so weiter.

Setzen Sie sich zur »Lymphdränage« im Bett auf oder

bleiben Sie sogar noch liegen und umfassen mit einer Hand die andere auf deren Rückseite. Gleiten Sie dann mit sanftem Druck in Richtung Schulter, während Sie abwechselnd drücken und gleiten. Anschließend kommt die andere Seite des Arms dran, dann der andere Arm und die Füße und zum Schluss noch der Rumpf. Die abwechselnd drückenden und gleitenden Bewegungen, die nie den Körperkontakt aufgeben, zielen immer von der Peripherie zum Zentrum wie kalte Güsse nach der Sauna. Das ist natürlich nicht dasselbe wie die von einem Profi ausgeführte Lymphdränage nach Dr. Emil Vodder, erfüllt aber am Morgen ganz wunderbar ihren Zweck. *Lymphdränage*

Machen Sie ein bisschen Gymnastik zu anregender rhythmischer Musik, die Sie in Schwung bringt und Ihnen hilft, Ihren eigenen Rhythmus zu finden. Ob Sie dabei einem Stretching- oder Aerobic-Schema folgen oder einfach ein wenig tanzen, ist für den Kreislauf egal und gleichermaßen gut. Sie sollten nur darauf achten, dass Sie noch durch die Nase atmen können und dabei genug Luft bekommen. Atemlosigkeit im Sinne hechelnder Mundatmung wäre auch beim Fasten ganz verkehrt. *Gymnastik*

Auch eine Einheit Yoga-Asanas (siehe Anhang 9) kann Sie richtig durchdehnen und strecken und auf diese sanfte Art in Schwung bringen. Außerdem hat jede dieser Übungen anregende Wirkungen auf bestimmte Drüsen und Organe. Ähnliches gilt für Qigong-Übungen. Für den Kreislauf sogar noch besser wäre eine einfache Tai-Chi-Position. Allein schon die Tatsache, dass es sich hier um eine Grundform der Kampfkunst handelt, mag andeuten, wie sehr diese Übung in die eigene Kraft führen kann. In den Materialien zum Online-Fas- *Yoga, Tai-Chi, Qigong* ten sind Übungen wie Tai-Chi und Qigong, aber auch Dehnungen und Kräftigungen der Bauchmuskeln enthalten und lassen sich anhand von Videos naturgemäß leichter nachahmen.

Kneippen statt Kneipen

»Kneippen« Sie ein bisschen zum Start in den Tag. Waschen Sie zum Beispiel den ganzen Körper kalt ab (von den Händen und Füßen zum Herzen hin) und begeben Sie sich dann gleich so nass, wie Sie sind, zurück ins Bett, bis Sie sich wieder wohlig warm fühlen. Oder laufen Sie barfuß über eine taunasse Wiese oder im Winter durch den frischen Schnee – Pfarrer Kneipp empfiehlt dabei eine Art Storchengang – und genießen Sie danach das Warmwerden im Bett. Sie können auch einfach kalt duschen – nur immer erst die Beine und Arme, dann den Rumpf und zuletzt den Herzbereich. Es gibt eine Fülle von sehr empfehlenswerten Kneipp-Übungen, von Waschungen über Güsse bis zu Wechselduschen, die sich den Büchern von Pfarrer Kneipp entnehmen lassen, etwa *Meine Wasserkur**.

Bürstungen

Auch wenn Bürstungen und Abreibungen heute viel von ihrer früheren Attraktivität verloren haben, tun sie dem Körper noch immer gut. Das Fasten wäre eine wundervolle Gelegenheit, all diese Übungen, die in Eigenregie durchzuführen sind, wiederzuentdecken. Sie wirken sehr gut, auch wenn sie nicht unbedingt in den Hochglanzmagazinen der modernen Wellnessszene zu finden sind, die eher auf Anregungen aus Hollywood wartet. Besorgen Sie sich eine ausreichend feste Bürste, die die Haut richtig anregt, aber nicht überreizt, und probieren Sie selbst, was

* Vgl. Sebastian Kneipp: *Meine Wasserkur*, Oesch, Zürich 2005.

Ihnen guttut. Folgen Sie beim Bürsten wieder dem schon bei der »Lymphdränage« beschriebenen Ablauf von der Peripherie nach innen, also von den Fingern und Zehenspitzen und vom Scheitel zum Herzen.

Anregende Getränke

Spätestens nach Anwendung einiger dieser Maßnahmen müsste der Kreislauf eigentlich in Schwung sein, sonst trinken Sie noch eine Tasse grünen Tee mit Honig oder auch Ingwertee, der Ihnen ein wenig »einheizt«, oder genehmigen Sie sich die Frische der Pfefferminze. Unter den modernen Getränken sind einige, die geschmacklich durchaus Verbesserungen in den kargen Fastenalltag bringen können und sich auch schon zum Munterwerden am Morgen eignen, etwa die Kombucha-, Kefir- und Ginkgogetränke von Carpe Diem, übrigens aus demselben Hause wie Red Bull. Der rote Bulle selbst muss beim Fasten jedoch im Stall bleiben – schon wegen seines Koffeinanteils.

Körpergefühl und frische Luft

Bei all diesen Übungen, die Sie machen können, aber nicht müssen, ist es wie immer sinnvoll, mit dem Bewusstsein dabei und »im Körper« zu sein, also das Strecken und Dehnen genau zu registrieren, auch die Kälte und das neuerliche Warmwerden, die Bewegungen der Muskeln. So sind solche Exerzitien zugleich ein Weg, sich wieder neu spüren zu lernen und ein gutes Gefühl zum eigenen Körperhaus zu entwickeln. Und all das am besten bei sperrangelweit offenen Fenstern und vertieftem Atmen.

Homöopathie bei Kreislaufproblemen

Wirklich unangenehm werdende Kreislaufprobleme, die sich auch durch den Tag ziehen, sollten neben den Übungen homöopathisch behandelt werden. Wenn die Kreislaufprobleme schon vor dem Fasten bestanden und konstitutionsbedingt sind, ist das besonders naheliegend. Auch wenn das der Methode der klassischen Homöopathie nicht wirklich gerecht wird, seien hier wieder einige zentrale Mittel zu diesem Thema angegeben mit der Möglichkeit, sie – gegebenenfalls mit fachmännischer Hilfe – auch etwas weiter zu differenzieren und auf die eigene Situation abzustimmen, was ja eigentlich der entscheidende Vorteil und das Wesen der klassischen Homöopathie ist.

(Darm-)Reinigungsrituale

Einlauf als Therapie

Als Nächstes folgt gleich morgens wieder das Klistier (siehe den Abschnitt »Die Darmreinigung« im Kapitel »Der erste Fastentag«), das Sie von jetzt an jeden zweiten Tag durchführen sollten; es sei denn, Sie hätten schon, ohne nachzuhelfen, Stuhlgang gehabt. Der Einlauf ist tatsächlich nach der Sharepflaume die schonendste und gründlichste Art der Darmreinigung und bei weitem nicht so unangenehm, wie viele annehmen. Wenn man ihn sich selbst mit der eigenen nötigen Ruhe verabreicht, in der in jeder Hinsicht entspannten Situation des Fastens, kann er eine ganz friedliche, ja, entspannende Übung werden. Das gründliche Loslassen all der alten bis uralten Kotreste kann sogar eine angenehm befreiende Wirkung auch auf die Stimmung haben. Man fühlt sich wirklich sauber nach diesem »tiefgreifenden« Ritual. Verzichten Sie also nicht auf Pflaume oder Einlauf, beide können wesentlich zum Wohlbefinden beitragen. Darüber hinaus helfen sie oft bei Kopfschmerzen und Abgeschlagenheit, sogar bei anfänglich noch auftretenden Hungergefühlen. Die Annahme, dass der Darm beim Fasten leer sei, ist wie gesagt ein Trugschluss. Selbst nach vier Wochen konsequenten Fastens kommt es immer noch zu Stuhlgang.

Wasser-meditation

Zu diesem Thema passt ein Absatz aus dem Essener-Evangelium, dem zufolge Jesus sprach:

»Nach dem Engel der Luft sucht den Engel des Wassers. Zieht eure Schuhe und Kleider aus und erlaubt dem Engel des Wassers, euch zu umarmen. Werft euch ganz in seine umfassenden Arme, und sooft ihr die Luft mit eurem Atem bewegt, bewegt mit eurem Körper das Wasser. Ich sage euch wahrlich, der Engel des Wassers wird alle Unreinheiten aus eurem Körper auswaschen, die euch innerlich und äußerlich verschmutzen; und alle unsauberen und stinkenden Dinge werden aus euch fließen, wie die Unsauberkeit eurer Kleider vom Wasser weggespült wird und im Strom des Flusses sich verliert. Wahrlich, ich sage euch, heilig ist der Engel des Wassers, der alles Unreine säubert und allen übelriechenden Dingen einen süßen Duft verleiht. Kein Mensch kann vor das Gesicht Gottes treten, den der Engel des Wassers nicht vorbeilässt. Wahrlich, alles muss durch das Wasser und die Wahrheit wiedergeboren werden, denn euer Körper badet im Fluss des Erdenlebens, und euer Geist badet im Fluss des ewigen Lebens, denn ihr erhaltet euer Blut von eurer Erdenmutter und die Wahrheit von eurem himmlischen Vater. Denkt nicht, dass es ausreicht, wenn euch der Engel des Wassers nur äußerlich umarmt. Wahrlich, ich sage euch, die innere Unreinheit ist um vieles größer als die äußere Unreinheit. Und derjenige, der sich äußerlich reinigt, aber innen unrein bleibt, ist wie die Grab-

Bewährte homöopathische Kreislaufmittel

	Aussehen	**Besser**
Veratrum album C30	Eisige Kälte der Nasenspitze und des Gesichts, blass, blau, kollabiert, kalt, kalter Stirnschweiß, eingefallen, kalt wie der Tod	Wärme, warme Getränke, Umhergehen, Liegen
Carbo vegetabilis C30	Matt, schwach, kränklich, erschöpft, Gesicht blass, bläulich, gedunsen, kalt, mit kaltem Schweiß	Aufstoßen, Fächeln, Kälte, Hochlegen der Füße, Blähungsabgang
Arsenicum album C30	Blass, ängstlich, eingefallen oder wässrige Schwellung, kalter Schweiß, bläuliche Lippen	Wärme, heiße Anwendungen, Kopf erhöht lagern, aufrecht sitzen, Gesellschaft
Pulsatilla C30	Blass, Auslöser sind Hitze, Sonne oder stickige Räume	Im Freien, sanfte, langsame Bewegung, frische Luft, weinen, aufrechte Haltung, Trost
Rescue Remedy als erstes Mittel	Erste-Hilfe-Globuli bei auftretenden Kreislaufbeschwerden. Zwei Globuli direkt auf die Zunge geben, zwei weitere Globuli in einem Glas Wasser auflösen und schluckweise trinken	

Schlechter	Gemüt	Begleitsymptome
Kälte, nachts, feuchtes, kaltes Wetter, Anstrengung	Mürrische Gleichgültigkeit	Verlangen nach Eiswasser, was jedoch sofort erbrochen wird, große Schwäche, Übelkeit, Durchfall, Frösteln, rascher, schwacher Puls, Krämpfe in den Extremitäten
Wärme, im Freien, Kleiderdruck	Elend, beklemmend, Unruhe, Reizbarkeit, Angst und große Hinfälligkeit	Ständiges Aufstoßen, Bauch stark aufgetrieben, Verlangen, Luft zugefächelt zu bekommen, Frösteln, aber kein Verlangen nach Wärme
Kälte, kalte Getränke, nach Mitternacht	Große Angst und Unruhe, ändert dauernd die Lage, Angst, allein zu sein, Angst, zu sterben	Verlangen, in kleinen Schlucken zu trinken, Angst, große Schwäche, brennender Durst, alle Ausscheidungen sind brennend und wundmachend
Hitze, warme Zimmer, warme Luft, warme Kleidung, liegen	Stimmungsschwankungen wie ein Apriltag, Verlangen nach Mitgefühl, weint leicht, emotional, Verlangen nach Liebkosungen, Selbstmitleid, sanft, schüchtern	Kein Durst, wechselnde und widersprüchliche Symptome

stätten, die außen ansehnlich gestrichen sind, aber innen voller grauenerregender Unsauberkeit und Abscheulichkeit stecken. So sage ich euch wahrhaftig, lasst den Engel des Wassers euch auch innerlich taufen, damit ihr von den vergangenen Sünden frei werdet und dass ihr innen genauso rein werdet wie das Sprudeln des Flusses im Sonnenlicht. Darum sucht einen großen Rankkürbis mit einer Ranke von der Länge eines Mannes, nehmt sein Mark aus und füllt ihn mit Wasser des Flusses, das die Sonne erwärmt. Hängt ihn an den Ast eines Baumes und kniet auf dem Boden vor dem Engel des Wassers und führt das Ende der Ranke in euer Hinterteil ein, damit das Wasser durch alle eure Eingeweide fließen kann. Ruhet euch hinterher kniend auf dem Boden vor dem Engel des Wassers aus und betet zum lebendigen Gott, dass er euch eure alten Sünden vergibt, und betet zum Engel des Wassers, dass er euren Körper von jeder Unreinheit und Krankheit befreit. Lasst das Wasser dann aus eurem Körper fließen, damit es aus dem Inneren alle unreinen und stinkenden Stoffe des Satans wegspült. Und ihr werdet mit euren Augen sehen und mit eurer Nase all die Abscheulichkeiten und Unreinheiten riechen, die den Tempel eures Körpers beschmutzten, und sogar all die Sünden, die in eurem Körper wohnen und euch mit allen möglichen Leiden foltern. Wahrlich, ich sage euch, die Taufe mit Wasser befreit euch von alldem. Erneuert eure Taufe mit Wasser an jedem Fasttag, bis zu dem Tag, an dem ihr seht, dass das Wasser, das aus euch hinausfließt, so rein ist wie das Sprudeln des Flusses. Begebt euch dann zum fließenden Wasser und dort, in den Armen des Wasserengels, stattet Dank dem lebendigen Gott ab, dass er euch von euren Sünden befreit hat. Und diese heilige Taufe durch den Engel des

Wassers ist Wiedergeburt zu einem neuen Leben, denn eure Augen werden dann sehen, und eure Ohren werden hören. Darum sündigt nicht mehr nach der Taufe, sodass die Engel der Luft und des Wassers ewig in euch wohnen und euch für immer dienen werden.«

Annehmen statt zu bekämpfen

Auch wenn diese Texte inhaltlich nur an die Original-Qumran-Schriften angelehnt sind und ansonsten sehr der poetischen Freiheit ihres Autors entspringen, mögen sie uns doch zu einer entlastenden Reinigungsmeditation inspirieren. Falls, trotz Bewusstseinsumstellung, Einlauf und vielen Trinkens noch Hunger besteht oder irgendein Schmerz auftritt, versuchen Sie wiederum, nicht dagegen zu kämpfen, sondern lassen Sie das Gefühl zu, gehen Sie sogar absichtlich ganz hinein mit dem Bewusstsein und spüren Sie die Empfindung. Fragen Sie wieder Ihren (inneren) Arzt, was dieser Schmerz bedeuten soll. Außerdem wissen Sie, dass es bei jedem Großputz unangenehme Phasen gibt – je mehr Müll verbrannt wird, umso mehr raucht es eben, und manchmal spürt man das auch. Alle unangenehmen Erfahrungen, zum Beispiel wenn Sie plötzlich merken, dass Ihr Schweiß und Urin unangenehm riechen und dass Sie erheblichen Mundgeruch bekommen, zeigen, wie es vorangeht und sich Gifte und Schlacken lösen.

Vorrang der inneren Einstellung

Wenn Sie diese Phänomene mit der entsprechenden Einstellung erleben und begleiten, kann ihre Wirkung noch ungleich tiefer gehen. Wenn Sie bewusst dabei sind und das Geschehen mit inneren Bildern unterstützen, wird es viel effektiver. Beim Waschen, Duschen, ja, sogar beim Händewaschen können Sie die Vorstellung der Reinigung noch ganz bewusst verstärken und auch diese einfachsten Sauberkeitsübungen zu Ritualen der Loslösung von alten (körperlichen und seelischen) Belastungen machen.

Waschrituale Stellen Sie sich einmal beim Baden oder Duschen tatsächlich bildlich vor, wie das Wasser erst allen Schmutz von der Oberfläche nimmt, dann tiefer dringt und letztlich den Schmutz aus allen Schichten Ihres Körpers herausspült. Sie werden erleben, dass solche Übungen viel tiefer gehen als unbewusste, rein körperliche Handlungen, die funktional bleiben. Badezusätze, die natürlich auch ihren Wert haben, sind weit weniger wichtig als die innere Einstimmung. Sich die Hände vor jeder Mahl- bzw. Teezeit wirklich »in Unschuld« zu waschen, könnte Sie ungleich weiter bringen als die funktionale Reinigung von einem in der Praxis meist kaum vorhandenen Schmutz. Vom Standpunkt medizinischer Hygiene aus gesehen, macht »normales« Händewaschen ohnehin wenig Sinn: Um wirklich »keimfreie« Hände zu haben, müsste man sich schon an den aufwendigen Prozeduren der Chirurgen orientieren.

Bädergenuss Wenn Sie Bäder nehmen, sollte die Wassertemperatur möglichst nicht über 37 Grad liegen, und alles, was die 40-Grad-Marke übersteigt, ist gefährlich im Hinblick auf den Kreislauf! Auch könnten Sie an diesem Tag die Leberpackung weglassen. Beides kann zu viel für den Kreislauf sein. Verschiedene Zusätze können das Fasten unterstützen. Am besten basische Bäder, weil sie die beim Fasten anstehende Entsäuerung fördern. Nach den Erfahrungen der letzten Jahre, während deren wir bei unseren Fastenseminaren darauf achten, dass die Zimmer über Badewannen verfügen, wird dadurch das

Fasten entschieden angenehmer. Am besten bewährt hat sich bei uns das Badesalz »meine Base« von Orgon, das zudem die Haut angenehm geschmeidig macht und ein belebendes Gefühl vermittelt. Es hat auch einen verblüffend regenerierenden Effekt auf unser größtes Organ.

Optimiertes Ausstiegsszenario

Um auch wieder gut aus dem warmen oder gar heißen Bad herauszukommen, gibt es einen zwar verschwenderischen (was Wasser angeht), aber sehr praktischen Trick. Lassen Sie einfach zum Schluss eiskaltes Wasser nachlaufen, sodass die Hautgefäße sich wieder zusammenziehen und das Blut ins Körperinnere zurückströmt. Wenn Sie das machen, bis es unangenehm kühl wird, und es dann noch ein wenig aushalten, wird nichts schiefgehen, und Sie können gut gleich nass ins Bett springen und sich dort wieder aufwärmen lassen. Dann haben Sie noch eine sehr nützliche Kneipp-Übung mit integriert. Nach dem Bad sollten Sie sich ohnehin wenigstens eine halbe Stunde Bettruhe gönnen.

Der Leberwickel, bewusstes Atmen und andere »Fastenrituale«

Rituale für die Leber

Legen Sie an diesem zweiten Tag, vielleicht in der Mittagszeit, Ihrer Leber zuliebe einen warmen Wickel an (siehe Anhang 6). Natürlich können Sie dies auch abends zum Einschlafen machen. Die Leber hat jetzt viel zu tun, da die Hauptentgiftungsarbeit ihr zufällt, und Wärme regt in ihr die Stoffwechselprozesse an. Nach einer Stunde kann es sein, dass Sie sich noch müder, etwas schwer und manchmal auch ein bisschen melancholisch fühlen. Das liegt daran, dass in dieser Entgiftungsphase – allein durch das Hinlegen steigt die Leberdurchblutung schon um bis zu 40 Prozent – noch mehr Abbauprodukte ins Blut gelangen. Andererseits ist die Leber bzw. Galle auch eng mit der Stimmung verbunden, was Ausdrücke wie »Melancholie« (»Schwarzgalligkeit«), »Choleriker« (»Galliger«) oder »Gift und Galle spucken« zeigen. Versuchen Sie, dieses Stimmungsphänomen einfach anzunehmen. Sie werden später spüren, dass Ihnen die Ruhe und die Wärme guttun, und auch, dass diese in der Leber gestauten Stimmungen sich entladen konnten. Wenn Sie können und Lust haben, machen Sie ab jetzt einmal am Tag dieses kleine Ritual im Zusammenhang mit dem Leberwickel.

Unterstützung vom Bewusstsein

Wenden Sie sich dabei am besten ganz nach innen, hören Sie Ihrem Körper zu, wie er sich mit dem »Abfall« der letzten Jahre beschäftigt, und helfen Sie ihm in Gedanken. Wenn Sie möchten, können Sie in dieser Zeit ja auch innere Reisen ins Reich der Leber machen oder, falls das ein Thema sein sollte, Meditationen über »Sucht und Suche«. Sollten Ihnen diese Ausflüge in die Seelenbilderwelten dabei allmählich langweilig werden, schadet das gar nichts. Die Langeweile mag schließlich Ihre Phantasie anregen, sodass Sie anfangen, eigene innere Reisen zu unternehmen und in Eigenregie durch die Bilderwelt Ihres Körpers und Ihrer Seele zu wandern. Wenn Sie sich lieber noch eine Zeit lang an die Hand nehmen lassen wollen, besorgen Sie sich einfach weitere geeignete Meditations-CDs, um mit ihrer Hilfe die eigene Innenwelt zu erforschen und sich so selbst besser kennenzulernen.

Versuchen Sie, alle Maßnahmen – nicht nur die Ruhe

beim Leberwickel und das Baden – in dieser Zeit möglichst bewusst, wie ein Ritual durchzuführen. Sie haben dann wirklich viel mehr davon. Die Angewohnheit, im Geiste immer schon drei Dinge weiter voraus zu sein, zahlt sich nie aus. Wenn Sie jetzt etwas trinken, dann trinken Sie es bewusst. Erleben Sie, wie die Flüssigkeit aus dem Mund hinunterwandert und in Ihrem Inneren etwas mit Ihnen macht. Wenn Sie spazieren gehen, erleben Sie Ihr Gehen einmal wirklich mit – spüren Sie tatsächlich Ihren Körper bis ins Detail, wie er geht! Beim Fasten sollten alle Aktivitäten so bemessen sein, dass es leichtfällt, dabei bewusster Zeuge zu sein.

Bewusstsein an erster Stelle

Versuchen Sie auch möglichst oft bewusst zu atmen, und zwar mithilfe Ihres Zwerchfells. Dabei bewegt sich der Bauch, nicht die Brust. Vielleicht gelingt es Ihnen dann besser, die Frische zu spüren, die Sie beim Einatmen in den Körper holen, ebenso wie die »müde Luft«, die Sie beim Ausatmen freiwillig verlässt. Möglicherweise schaffen Sie es sogar, Ihre Umwelt mit allen fünf Sinnen bewusster wahrzunehmen und auch als wichtig zu erkennen – sie klar und wach in sich aufzunehmen. »Wir können überhaupt nicht denken, ohne unsere fünf Sinne zu gebrauchen«, sagte Albert Einstein. Wenn es Ihnen dabei noch möglich wäre, an einem schönen Fleckchen Erde in der freien Natur zu sein, wo Sie sauerstoffreiche, frische Luft umgibt und wo die Sonnenstrahlen noch nicht ihre Kraft auf langer Reise durch abgasschwangere Luftschichten verloren haben, dann können Sie wirklich zufrieden sein.

Dem Luftelement begegnen

Im Essener-Evangelium sagt Jesus über den Engel der Luft:

Engel der Luft

»Sucht die frische Luft der Wälder und Felder, und dort in ihrer Mitte werdet ihr den Engel der Luft finden. Zieht eure Schuhe und Kleider aus und erlaubt dem Engel der Luft, euren ganzen Körper zu umarmen. Dann atmet lange und tief, damit der Engel der Luft in euch hineingelangen kann. Wahrlich, ich sage euch, der Engel der Luft wird alle Unreinheiten aus eurem Körper ausscheiden, die ihn innerlich und äußerlich verschmutzen. Und so werden alle unsauberen Dinge aus euch aufsteigen, wie der Rauch des Feuers sich aufwärtsschlängelt und sich im Meer der Luft verliert. Wahrlich, ich sage euch, heilig ist der Engel der Luft, der alles Unreine reinigt und allem Übelriechenden seinen süßen Duft gibt. Kein Mensch wird vor das Antlitz Gottes treten, der nicht vom Engel der Luft durchgelassen wurde. Wahrlich, alles muss durch die Luft und die Wahrheit wiedergeboren werden, denn euer Körper atmet die Luft der Erdenmutter, und euer Geist atmet die Wahrheit des Himmelsvaters.«

Wer das liest, mag eine Ahnung davon bekommen, was eine Therapie mit dem »verbundenen Atem«* während einer Fastenzeit auslösen kann: Was immer in den zirka zweistündigen Sitzungen ans Licht des Bewusstseins gefördert wird, ist wegweisend auf dem Pfad zu sich selbst. Praktisch fließen Ein- und Ausatmen ohne Pause ineinander, was zu einer Überschwemmung des Organismus mit Energie führt. Der Körper badet sozusagen in Prana,

* Vertiefendes dazu in dem Buch *Die wunderbare Heilkraft des Atmens* von Ruediger Dahlke und Andreas Neumann (Heyne, München 2009).

wie der Osten die Lebensenergie nennt. Immerhin wissen aber auch wir, dass wir ohne diese Energie keine zwei Minuten sein können. Die beim verbundenen Atem zustande kommende Überschwemmung des Organismus mit Luft, Sauerstoff oder eben der Lebenskraft kann Regenerations- und Heilungsprozesse in verblüffender Weise anstoßen. Nicht nur, dass der verbundene Atem beim Fasten anders und wirkungsvoller ist, auch das Fasten wird dadurch vertieft und intensiviert. Das gegenseitige Profitieren ist derart, dass wir die entsprechenden Erfahrungen in unseren Fastenseminaren nicht mehr missen wollen. Hinzu kommt die enorme Entsäuerung, die mit keiner anderen Methode vergleichbar ist. Ganz im Vordergrund aber stehen die seelischen Prozesse, die den Charakter einer Psychotherapie annehmen können. In spiritueller Hinsicht ist der verbundene Atem sicher die Technik, die am schnellsten die tiefsten Erlebnisse schenkt.

Bewegung und Begegnung

Aber auch Spaziergänge und überhaupt Bewegung sind in der Fastenzeit besonders gesund. Sie können ruhig 10 Kilometer gehen oder sogar laufen, wenn Sie sich dabei gut fühlen. Allerdings geht es natürlich nicht um besondere Leistungen. Ehrgeiz hat hier keinen Platz, im Gegenteil, Fasten macht uns weniger kämpferisch und richtet die Aufmerksamkeit mehr nach innen. Folgen Sie dieser Tendenz und gehen Sie dann eben ein kleineres Stück. Die jetzt wichtigen Dinge liegen womöglich ganz nah; vielleicht ist es ein alter Baum, an den Sie sich lehnen wollen, oder ein Busch, in dessen Schatten Sie gern liegen. Viele Fastende empfinden den Kontakt mit der Natur besonders intensiv, sind Sie jetzt doch auch

DER FISCH UND DAS WASSER

Wenn ein Fisch in seiner Welt auf Entdeckungsreise geht, ist das Letzte, was er entdeckt, das Wasser. So ist es auch mit den Menschen. Die einfachsten und wesentlichsten Dinge seines Daseins macht er sich am wenigsten bewusst. Wie wichtig frische Luft für ihn ist, weiß er, wenn er zu ersticken droht, und wie schön es ist, atmen zu können, weiß er erst, wenn er stirbt.

Phil Bosmans, belgischer Ordenspriester

offener für deren Geheimnisse und Schönheit. Wenn man das nun so liest, mögen diese Vorschläge für einige ziemlich einfältig klingen – ein Blumenwesen zu erleben oder mit den Bäumen Zwiesprache zu halten … Tatsächlich sind solche Hinweise ja auch naiv, nur haben Sie es schon einmal probiert? Haben Sie sich in Ihrem Leben mal eine halbe Stunde Zeit für einen Baum genommen? Sie könnten staunen lernen und ein Wunder erleben. Ihr inneres Kind wird sich jedenfalls freuen.

Energiebilanz

Sie selbst können Ihre Leistungsfähigkeit natürlich auch jetzt am besten selbst einschätzen. Seien Sie nur nicht zu ängstlich. Wenn Sie am Ende des Fastens Bilanz auf der Waage machen, werden Sie feststellen, dass Ihr Körper täglich ebenso viele Kalorien zur Verfügung hatte wie sonst auch. Nehmen Sie in zehn Tagen etwa 5 Kilogramm ab, dann haben Sie zirka 3 Kilogramm reines Fett verloren, und das entspricht etwa 28 000 Kalorien (3000 Gramm mal 9,3 Kalorien pro Gramm, denn 1

Gramm Fett ergibt 9,3 Kalorien). Bedenken Sie noch, dass Sie zirka 30 Prozent weniger Energie benötigen, weil die Verdauungsarbeit wegfällt, so haben Sie also täglich über 3000 Kalorien zur Verfügung. Sie sehen, dass Sie sich durchaus einiges zutrauen dürfen und aus dieser Energie etwas machen können.

Leistungsfähigkeit

Nur sollten Sie alle Bewegungen wie gesagt langsam angehen, denn natürlich spart Ihr Körper und braucht etwas Zeit, bis er die nötige Energie mobilisiert hat. Aber er kann es und sollte sogar ein bisschen gefordert werden. Sie nehmen dann noch mehr ab, besonders Fett, denn Muskeln, die trainiert werden, nehmen nicht ab, sie können im Gegenteil sogar während des Fastens wachsen. Wenn Sie also an Körpertraining gewöhnt sind, machen Sie es auf alle Fälle weiter. Waren Sie bisher diesbezüglich inaktiv, haben Sie vielleicht gerade jetzt Lust, sich etwas mehr zu bewegen. Es geht, wenn Sie es wollen. Und es hilft Ihnen sehr.

Trockentraining

Sollten Sie es sich nicht gleich zutrauen, versuchen Sie es zuerst einmal auf der Bilderebene. Stellen Sie es sich ganz deutlich vor, wie Sie in Ihrer bevorzugten Bewegungsart unterwegs sind, und gehen Sie ganz hinein in diese Vorstellung – auch das trainiert Ihren Körper.

Massagen!

Es gibt noch eine ganze Anzahl sinnvoller Maßnahmen, die nicht nur beim Fasten, aber besonders auch da gesund sind und Spaß machen können, vor allem wenn man sie sehr bewusst wie in einem Ritual erlebt. Die verschiedenen Massagen gehören hierher – richtig, das heißt sensibel, durchgeführte Reflexzonenmassagen sind für den im Fasten besonders empfindsamen Organismus von großem Wert. Manches lässt sich mit etwas

Gefühl ziemlich schnell selbst lernen, etwa die schon erwähnte Ohrmassage. Wenn man in einer Gruppe fastet, kann man sich gegenseitig eine sanfte Gesichts- oder Bauchstreichelmassage schenken. Auch eine Bindegewebsmassage wäre sinnvoll, denn um die Entschlackung und Reaktivierung des Bindegewebes geht es ja nicht zuletzt. Gut wäre natürlich auch die schon erwähnte Azidosemassage. Bei letzteren beiden ist allerdings nicht nur Gefühl, sondern auch Können Voraussetzung. Alle Massagen haben einen beim Fasten besonders erwünschten Nebeneffekt in der damit verbundenen einfühlsamen Hautpflege.

Atemhilfen?

Ähnliches gilt für Atemübungen. Die ersten Reisen mit dem bereits erwähnten verbundenen Atem, ohne die unsere Fastenseminare nicht mehr denkbar sind, bedürfen ebenfalls sorgfältiger und erfahrener Betreuung. Nach einiger Übung unter guter Anleitung kann man sich aber auch selbst nach dieser Methode atmend auf den Weg machen und sich den hierbei erreichbaren Überfluss an Lebensenergie gönnen. So wird es möglich, ausgerechnet beim Fasten aus einem Gefühl der Fülle heraus leben zu lernen.

Mundpflege!

Natürlich sollte die regelmäßige Mundpflege generell eine Selbstverständlichkeit sein. Doch vielleicht noch nicht gleich am zweiten Tag, aber mit der Zeit wird auch sie in ihrer Bedeutung zunehmen, da viele Fastende Mundgeruch entwickeln bzw. schon vorher vorhandener Geruch erhebliche Ausmaße annehmen kann. Die Zunge wird sich belegen, und manchmal bekommen sogar die Zähne einen pelzigen Belag – allerdings in der Regel erst nach einer Woche. Neben in solchen Fällen vermehrtem Zähneputzen empfehlen sich jedenfalls mehrmals täglich Mundspülungen. Gegen den Mundgeruch können Sie ein oder zwei Tropfen japanisches Heilpflanzenöl in etwas Wasser geben und damit gurgeln. Möglich ist auch, den Saft eines Zitronenschnitzchens in Wasser zu träufeln und den Mund damit zu spülen. Das kann angenehm frisch sein und wird das Fasten in keiner Weise stören, sondern im Gegenteil – wie alles Trinken – sogar fördern. Falls Sie die Zitronen lieber in den Tee träufeln, ist natürlich auch das in Ordnung. Mundgeruch bessert sich auch sehr deutlich durch Smoothietrinken, das obendrein noch viel Biophotonen und damit Frische bringt.

Zungenmagie und -pflege

Über die Zunge haben wir einen deutlichen Einblick in den Zustand unseres Verdauungstrakts. In vielen Heiltraditionen anderer Kulturen gibt es eine sogenannte Zungendiagnose, was schon andeuten mag, wie aussagekräftig der Zustand unserer Zunge ist. Auf deren ganzen Länge des Verdauungsapparats findet jetzt eine gründliche Regeneration statt, was sich auch im Abstoßen alter, verbrauchter Schleimhaut äußert. Zusätzlich zum normalen Zähneputzen können Sie den Zungenbelag morgens mit speziell dafür vorgesehenen Schabern entfernen. Der Zungenschaber ist ein einfaches, inzwischen in jedem Drogeriemarkt erhältliches Hilfsmittel. Regelmäßige Anwender dieses Geräts schwören darauf und berichten, dass sie sich dadurch wesentlich gesünder fühlen, dass Halsschmerzen seltener aufträten und der ganze Rachen- und Halsbereich in einen deutlich besseren Zustand käme. Wenn wir davon ausgehen, dass im Anfang alles liegt, könnte so ein Reinigungsakt am Beginn des meterlangen Verdauungsrohres eine Art Signalwirkung entfalten, von der das ganze System profitiert.

Hautpflege!

Besonders Frauen leiden beim Fasten unter trockener werdender Haut. Zur Hautpflege sind vorrangig trockene Bürstungen und nasses Abfrottieren geeignet – sie fördern auf angenehme Weise die Durchblutung und entlasten so die Haut in ihrer wichtigen Ausscheidungsfunktion. Zum Eincremen sollte man möglichst natürliche Produkte benutzen. Sicher ließe sich das Sorgen für eine seidige Haut auch »einfach so« genießen. Wer sie nachfetten möchte, könnte daraus aber auch eine sanfte Streichelmassage machen, die sich zwei Fastende zum Zwecke der Hautpflege gegenseitig schenken und die noch dazu sinnliche Erfahrungen mit einschließen mag. Kokosöl ist eine gute Möglichkeit, angenehm und zugleich gesund für die Haut.

Sonnenrituale

Die meisten Fastenden haben auch ein natürliches Bedürfnis nach Sonne und Licht. Das ist nur zu verständlich, denn man könnte die Fastenkur als eine Art Wiedergeburt sehen, und welcher Neugeborene drängte nicht ans Licht der Welt? Doch nicht nur körperlich werden wir anschließend »wie neu« sein, wir werden uns auch wie neugeboren fühlen. Bei allem Reifen, Wachsen und Vollenden spielt die Symbolik der Sonne eine wichtige Rolle – so auch beim Fasten. Das soll nun nicht zu einem ausgedehnten »In-der-Sonne-Braten« anregen, sondern dazu, sich sinnvoller und bewusster dem Licht zu öffnen, die Sonne »ins Leben hereinzulassen«.

In vernünftigen Maßen genossen, tut die Sonne Fastenden und ihrer Haut sehr gut. Vor unserem Zentralgestirn braucht man nicht so viel Angst zu haben, wie es angesichts des Medien-Hypes einigen angeraten zu sein scheint. Melanome, die gefährlichsten Hautkrebsarten, entstehen vor allem an Stellen, die fast nie der Sonne ausgesetzt werden, sie treffen mehr Skandinavier als mediterrane Menschen, und einiges spricht dafür, dass chemische Sonnenschutzmittel und falsche Ernährung viel mehr zu dieser Krebsart beitragen als die Sonnenstrahlen selbst. Besonders der Verzehr von zu viel falschem, also etwa gehärtetem Fett ist hier im Verdacht. Davon sind Sie beim Fasten weiter entfernt denn je. Es ist also sehr wahrscheinlich mehr unsere moderne Lebensweise, die uns anfällig macht, als die gute alte Sonne. Prof. Michael Holick, ein führender Experte in der Vitamin-D-Forschung, fragt provokant, was wir von einem neuen Heilmittel hielten, das »gleichzeitig das Risiko für Krebs, Herzinfarkt, Schlaganfall, MS, Osteoporose, Winterdepression und verschiedene Autoimmunkrankheiten senken würde«. Solch eine neue Wunderdroge gibt es leider nicht, aber es gibt ein uraltes Heilverfahren, das all das kann: das Sonnenbaden. Es sollte nur eben in Maßen genossen werden und nicht zum Sonnenbraten verkommen.

Altbewährtes Wundermittel

Zum sonnigen Abschluss dieses zweiten Tages, der als typischer Fastentag bereits das Muster für all die übrigen abgibt, hier noch ein Abschnitt aus dem Essener-Evangelium:

Sonnenlicht-Meditation

»Und wenn danach [nach der Begegnung mit den Engeln der Luft und des Wassers] etwas von euren vergangenen Sünden und Unreinheiten übrig bleibt, sucht

den Engel des Sonnenlichts. Nehmt eure Schuhe ab und eure Kleidung und lasst den Engel des Sonnenlichts euren ganzen Körper umarmen. Dann atmet lang und tief, damit der Engel des Sonnenlichts in euch hineingelangen kann. Und der Engel des Sonnenlichts wird alle stinkenden und unreinen Dinge hinaustreiben, die ihn innen wie außen verschmutzen. Und alle stinkenden und unreinen Dinge werden von euch weichen, wie auch die Dunkelheit der Nacht vor der Helligkeit der aufgehenden Sonne schwindet. Denn wahrlich, ich sage euch, heilig ist der Engel des Sonnenlichts, der alle Unreinheiten säubert und Stinkendes in süße Düfte umwandelt. Niemand kann vor das Antlitz Gottes treten, den der Engel des Sonnenlichts nicht vorbeilässt. Wahrlich, alle müssen von der Sonne und der Wahrheit wiedergeboren werden, denn euer Körper wärmt sich im Sonnenlicht der Erdenmutter, und euer Geist wärmt sich im Sonnenlicht der Wahrheit des Himmelsvaters. Die Engel der Luft und des Wassers und des Sonnenlichts sind Brüder. Sie wurden dem Menschen gegeben, um ihm zu dienen und damit er immer von einem zum anderen gehen kann. Genauso heilig ist ihre Umarmung. Sie sind unteilbare Kinder der Erdenmutter, und darum entzweit jene nicht, die Erde und Himmel eins gemacht hat. Lasst euch von diesen drei Engelsbrüdern jeden Tag einhüllen und lasst sie das ganze Fasten hindurch bei euch bleiben … Und jetzt werden die Engel der Erdenmutter euch dienen, und euer Atem, euer Blut und euer Fleisch werden mit dem Atem, dem Blut und dem Fleisch der Erdenmutter eins sein, dass euer Geist auch mit dem Geist eures Himmelvaters eins werden kann. Denn wahrlich, niemand kann den himmlischen Vater erreichen als durch die Erdenmutter.«

Aus all dem bisher Gesagten sollte deutlich geworden sein, dass die Fastenzeit eine ideale Zeit der Stille, der inneren Einkehr ist – eine Zeit für Gebete und Meditationen. Hier kommen neben kontemplativen Möglichkeiten, wie sie das Essener-Evangelium nahelegt, auch die schon erwähnten geführten Meditationen auf CD infrage. Wenn Sie fasten und meditieren, stellen Sie fest, dass Ihre Erfahrungen tiefer und intensiver werden. Wie gesagt heißt es in einem alten Sprichwort: »Essen und Trinken halten Leib und Seele zusammen«, und vielleicht ist da die Erfahrung mit verarbeitet, dass Nichtessen eine Lösung der Seele vom Körper begünstigt – auch in einem positiven Sinne wie bei der Meditation.

Innere Einkehr

Vor dem Versuch, zu diesem Zwecke nicht zu trinken, muss ich allerdings dringend warnen. Man kann sehr lange ohne Nahrung leben, aber nicht ohne Flüssigkeit. Dursten führt vergleichsweise rasch zu einer dauerhaften Trennung von Körper und Seele, nämlich zum Tod. Allerdings auch wieder nicht so rasch, wie man es früher glaubte. Beim Lichtnahrungsprozess zum Beispiel, einer speziellen und sehr extremen Form des Verzichts, kann das Bewusstsein sogar durch eine Woche Dursten tragen – aber ganz sicher nicht jeden und nicht jederzeit.

Spirituelle Texte

Falls Sie keinen Zugang zum Gebet haben und auch keine Erfahrung mit Meditation, macht es Ihnen vielleicht dennoch Freude, sich in einer entspannten, meditativen Atmosphäre mit spirituellen Gedanken und Themen anzufreunden. Sie könnten sich zum Beispiel eine

Kerze anzünden, ein Räucherstäbchen anbrennen und über einfache und klare Gedanken eines Lieblingsschriftstellers oder eines bevorzugten Buchs meditieren. Das heißt, Sie würden einfach lesen, aber nicht mit der Betonung auf möglichst reichlichen Informationsgewinn, sondern stattdessen versuchen, die Gedanken bis in ihre Tiefe auszuloten, sie weniger mit dem Kopf als mit dem Herzen zu verstehen, sie richtig zu spüren. Natürlich empfehlen sich hier vor allem Gedanken, die in diese Stimmung passen, also etwa Gedichte oder Märchen, alles, was in Bildern spricht und dadurch die eigenen inneren Bilder anregt. Kurze Geschichten, die zum Nacherleben und Träumen anregen und Sie in Ihre Welt der Symbole und Bilder entführen. Falls Sie bei der Auswahl Schwierigkeiten haben, möchte ich Ihnen *Die Möwe Jonathan* von Richard Bach empfehlen, die Geschichte einer Möwe, die ihren Entwicklungsweg beschreibt, oder auch *Illusionen* vom selben Autor. Dann vielleicht noch *Der Prophet* von Khalil Gibran, eine Zusammenstellung von Gedanken über ein Leben in Harmonie mit sich selbst und der Natur. *Der Kleine Prinz* passt hierher oder auch meine Geschichte *Habakuck und Hibbelig.* Falls Sie überhaupt Freude an Märchen haben, auch noch die Tiergeschichten von Manfred Kyber.* Möchten Sie aber »richtig« meditieren lernen, so be-

* Vgl. Richard Bach: *Die Möwe Jonathan*, Ullstein, Berlin 2003; ders.: *Illusionen*, Ullstein, Berlin 1989; Khalil Gibran: *Der Prophet*, Walter, Olten 1973; Antoine de Saint-Exupéry: *Der Kleine Prinz*, Rauch, Düsseldorf 1956; Ruediger Dahlke: *Habakuck und Hibbelig. Eine Reise zum Selbst*, Ullstein, Berlin 2004; ders.: *Worte der Heilung*, Darmstadt 2010; *Arbeitsbuch zur Mandalatherapie*, Darmstadt 2009.

kommen Sie wahrscheinlich den leichtesten Einstieg über die geführten Meditationen und die Vorschläge in *Jetzt einfach meditieren.*

Keine Übertreibungen!

Bei all diesen Begleitmaßnahmen zum Fasten ist es vor allem wichtig, dass sie Ihnen Freude machen und Sie sich nicht damit quälen. Sie sollten sich dabei wirklich wohl und entspannt fühlen. Wenn Sie das beachten, werden Sie aus Ihrem eigenen Gefühl heraus auch nichts überstrapazieren – in der Übertreibung liegt wie in allem, auch beim Fasten, die große Gefahr. »Zu wenig und zu viel sind der Narren Ziel«, weiß der Volksmund. Das gilt beim Fasten ganz besonders.

Der dritte Fastentag und die Tage danach

Übelkeit Am dritten Tag ist manchmal noch Widerstand vonseiten des Körpers angesagt. Mit der Übelkeit entweder schon am zweiten oder dritten Tag kann der »innere Schweinehund« – ebenjene unbewusste »Instanz« unser selbst, die den mit dem Fasten einhergehenden Umschwung verhindern will – noch einen letzten Trumpf ausspielen und ein weiteres Register ziehen. Nach Hunger und Kreislaufproblemen kann sich auch der Magen noch »umdrehen« und gegen den neuen Trend stellen. Es kann bis zum Erbrechen kommen, was aber nichts so schlimm ist, wie es uns oft erscheint. In der traditionellen Medizin war vorsätzliches, durch den Arzt ausgelöstes Erbrechen neben Abführen und Aderlass sogar eine der wesentlichen therapeutischen Maßnahmen.

Erbrechen Wenn die Übelkeit einem den Lebensmut nimmt und ständiges Sichübergeben droht, ist es besser, dem entgegenzutreten, indem man es absichtlich auslöst, statt sich lange dagegen zu wehren und diesen Zustand so noch zu kultivieren. Da die Angelegenheit nach erfolgtem Erbrechen in der Regel überstanden ist, hat es sich bewährt, sich darauf einzulassen. Man kann sogar den Finger in den Hals stecken und das Zäpfchen kitzeln, was in der Regel den Würgereflex auslöst und zum Erbrechen führt. Natürlich ist am dritten Fastentag nicht viel im Magen, aber allein schon der Vorgang des Sichübergebens kann enorme Erleichterung bringen. Man wird in der letzten Zeit schon – im übertragenen Sinne – irgendetwas geschluckt haben, was einem noch immer »schwer im Magen liegt« und auch verantwortlich ist für das Gefühl, alles sei »zum Kotzen«.

Altbewährte Tricks

Bei Magen-Darm-Problemen kann ebenfalls Altbewährtes aus der Misere führen. Viel zu trinken bleibt wichtig und kann manchmal die Übelkeit gleichsam mit wegspülen, besonders wenn man den richtigen Geschmack trifft, zum Beispiel beim Saft. Auch ein kohlensäurehaltiges Wasser darf hier ausnahmsweise einmal zur Umstimmung genutzt werden. Führt es zum Aufstoßen, geht das meist mit einer Besserung einher. Ansonsten ist von Kohlensäure, die eben säuert, eher abzuraten.

Dem Übel schleimig kommen

Auch eine Reis-, Leinsamen- oder Haferschleimsuppe kann helfen. Allerdings sollte nur der durchpassierte Schleim verwendet werden. Ist der Magen gut damit »eingeschmiert«, fühlt sich die (eigene) Welt manchmal schon viel besser an. Die Art des Ausgangsprodukts kann ganz dem eigenen Geschmack angepasst werden – aber beim Fasten schmeckt vieles, woran man ansonsten nicht mal einen Gedanken verschwenden würde.

Ein- und Ablauf

Wenn einem selbst Flüssigkeit wegen der Übelkeit zuwider ist, bleibt noch der Weg »hintenherum«. Der altbewährte Einlauf führt gar nicht selten zu einer verblüffenden Umstimmung, ähnlich, wie das Glaubersalz manchmal bei Kopfschmerzen hilft. Natürlich wäre es gut, auch wieder gedanklich mitzuarbeiten und die Vorstellung zu entwickeln, wirklich all das Übel – etwa im Sinne der Essener-Texte – abfließen zu lassen. Hier kann dann eventueller übler Geruch das Ergebnis sogar noch hilfreich unterstützen.

Weitere Tricks

Erfahrene Fastenärzte schwören auch auf die gute Wirkung von Kartoffelsaft, der manchen Mägen guttut, auch wenn er nicht danach schmeckt. Nach meinen Erfahrungen ist eine kleine Menge Cola, schluckweise genommen, die noch wirksamere Magenberuhigung. Allerdings wäre das dann auch schon der einzige vertretbare Einsatz dieser Medizin, die als Getränk nicht zu empfehlen ist. Besonders geeignet wäre zum Fasten natürlich die koffeinfreie Variante. Persönlich würde ich die gezuckerte Lösung der mit Süßstoff vorziehen. Im Übrigen geht es ja nicht darum, die ganze Flasche zu trinken, sondern die Flüssigkeit schluckweise wie eine Medizin einzunehmen. Da ist der Zucker dann – in der Not – nicht so schlimm, wie bei gewohnheitsmäßigem Trinken. Ähnliches gilt für Koffein, wenn die Cola am Tag getrunken wird. Heißer Ingwertee, mit etwas Honig gesüßt, hilft ebenfalls oft bei starker Übelkeit und intensiven Erbrechensanfällen. Wer sich so richtig einheizt, kommt meist rasch auf den Weg der Besserung. Hier sind die »Nebenwirkungen« durchgehend positiv.

Übelkeit – homöopathisch behandelt

Der Königsweg führt auch bei Magen-Darm-Beschwerden über die Homöopathie. Deren innere Logik macht es not-wendig, sich das eigene ganz individuelle Mittel selbst aus dieser Reihe von Angeboten zu suchen. Die verschiedenen eigenen ganz unterschiedlichen Varianten der Übelkeit, in der Homöopathie »Modalitäten« genannt, dienen dazu, die richtige persönliche Wahl zu treffen. So kommen Sie immerhin dem Wesen der Homöopathie ein wenig näher und hoffentlich auch Ihrem Mittel bei Übelkeit und Magenproblemen.

Allgemeine Tipps bei Übelkeit

- Kneifen der »Schwimmhaut« zwischen Daumen und Zeigefinger.
- Einlauf mit Kamillentee drei- bis viermal in 24 Stunden.
- Bolus alba comp. von WALA.
- Heidelbeertee (1 Esslöffel getrocknete Heidelbeeren mit 200 Milliliter kaltem Wasser ansetzen, 10 Minuten kochen, abseihen).
- Brombeerblättertee (2 Teelöffel Brombeerblätter mit 250 Milliliter kochendem Wasser übergießen, 15 Minuten ziehen lassen, abseihen).
- Mäusekleetee (2 Teelöffel Mäuseklee [Trifolium arvense, Herba] mit 250 Milliliter kaltem Wasser ansetzen, 2 Minuten kochen, abseihen).
- Heilerde anwenden.

Mit Fastenkrisen umgehen

Gute Nachrichten

Die meisten Fastentage werden einfach schön sein. Fastenärzte sprechen nicht umsonst von Fasteneuphorie, die damit zu tun hat, dass man mehr Energie spürt, obwohl man nichts isst, sich wacher fühlt, obwohl man weniger schläft, gesünder ist, obwohl man kräftig regeneriert, sich wohler fühlt, obschon die Menschen in unserem Umfeld gerade vor Sorge um uns fast vergehen. Ein

Die wichtigsten homöopathischen Mittel bei Übelkeit

	Gemüt, Psyche	Magen	Darm	Aussehen
Arsenicum album C30	Angst, Ruhelosigkeit, Schwäche, Angst um die Gesundheit, verlangt Gesellschaft	Brennende Schmerzen, verlangt kaltes Wasser, was sofort erbrochen wird	Diarrhö übelriechend, gleichzeitiges Erbrechen	Blass
Veratrum album C30	Melancholie, religiöse Neigungen, verlangt Gesellschaft, Delirium	Großes Verlangen nach Eiswasser, was sofort erbrochen wird, schwallartiges Erbrechen	Geruchlos wie Reiswasser, schwallartig, schneidende Schmerzen und Krämpfe	Zyanose, blass, kollabiert, kalt, rascher, schwacher Puls, Hände feuchtkalt
Tabacum C30	Elend, sehr niedergeschlagen, gleichgültig	Übelkeit »zum Sterben«, heftiges Erbrechen, Würgen, verlangt, Bauch zu entblößen	Druck in Lebergegend, Stuhl unwillkürlich abgehend, wie saure Milch	Totenähnliche Blässe, spitzes Gesicht, eine Wange rot, eine Wange blass
Phosphorus C30	Verlangen, magnetisiert zu werden, ängstlich, niedergeschlagen, schreckhaft, mitfühlend	Leeregefühl, Durst auf Eiswasser, verlangt Bier, Ekel	Schwach, leer, flau, Leberdruck, blutende Hämorrhoiden	Blass, elend, blaue Ringe um die Augen, Haut transparent, verquollen
Cocculus C30	Launisch, Zeit vergeht zu schnell, in Träumereien versunken, Verlangen zu	Metallischer Geschmack, Abneigung gegen Essen und Essensgeruch	Schmerzen wie voller Steine, Windabgang ohne Linderung, Hernien	Hellhaarige (unverheiratete, kinderlose) Frauen, schüchtern, nervös

Besser	Schlechter	Schweiß	Sonstiges	
Warme Getränke	Kalte Getränke, Geruch oder Gedanke an Nahrung, nach Mitternacht bis 3.00 Uhr	Kalt, klamm, sauer, übelriechend, reichlich	Frostig, Schwäche und Ruhelosigkeit, Ohnmacht durch Erbrechen	**Arsenicum album C30**
Wärme	Bewegung, Trinken, nach Schlaf, Schwindel bei Schmerzen	Sauer, faulig, bitter, bei geringer Anstrengung, färbt Wäsche gelb, kalter Stirnschweiß		**Veratrum album C30**
Kalte, frische Luft, Erbrechen, Augen schließen, Bauch abdecken	Bewegung, links liegen, abends	Kalter Schweiß am ganzen Körper, eiskalte Haut	Speichelfluss vermehrt, Zusammenschnürungen der Hohlorgane	**Tabacum C30**
Rechtslage, Schlaf, Ruhe, warme Umschläge	Äußerer Druck, Linkslage, Gerüche, Gewitter, Kälte, geistige Anstrengung	Viel, nachts, erschöpfend, Geruch nach Schwefel oder Knoblauch	Hellseherisch, empfindlich für alle Eindrücke	**Phosphorus C30**
Sitzen im warmen Raum, Seitenlage, Ruhelage	Schlafmangel, Bewegung im Freien, Schwimmen, Angst, Kälte	Erschöpfend durch geringste Anstrengung, während Diarrhö		**Cocculus C30**

	Gemüt, Psyche	Magen	Darm	Aussehen
	singen, wie betäubt besorgt um andere			
Nux vomica C30	Reizbar, zornig, ungeduldig, empfindlich für alle äußeren Eindrücke, Burn-out, zänkisch, bösartig	Aufstoßen, Sodbrennen, Druck wie von einem Stein, möchte brechen, kann nicht	Blähungen, erfolgloser, schmerzhafter Stuhlgang, häufig kleine Entleerungen	»HB-Männchen«
Petroleum C30	Vergesslich, verwirrt, streitsüchtig, reizbar, gekränkt, meint, der Tod sei nah	Heißes, saures Aufstoßen, Abneigung gegen Fett, Fleisch, Kohl, Übelkeit	Knoblauchgeruch aus dem Mund, Diarrhö nur tagsüber	Blass oder gelb
Anacardium C30	Gefühl, zwei Willen zu haben, Trennung Gemüt und Körper, große Gedächtnisschwäche	Nüchternschmerz, Leeregefühl	Schmerzen wie stumpfer Pfropf im Darm	Blass, Augenringe, eingesunkene Augen, Gesicht verzerrt, wilder Ausdruck
Ipecacuanha C30	Reizbar, voller Verlangen, aber weiß nicht, nach was, verachtet alles	Flauheit, ständige Übelkeit mit viel Speichel, Gefühl, Magen würde herabhängen	Schmerzen in der Nabelgegend	Blass, blau um die Augen

Besser	Schlechter	Schweiß	Sonstiges	
Kurzer Schlaf, abends, Ruhe, starker Druck, Ausscheidungen, warmes Wetter	Morgens, geistige Anstrengung, Berührung, Stimulanzien, Kälte	Klamm, kalt, sauer, Geruch nach muffigem Stroh, im Schlaf	Völlerei, sitzende Lebensweise, perfektionistisch, eifrig	**Nux vomica** C30
Warme Luft, Liegen mit erhöhtem Kopf, frische Luft	Passive Bewegung, vor und während Gewitter, Feuchtigkeit im Winter	Reichlicher Schweiß	Abgeschnitten von anderen, Fingerspitzen rau, rissig	**Petroleum** C30
Reiben, auf der Seite liegen, kleine Portionen essen	Geistige Anstrengung, Zorn, Schreck, Sorge, heißes Wasser, morgens	Nachts an Abdomen und Rücken	Empfindung wie Band um einzelne Körperteile	**Anacardium** C30
Keine Besserung	Periodisch, hinlegen	Hände und Füße sind kaltschweißig	Zunge sauber, dauernde Übelkeit	**Ipecacuanha** C30

leichtes Lebensgefühl kann sich ausbreiten, weil man Gewicht und (Alt-)Lasten loslässt. Das wäre dann eine gute Zeit, um Erfahrungen im Reich der schwebenden »Leichtigkeit des Seins« zu machen.

Signale aus der Vergangenheit

Auch Krisen gibt es leider – oder eigentlich doch zum Glück. Typische Fastenkrisen treten vor allem bei längeren, über eine Woche hinausgehenden Kuren auf und auch da vor allem bei Kranken, die zum Beispiel mit vielen Medikamenten oder anderen Giften belastet sind. Wie aus heiterem Himmel fühlt sich der Betroffene dann müde, zerschlagen, als ob er eine Grippe bekäme, oft auch seelisch niedergeschlagen. Gelegentlich flackern auch alte Krankheitsherde kurzzeitig und plötzlich wieder auf. Man spürt, wie sich an solchen alten Schwachstellen wieder etwas tut, was zeigt, dass sie eben noch nicht ganz verarbeitet und gesundet waren. Hier zeigt sich deutlich, dass Fasten eine Möglichkeit ist, mit Altlasten aufzuräumen und fertigzuwerden.

Analogier: Homöopathie

Etwas Ähnliches erleben wir in der Homöopathie, wo die chronischen Krankheiten sich – unter der Kur – oft auch langsam durch all ihre Entstehungsphasen rückwärtsentwickeln, um dann mit der ursprünglich ersten Erkrankung in einer langen Kette endgültig zu verschwinden. Die beste Linderung in solchen Situationen verschafft das Wissen um diesen Vorgang. In der Homöopathie besagt die sogenannte Hering'sche Regel, dass Beschwerden oder Symptome den Körper von innen nach außen und von oben nach unten oder in umgekehrter Reihenfolge ihres Auftretens verlassen. Man muss also damit rechnen, dass sich Symptome von den inneren lebenswichtigen Organen wegbewegen nach außen, zum Beispiel zur Haut. Eine erfolgreiche homöopathische Asthmatherapie kann also über Hauterscheinungen zur Ausheilung kommen. Der »innere Arzt«, der beim Fasten das Kommando übernimmt, bedient sich derselben Wege wie die homöopathische Arznei.

Intellektuelles Nachlassen

Während solcher Entgiftungskrisen kann in seltenen Fällen das Gefühl entstehen, Ihre intellektuellen Leistungen im Hinblick auf Verständnis, Konzentration und Merkfähigkeit ließen (etwas) nach. Das geht auf alle Fälle sehr schnell wieder vorüber. Wenn der »Motor« zeitweilig verschmutzten Treibstoff bekommt, läuft er eben nicht so rund wie sonst. Es handelt sich hier sehr wahrscheinlich um Ausscheidungskrisen, das heißt, es gelangen größere Mengen der abgelagerten Gifte aus Binde- und Fettgewebe in den Kreislauf. Der Organismus benötigt eine besondere Anstrengung, um sie zu bewältigen. Sind diese Stoffe aber erst ausgeschieden, fühlt man sich schlagartig wieder gut, meist deutlich besser als zuvor.

Krisen-Interventionsmaßnahmen

In solchen Heilungskrisen, die ähnlich zu sehen sind wie sogenannte Erstreaktionen bei homöopathischen Kuren, hat es sich bewährt,

- besonders viel zu trinken, um die Ausscheidungen zu fördern,
- mit Basenpulverzusatz zu Getränken die Säure zu neutralisieren,
- einen Einlauf zu machen, der oft das Stimmungsbarometer herumreißt,

- sich besonders viel Ruhe und Wärme zu gönnen und sich nicht zu Aktivitäten zu zwingen,
- sich ausnahmsweise ein Glas alkoholfreies Bier zu genehmigen, das ganz langsam Schluck für Schluck »gekaut« wird,
- sich einen besonders guten Saft frisch zu pressen.

Kurabbruch? Auf keinen Fall sollte die Kur in solch einer Zeit abgebrochen werden! Das führt zur sogenannten Rückvergiftung; das heißt, all das gerade im Blut gelöste Gift und die Schlacken, die ja die Krise verursachen, strömen mit dem ersten Essen zurück ins Gewebe und verschlechtern die Situation weiter. Außerdem führt solch ein »Scheitern« in der Regel zu Mutlosigkeit und blockiert weitere Fasten- und damit Heilungsversuche. So wird eine der besten Chancen in der Heilkunde vertan. Vor allem da auch noch die Gewichtsabnahme in solchen Situationen typischerweise stagniert, kann die Fastenlust in den entsprechenden Krisen sehr gegen null tendieren. Da ist es gut zu wissen, dass es nach einem Gewichtsstillstand meist zu einem Gewichtssturz kommt, was schon zeigt, dass hier ein Hindernis überwunden werden wollte. Bei Rheuma- und Gichtpatienten gelten besondere Regeln. Sie sollten wie alle chronisch oder ernst Erkrankten ohnehin am besten in enger Zusammenarbeit mit einem Arzt fasten, der ihre speziellen Krisen mit naturheilkundlichen Mitteln lindern kann.

Sehschwäche Weniger schwerwiegend ist ein vorübergehendes Nachlassen der Sehschärfe. Überall im Körper lässt nun der Druck nach, wenn das Salz ausbleibt und die Entwässerung in Gang kommt. Davon ist auch der Augeninnendruck betroffen, was bei Glaukomen ein großer Vorteil ist, und auch der Druck des Glaskörpers. Letzteres kann zu unscharfem Sehen führen, verschwindet aber spätestens mit Ende der Kur schlagartig wieder. In seltenen Fällen von Fehlsichtigkeit wird die Sehschärfe danach sogar wieder besser, und die Brillenstärke kann reduziert oder auf die Brille kann ganz verzichtet werden. Das wird aber immer nur im Zusammenhang mit entsprechenden Erkenntnissen im Sinne der »Krankheit als Symbol« geschehen.

Autofahren und Fasten

Die Sehkraft beeinträchtigende Gründe oder warum es sich nicht empfiehlt, beim Fasten Auto zu fahren: Möglicherweise ist zeitweilig die Reaktionsfähigkeit etwas vermindert. Zu anderen Fastenzeiten kann sie allerdings auch deutlich verbessert sein. Sicherheitshalber aber wäre in solchen Regenerationsperioden lieber Abstand vom Auto zu nehmen. Insgesamt ist es natürlich ohnehin naheliegend, sich Ruhe und Entspannung zu gönnen, und da ist man im Auto nun generell an der »falschen Adresse«. Fasten hat mit dem *Ankommen bei sich selbst im jeweiligen Augenblick* zu tun, beim Autofahren geht es im Gegenteil gerade darum, »irgendwo draußen in der Welt« anzukommen.

Stimmungsschwankungen

Ein weiteres Problem können Stimmungsschwankungen sein, das heißt natürlich nur, wenn man eins daraus macht. Entsprechend den körperlichen Entgiftungsphasen kommt es ja auch zu einer seelischen Entgiftung oder »Müllentsorgung«. Melancholische Stimmungen können mit euphorischen wechseln. In den Träumen können sich Dinge zeigen, von denen Sie nie geglaubt hätten, dass sie in Ihnen stecken. Das ist gut und beim Fasten ganz natürlich – es läuft auf eine milde Schattentherapie hinaus. Schauen Sie es sich an und lassen Sie es geschehen. Wenn es heraus ist, wird es Sie weit weniger belasten, als wenn es drinnen im Verborgenen geblieben wäre. Auch was unter der Oberfläche steckt, arbeitet ja trotzdem weiter und kann Ungemach bereiten. Nach der Fastenzeit werden Sie merken, dass Sie ausgeglichener sind, weniger aggressiv – und dafür sensibler für Ihre Innen- und Außenwelt. Selbst wenn Sie tagelang von aggressiven Träumen geplagt werden, können Sie nach dieser Phase erleben, dass Sie trotz oder eigentlich besser gerade wegen dieser Träume ausgeglichener und ganz allgemein liebesfähiger sind. Meister Eckhart sagte in diesem Zusammenhang: »Die Seele sucht mit all ihren Kräften und Bewegungen Ruhe, ob der Mensch es weiß oder nicht weiß … Aggression will sich nicht erhalten und wachsen, sondern zum Abschluss kommen und ruhen.«

Sinnlichkeit?

Die Sinne werden beim Fasten deutlich sensibilisiert und geschärft, auch wenn das in mancher Fastenkrise anders erscheinen mag. Im Sexualleben können sich gewisse Schwankungen einstellen, die sexuellen Bedürfnisse zeitweise auch nachlassen und dafür Zärtlichkeit und sanfte Berührungslust in den Vordergrund treten. Selten ist die Libido sogar verstärkt. Jedenfalls wird sich im Laufe des Fastens auch hier eher eine Harmonisierung einstellen. Sexual- und Essverhalten liegen urprinzipiell betrachtet auf einer Linie oder in derselben senkrechten Kette des Venusprinzips. So kann eine Veränderung im einen Bereich auch den anderen mit beeinflussen. Hier liegt wohl die Wurzel für den Spruch »Essen ist der Sex des Alters«. Gelebte Sinnlichkeit wird auf der anderen Seite in angenehmer Weise den Wunsch nach Essorgien entlasten. Schönes sinnliches Essen kann die Sinneslust stillen und die Fülle der Nahrung ersetzen.

Krisen als Chancen

Fastenzeiten können aber natürlich nicht nur mit Fastenkrisen konfrontieren, sie sind oft auch eine wundervolle Möglichkeit, die großen Krisen des Lebens besser, das heißt bewusster zu bewältigen. Fasten fordert wie wenig andere Maßnahmen die Innenschau und ist so geeignet, Sinn und Be-Deutung der jeweiligen Krise offenzulegen. Es hat sich auch bewährt, in solchen Krisen längere Fastenperioden durchzuführen, weil diese die Stagnation überwinden helfen und den Weg durch das Niemandsland verkürzen, der mit jeder Lebenskrise verbunden ist. Auch ein entsprechendes Verständnis, wie es in dem Buch Lebenskrisen als Entwicklungschancen vermittelt wird, kann hier helfen.

Die Periode und das Fasten

Früher, stärker, anders

Während des Fastens sind deutliche Veränderungen bei der weiblichen Periode möglich, und zwar wie so oft beim Fasten in beiden Richtungen der Polarität. Nach Hildegard von Bingen ist die Periode eine Möglichkeit für den Organismus, sich zu reinigen und abzustoßen, was ihm nicht mehr dient. Mit diesem Gedanken im Hinterkopf klären sich die scheinbar paradoxen Geschehnisse im gynäkologischen Bereich während des Fastens rasch auf. So sind die Periodenveränderungen eine wunderbare Methode, das Wesen des Fastens und die Arbeit des »inneren Arztes« gleichermaßen zu verstehen. Einerseits kann es passieren, dass Blutungen früher als erwartet und besonders intensiv einsetzen. Dann nutzt der von Kopf bis Fuß auf Entgiftung eingestellte Organismus gleich die Gelegenheit, Ballast aus diesem Bereich loszuwerden, und beraumt die Periode schon vor ihrer Zeit an. Es mag sogar sein, dass nun besonders viel »Material« abgestoßen wird und frau fast das Gefühl eines Abgangs hat. Dann wird Gewebe abgehen, das sich gestaut hatte, aber nicht mehr gebraucht wird.

Später, schwächer, anders

Andererseits ist es aus der gleichen Logik möglich, dass die Periode, wenn sie hinter die Fastentage fällt, nun besonders lange auf sich warten lässt oder sogar einmal ganz ausfällt. Wahrscheinlich hat der Organismus es mit dem nächsten Großputz, der kommenden Entsorgungs- und Entgiftungsaktion, nun nicht mehr so eilig. Dass die Periode neben anderen Funktionen auch eine entgiftende hat, erscheint sehr wahrscheinlich, auch wenn die offizielle Gynäkologie davon noch immer nichts wissen will. Eventuell liegt darin sogar die wirkliche Erklärung für die deutlich höhere Lebenserwartung der Frauen.

Schwierige Perioden

Die Erfahrung hat gezeigt, dass regelmäßige, jährliche oder besser noch halbjährliche Fastenkuren »schwierige« Perioden langfristig harmonisieren können. Besonders Schmerzen lassen – auf die Dauer – nach, was im Wesentlichen mit der Aussöhnung mit dem eigenen Frausein zusammenhängen dürfte, die eine so (archetypisch) weibliche Therapieform wie Fasten natürlich anregt. Das Bedürfnis nach Rückzug, die Sehnsucht, zu sich selbst zu finden und den eigenen Wurzeln näherzukommen, rückt dann ins Bewusstsein und will auch oft wieder mehr gelebt werden. Die Rückkehr zu einem streng zyklischen Charakter, den die »Mondgöttin« mit ihrem 28-Tage-Rhythmus festlegt, hängt allerdings vor allem vom Lebensrhythmus ab. Wenn Frauen völlig zurückgezogen in die Natur eingebettet lebten und dabei vor allem auf jedes künstliche Licht verzichteten, pendelten sich ihre Zyklen wieder bei den knapp 28 Tagen der Mondgöttin ein, und alle menstruierten wieder gleichzeitig zu Neumond.

Fasten und Fruchtbarkeit

Nach Fastenkuren ist die Fruchtbarkeit deutlich erhöht. Ich habe schon mehrfach erlebt, wie Paare, die aus Erfahrung sicher waren, keine Kinder zu bekommen, nach dem Fasten eines »Besseren« belehrt wurden. Dabei dürfte nicht nur die Regeneration bei beiden Partnern eine Rolle spielen, sondern auch die innere Ruhe, die mit dem Fasten eintritt. Man könnte es auch ganz spirituell auslegen: Offensichtlich suchen sich Seelen einfach gern Fastende als Eltern aus …

Empfängnisverhütung

Bei der Empfängnisverhütung greift Fasten mehr ein, als auf den ersten Blick deutlich sein mag. Auf den Pillen-Beipackzetteln steht meist, dass der Schutz bei Durchfall und Erbrechen nicht im selben Maß besteht. Nun bringt aber Fasten oft genug diese beiden Themen ins Spiel (des Lebens), da der Einlauf wie ein Durchfall aufzufassen ist. Es empfiehlt sich also, gegebenenfalls die Pille in großem zeitlichem Abstand zum Einlauf einzunehmen. Bei intensivem Erbrechen wird die Neigung zum Geschlechtsverkehr ohnehin eher gering sein, trotzdem sollte man sich den Zusammenhang bewusst machen. Bei sehr langen Fastenkuren – bisher nie unter vier Wochen – kann es wie gesagt in seltenen Fällen zu einem Ausstoßen der Spirale kommen. Der Körper versucht, alles Fremde und Überflüssige loszuwerden. Da fällt manchmal dann aus seiner Sicht auch die Spirale darunter. Allerdings ergab sich bei den drei betroffenen Patientinnen in Gesprächen, dass nicht sie selbst die Empfängnisverhütung wollten, sondern »er« darauf bestanden hatte. »Ihn« und seine Interessen wird der innere Arzt der Frau wohl nie mit einschließen.

Fastentricks

Zwei Sorten von Tricks

Wie alles andere in dieser Welt haben auch Tricks beim Fasten ihre zwei Seiten, und eigentlich gibt es sogar zwei Sorten von ihnen. Vordergründig könnte man sie in die »guten«, die das Fasten fördern, und die »bösen«, die es behindern, unterteilen. Noch besser wäre es, zwischen bewussten und unbewussten Tricks zu unterscheiden.

Die »guten«

Zu den »guten« Tricks gehört etwa das ansteigende Fußbad bei Einschlafschwierigkeiten (siehe auch Anhang 8 und 13). Damit überlisten wir sozusagen unseren überaktiven Kopf, indem wir eine Gesundheitsmaßnahme wählen, die ihm nebenbei das Blut entzieht. Ähnliches geschieht, wenn wir gegen die Hungergefühle der ersten Tage antrinken. Das ist ein typischer »guter« Trick, auch wenn er meist nicht besonders lange wirkt. Dabei machen wir unserem rebellierenden Magen vor, alles sei in Ordnung, da er schließlich randvoll sei – wenn auch nur mit Wasser oder Tee. Dass die Wirkung so schnell »den Bach runtergeht«, schadet nichts, da wir viel trinken können und sogar sollen. Ebenso ist der

Einlauf letztlich solch ein bewusster Trick wie auch gerade noch der Teelöffel Honig, sofern er »richtig« genommen wird und nicht der »Trick im Trick« daraus eine Glucosebombe macht. Besser aber ist jedenfalls ein Teelöffel voll Honig.

»Böse« Tricks und ihre Verwandlung

Damit kommen wir schon in die Nähe der »unbewussten« bzw. halb bewussten Tricks. Wie schon beschrieben, sollte es eben höchstens gerade ein Teelöffel Honig sein – denn alles, was darüber hinausgeht, wird zum Streich, den wir uns selbst spielen. Tatsächlich ist es nicht möglich, den (inneren) Arzt als Ihren Fastenbegleiter zu beschwindeln. Das werden Sie merken, wenn Sie die unbewussten Tricks in bewusste verwandeln. Dann erkennen Sie nämlich, wie sich all die un- und halb bewussten Streiche und kleinen Sünden letztlich gegen Sie selbst richten. Deshalb sollten Sie sie auch lieber bewusst machen! Diesen Satz können Sie natürlich auf zweifache Art verstehen, und beide Versionen sind in Ordnung. Streiche machen nur Spaß, wenn sie unbewusst gemacht werden, jedenfalls was die Folgen anbelangt. Wenn Sie jetzt weiterlesen, riskieren Sie die Lust an kleinen Schwindeleien, denn ich werde die wichtigsten durchleuchten und ihre Folgen bewusst machen. Als Spaßverderber setze ich dabei ganz auf Ihre Neugierde, die Sie durchaus weitertreiben könnte, weil sie aus der gleichen starken Quelle gespeist wird wie der große Trickser, nämlich aus dem Ego.

Süße Streiche

Übertriebenen Honiggenuss hatten wir ja schon als Garant für neuerliches Hungergefühl entlarvt: Honig gelangt sehr schnell ins Blut, was zu übermäßiger Insulinausschüttung führt, um die große Glucosemenge schnell zu bewältigen. Da der Körper auf solch einen rapiden Anstieg des Blutzuckers nicht eingestellt ist, reagiert er zu heftig, schüttet zu viel Insulin aus, und eh wirs uns versehen, haben wir eine »Unterzuckersituation« im Blut und damit Heißhunger und Konzentrationsmangel. Das ist übrigens auch die Erklärung für die der Werbung widersprechende Erfahrung, dass Süßigkeiten eben nur sehr kurzfristig Energie geben und langfristig schlapp machen. Insofern also viel lieber und ohne alle Reue zu Eryfly greifen.

Kaugummi kauen?

Ein »böser« Trick, der anfangs sogar leicht zur Falle gerät, ist das Kaugummikauen gegen den Hunger. Hierbei läuft uns das Wasser nämlich nicht nur im Munde zusammen, sondern auch im ganzen Magen-Darm-Trakt. Außerdem arbeitet nun die Intelligenz des Körpers gegen uns, denn Kauen ist eine Information, die über Nervenbahnen weiter zum Magen geleitet wird und etwa folgendermaßen lautet: »Achtung, Achtung, oben wird bereits gekaut – fertig machen zur Arbeit!« Das ansonsten sinnvolle Ergebnis richtet sich jetzt völlig gegen uns und bewirkt erst recht Hunger, den der Kaugummi eigentlich lindern sollte.

Kaffee trinken?

Ähnliches gilt für das Kaffeetrinken. Ganz abgesehen davon, dass Koffein ein Kreislaufgift ist und nicht in eine Fastenkur passt, bewirken die Röststoffe eine starke Säftesekretion und Reizung der Magenschleimhaut und damit letztlich Hunger. Dieser Effekt tritt mehr oder weniger stark immer dann auf, wenn uns das Wasser im Munde zusammenläuft, denn das Phänomen beschränkt sich eben nicht auf den Mund. Wenn der Kaffee auch generell in den letzten Jahren aus medizinischer Sicht zu

Recht eine deutliche Rehabilitation erfahren hat, bleibt er also fürs Fasten tabu. Mit einer winzig kleinen Ausnahme …

Der Kaffeetrick

Wenn die Kopfschmerzen zu Beginn des Fastens auf den Koffeinentzug zurückgehen und unerträglich werden, kann ein kleiner (!) Schluck Kaffee sie oft zum vorläufigen Rückzug bringen. Zwar ist das nur ein Aufschub, aber wenn sie später wiederauftauchen, wird die Kraft des Fastens in der Regel schon so groß sein, dass die Schmerzen dagegen keinc Chance mehr haben und rasch wieder abklingen. Es ist sozusagen ein fauler Kompromiss, bei dem wir aber Glück haben können. Möglicherweise ist die Reizung des Magens im Vergleich zum Rückgang der Kopfschmerzen das kleinere und tolerable Übel.

Appetitliche Vorstellungen?

Was das Zusammenlaufen des Wassers im Mund und anderswo angeht, empfiehlt es sich auch nicht, vor Bäckereien verweilend, den Geruch von frischem Brot zu genießen. Das lindert weder Hungergefühl noch Appetit. Im Gegenteil regt es beide an. Auch schon intensives Denken an schmackhaftes Essen kann diesen Effekt auslösen. Allerdings liegt hierin auch wieder die Chance, den Spieß umzudrehen und bewusst zu »schwindeln«. Wenn Sie etwa schon länger meditieren oder eine Technik wie die der geführten Meditation kennen, mit deren Hilfe sie selbst in Trance gleiten, können Sie sich ganz bewusst auf diesen tiefen Ebenen des Bewusstseins satt essen mit der Betonung auf satt. Dieser kleine bewusste »Schwindel« kann Sie ganz wirksam von allen Hungergefühlen erlösen; allerdings gäbe es viel Sinnvolleres, was Sie auf diesen Ebenen erleben könnten. Wann immer Sie solche »Übungen« machen, sollten Sie sich über deren Charakter bewusst sein: Es sind eben nur Tricks, die sich der magischen Möglichkeiten der Bilderebene bedienen. Wenn Sie noch keinen Zugang dazu haben, brauchen Sie wirklich nicht traurig zu sein, im Gegenteil: Sie haben dann die Entdeckung dieser eigenen inneren Ebenen noch vor sich, und Fasten ist die ideale Zeit dafür.

Physiologie des Fastens

Der Wert medizinischer Erklärungen

Vom Verstehen werden die Dinge nicht immer besser, aber für »Intellekttiger« sind sie dann oft besser verdaulich. Medizinische Fakten – wie Körper- und Organfunktionen beim Fasten – müssen Sie nicht wissen, um erfolgreich zu fasten. Im Prinzip reicht es völlig, wenn Sie vom Bild des Großputzes in Ihrem »Körperhaus« ausgehen und sich bei etwaigen Unregelmäßigkeiten klarmachen, dass jetzt eben gerade Abfall verbrannt wird und Sie froh darüber sein sollten. Sie können dieses Kapitel also ruhig auslassen. Wichtig ist nur, dass Sie dann alles genau nachmachen, auch ohne es zu verstehen. Sind Sie ein Mensch (wie ich), der für alles Erklärungen sucht und braucht, dann lesen Sie lieber weiter, damit dann auch wirklich alles klappt.

Energieversorgung

Zu Fastenbeginn verfügt der Organismus noch über einige Kohlenhydratreserven in Form des Leberglykogens. Wenn diese verbraucht sind, was spätestens nach der ersten Nacht der Fall ist, muss er sich auf Eigenversorgung umstellen; das heißt, er bekommt jetzt nur noch Fett und Eiweiß – spätestens hier wird auch der strengste Vegetarier zum Fleischfresser, ja, zum »Kannibalen (an sich selbst)«. Jene Autophagie, für deren Entdeckung vor zwei Jahren der Medizin-Nobelpreis verliehen wurde, ist nun die Regel. Nun spricht alles dafür, dass die weitere Energiegewinnung mit einer verblüffenden, dem Körper innewohnenden Intelligenz vor sich geht. Ab jetzt ist der Stoffwechsel strikt ketogen.

Evolutionäres Fasten

Der Organismus hatte im Laufe der Evolution Jahrmillionen Zeit, sich an Mangelsituationen zu gewöhnen und das Beste daraus zu machen. Das kann er, und so ist Fasten für ihn eine vergleichsweise geringe Anforderung, der er spielend gerecht wird, indem er auf alte Muster zurückgreift. Mit Überfluss, wie er heute bei uns herrscht und in unseren Ländern schon wieder als normal gilt, hat er dagegen kaum Erfahrungen sammeln können und reagiert entsprechend inkompetent, wie die moderne Fettsucht- und Diabetes-II-Lawine zeigt.

Intelligentes Krisenmanagement

Es wird also keineswegs einfach irgendwo Muskeleiweiß abgebaut, um Brennstoff heranzuschaffen, sondern zuerst einmal werden all jene zahlreichen krankhaften Ablagerungen und Absonderungen angegangen, die sich im Laufe der Zeiten gebildet haben und die noch wertvolles Brennmaterial enthalten. Insofern ist die Fastensituation für den Organismus von Anfang an mehr Chance als Notfall. Dann folgt der Körper einem eigenen, in vielen Hunger- und Notzeiten unserer Entwicklungsgeschichte erprobten Konzept. Zuerst kommt das am wenigsten Wichtige dran, es wird abgebaut und verbrannt; und dann geht's der Reihe und der Bedeutung nach, sodass die wichtigen Strukturen so lange wie irgend möglich unangetastet bleiben. Nachdem das Kranke abgebaut wurde, ist das Überschüssige dran, etwa Speicherfett, das für solch schwere Zeiten zurückgelegt wurde. Mit diesen beiden Abteilungen können die allermeisten Menschen die ganze Fastenzeit bestreiten. Es ergibt sich eine typische Win-win-Situation, denn während der Körper fitter und wieder beweglicher wird, kann er gesunden und Überflüssiges neuerlich in Fluss bringen. Er macht es »sich und uns« leichter.

Hierarchie des Abbaus

Je nach Körpersituation – in der Regel braucht es viele Wochen bis dahin – kommt nach dem Kranken und dem Überflüssigen erst noch weniger Wichtiges zum Abbau. Und erst nach sehr langer Zeit beginnt der Organismus, auch wichtigere Strukturen zurückzubauen. Meist erst nach mehreren Monaten wird das offensichtlich so bedrohliche Formen annehmen, wie die Hungernden der Entwicklungsländer zeigen oder auch Magersüchtige hierzulande. Wer seinen Körper vorher durch viele Fastenzeiten an Kargheit gewöhnt hat, wird unter Umständen erleben, wie er sich auch im völligen Mangel oder bewussten Verzicht wieder stabilisieren kann und die Regeln der Physik geradezu widerlegt.

Probleme im Mangel

Ein solch extremer Fall war eine kleine Gruppe von Fischern, deren Boot für viele Monate führerlos und ohne Essens- und Wasservorräte über den Ozean trieb. Von fünfen starben zwei, doch die anderen drei erreichten nach einem Dreivierteljahr wieder Land und Menschen. Ihr Zustand war nach dem Martyrium verblüffend und für die Wissenschaftler unerklärlich gut.

Wer – unter fachkundiger Begleitung oder nach ausreichendem Selbststudium – freiwillig sehr lange auf Essen sowie auch eine Woche auf Wasser verzichtet und sich dem Lichtnahrungsprozess unterzieht, wird in den allermeisten Fällen ebenfalls erleben, wie er nicht nur die »Durststrecke«, sondern auch eine recht lange Nahrungskarenz relativ problemlos übersteht. Inzwischen gibt es auch im deutschsprachigen Raum einige Menschen, die das schon seit langem demonstrieren.*

Wunder im Verzicht

Für das hochintelligente Vorgehen des Organismus während der Fastenzeit spricht die Erfahrung, dass Krankheitsschauplätze der Vergangenheit auf den Fastenreiz ansprechen und deshalb alte Herde wieder aufflackern können, wenn sie nicht restlos saniert sind und der Organismus nicht ganz mit ihnen fertiggeworden war. Offensichtlich werden hier Krankheitsstoffe, die im Bindegewebe abgelagert wurden, mobilisiert. Von der Pharmakologie wissen wir heute, dass sehr viel Giftstoffe, auch Medikamente und ihre Abbauprodukte, im Fettgewebe gespeichert werden, wenn sie nicht gleich ausgeschieden werden können. Sensible Fastende können diese Stoffe sogar manchmal wieder an ihren Wirkungen identifizieren, wenn sie durch den Fettabbau in den Kreislauf gelangen.

Praktische Fastenerfahrungen

Einmal fastete eine mit über 130 Kilogramm schwere kleine Patientin auf ihren unbeugsamen Wunsch hin über drei Monate bei mir; und während ihre Schutzschichten dahinschmolzen – seelisch durch die Psychotherapie, körperlich durch das Fasten –, machte sie die entspre-

Extrembeispiele

* Vgl. Michael Werner und Thomas Stöckli: *Leben durch Lichtnahrung. Der Erfahrungsbericht eines Wissenschaftlers*, AT Verlag, Baden und München 2005.

chenden Nebenwirkungen der über Jahre konsumierten Psychopharmaka durch. An den geschilderten Symptomen konnte ich tatsächlich die entsprechenden Mittelbilder in ihren Schattenseiten wiedererkennen. Aber solche Extreme seien hier nicht empfohlen und sind überhaupt nur mit aufwendigen Bewegungsprogrammen und Gymnastikanstrengungen vertretbar, da sonst der kosmetische Effekt trotz oder gerade wegen der großen Gewichtsabnahme sehr zu wünschen übrig ließe.

Körperlogik

Zuerst greift der Organismus aus seiner Logik also auf die kurzfristig angelegten Kohlenhydratspeicher zurück, dann wendet er sich krankhaften Eiweißablagerungen zu und danach vor allem dem Fettgewebe, von dem er sich praktisch während der gesamten Fastenzeit ernährt – und er kann ganz gut davon leben. Nur das Gehirn ist auf Glucose angewiesen, die aus Eiweiß gewonnen werden kann, aber, wie eine neuere Untersuchung zeigt, auch aus Fett, sodass also die Versorgung im Idealfall ausschließlich aus Speicherfett erfolgt. Früher glaubte man, dass es keinen Stoffwechselweg von Fett zu Glucose gäbe, und vermutete deshalb bei längerem Fasten in geringem Umfang auch Muskelabbau wegen zwingender Eiweißverluste. Eine gewisse Entlastung sollten hier der tägliche Honig und die geringen Kohlenhydratmengen im Saft bringen. Da beides so angenehm ist und das Fasten nicht stört, haben wir es beibehalten, auch wenn es physiologisch nicht mehr notwendig erscheint.

Bindegewebe als Basis

Die grundlegend heilende Wirkung des Fastens bei verschiedensten Krankheitsbildern basiert wahrscheinlich auf der durch die Stoffwechselsituation erzwungenen Entschlackung des Bindegewebes, jenes Gewebes, das praktisch bis in alle Bereiche des Körpers reicht und wohl die erste und wichtigste Regulationsinstanz des Organismus ist. Die herausragende Bedeutung dieses Gewebes wurde erst relativ spät von den Forschern Pischinger und Perger am Ludwig-Boltzmann-Institut in Wien bei ihren Arbeiten über das Grundregulationssystem entdeckt. Bis heute hat diese bahnbrechende Erkenntnis noch nicht ausreichend Eingang in die Schulmedizin gefunden. Für die umfassenden Wirkungen des Fastens in dem Sinne, wie schon Hildegard von Bingen sie beschrieb, bietet das Bindegewebe als Basis der Körperregulation die einleuchtendste Erklärung. Wenn dieses alles durchdringende und jedes spezifische Organgewebe in seiner Struktur haltende Gewebe, dem alle Regulation unterliegt, verschlackt und blockiert ist, kann das eine Unzahl von Symptomen an eben buchstäblich allen Organen hervorrufen. Wenn nun eine Therapie dieses im wahrsten Sinne des Wortes grundlegende Gewebe säubert, wird sich das sehr umfassend positiv auswirken und überall verblüffende Spuren der Gesundung und Regeneration hinterlassen, wie wir es vom Fasten kennen. Auch andere Therapien, die eine tendenzielle Entrümpelung des Bindegewebes bewirken, wie Massagen, Überwärmungsbäder, Entsäuerungskuren und Eigenblutinjektionen, führen kurzfristig zu ähnlichen Reaktionen, wie sie beim Fasten vorkommen, etwa reaktiver Müdigkeit und Abgeschlagenheit.

Organreaktionen

Die verschiedenen Organsysteme unterliegen beim Fasten gewissen Veränderungen. So stellt sich der Darm nun vollkommen von Resorption auf Ausscheidung um. Buchinger sprach von einer starken Sekretion durch die

Darmwand. Solange der Fastenprozess läuft, entgiftet der Darm. Wie gesagt werden auch nach vier Fastenwochen noch alte Kotreste, manchmal sogar richtige Kotsteine, abgeschilferte Darmwand- und Gallenblasenzellen sowie Toxine ausgeschieden. Die Bewegungstätigkeit (Peristaltik) geht in geringerem Umfang weiter, die Sekrete nehmen noch deutlicher ab, da die Auslösereize fehlen.

Bauchspeicheldrüse

Die Arbeit der Bauchspeicheldrüse wird eingeschränkt, wobei sie allerdings in sehr abgeschwächtem Maße weiter Verdauungssäfte produziert. Dagegen haben die Inselzellen, die das für den Kohlenhydratstoffwechsel wichtige Insulin produzieren, absolute Schonzeit. Buchinger glaubte sogar, eine dadurch bedingte Größenabnahme der ganzen Drüse beobachtet zu haben. Jedenfalls ist die Ruhepause für dieses heute so überstrapazierte Organ Gold wert.

Typ-II-Diabetes

Durch diese Ruhephase ist es zu erklären, dass sich der innersekretorische Teil der Drüse im Fasten so verblüffend gut regeneriert und das Krankheitsbild des Diabetes II enorm bessern kann. Wer konsequent fastet, seine Ernährung danach entsprechend umstellt und der Bedeutung des Krankheitsbildes im Sinne von »Krankheit als Symbol« nachgeht und auf der Seelenbilderebene auch bearbeitet, kann auf diesem Weg von den Medikamenten ganz loskommen.

Typ-I-Diabetes

Leider lässt sich Ähnliches für den »Jugend«- oder Typ-I-Diabetes nicht sagen. Nicht einmal bei der Kombination von Fasten und Psychotherapie habe ich erlebt, dass ein Typ-I-Diabetiker auf die Insulinbehandlung verzichten konnte. Aber auch hier kommt es meist zur Reduktion der notwendigen Insulinmenge und besserer

Einstellbarkeit. Schulmediziner warnen in der Regel vor den möglichen Folgen einer eintretenden sogenannten Ketoazidose. In all den Jahren habe ich bei fastenden Diabetikern beiderlei Typs keine Probleme erlebt. Allerdings ist eine konsequente Blutzuckerkontrolle während des Fastens sinnvoll und notwendig. Diese wird aber heutzutage von den Patienten selbst dermaßen gut beherrscht, dass sich auch hier kaum Einschränkungen ergeben.

Leber

Die Leber hat nach dem anfänglichen Glykogenverbrauch mit dem Fettabbau zu tun, zudem kommt ihr die wesentliche Entgiftungsaufgabe zu. Mit der Leberpackung und den entsprechenden Tees unterstützen wir sie und regen ihre Funktionen an. Obwohl also die Leber während des Fastens eher verstärkt weiterarbeitet und durch die anfallende Entgiftung oft mehr zu tun bekommt als sonst, hat Fasten doch auch auf sie ausgesprochen regenerierende Wirkung. Es ist zum Beispiel die beste Therapie für die alkoholgeschädigte Fettleber. Trotz der erheblichen Belastung wird auch dieses Entgiftungsorgan während des Fastens etwas kleiner und schrumpft sich gesund. Wahrscheinlich geschieht es im selben Rahmen, wie alle Gewebe sich straffen und festigen.

Haut

Letzteres wirkt sich übrigens besonders deutlich und vorteilhaft auf die Haut aus. Während sie anfangs verstärkt als Ausscheidungsorgan dient und nicht selten unrein erscheint, wird sie nach dem Fasten reiner und straffer und »wie neu« sein. Wenn die Haut phasenweise unrein wird, sollte das zu verstärkten Bemühungen führen, die Darm- und Nierenausscheidung anzukurbeln, um die unangenehmere Hautausscheidung in Grenzen zu halten. Eine Fastenkur gehört sicher zu den effektivsten kosmetischen Maßnahmen, was ja nicht sehr erstaunlich ist: Eine Reinigung von innen heraus, die an den Wurzeln angreift, ist natürlich wirksamer als jede Oberflächenbehandlung.

Das Alter und die Schwerkraft

Allerdings ist bei längeren Fastenzeiten jenseits der Lebensmitte zu bedenken, dass die Schwerkraft dann zunehmend Macht über die Gewebe gewinnt und längere Fastenzeiten diesen Effekt, was die Haut anbelangt, noch verstärken. Es bräuchte dann besonders viel Bewegungsübungen und Hautbürstungen, um zunehmende Faltenbildung im Zaum zu halten. Besonders Frauen, die wenig Lust zu intensivem Bewegungstraining verspüren, sollten sich dieses Effektes bei Fastenzeiten, die über drei Wochen hinausgehen, bewusst sein. Denn natürlich braucht auch die Haut Zeit, sich anzupassen, und wenn ihr Inhalt in langen Fastenprozessen schwindet, können auf ihr Falten zurückbleiben. Generell wird ein fülliger Mensch auf den ersten Blick die bessere, weil prallere Haut aufweisen. So gelten »kräftige« Menschen im Alter oft als gesünder, was jedoch eine optische Täuschung ist.

Nieren

Auch die Nieren arbeiten natürlich weiter, was dem Fastengeschehen förderlich ist, kommt ihnen doch eine ganz entscheidende Entgiftungs- und Ausleitungsfunktion zu. Man kann das manchmal deutlich am Urin bemerken: Wenn der Urin unangenehm zu riechen beginnt, dick erscheint oder trübe wird, sollte noch mehr getrunken werden, sogar vielleicht mehr, als der empfundene Durst es fordern mag. Durst ist beim Fasten überhaupt nicht das entscheidende Trinkkriterium, man muss auf alle Fälle die angegebenen Mindestmengen der

Flüssigkeitszufuhr erreichen, mit oder ohne Durst. Die Untergrenze darf nicht unterschritten werden, aber eine Obergrenze gibt es praktisch nicht. Es ist ein großer und manchmal folgenschwerer Irrtum, zu glauben, man entlaste die Nieren, wenn man wenig trinkt. Ganz im Gegenteil: Je weniger man trinkt, desto höher muss die Niere den Urin konzentrieren. Das heißt, umso weniger Flüssigkeit hat sie zum Ausscheiden der Abfallprodukte zur Verfügung. Auf einer bestimmten unteren Grenze schafft sie es gar nicht mehr, alles auszuscheiden, und lagert den Abfall wieder in ihrem eigenen und im Bindegewebe des übrigen Körpers ab. Die konsequente Devise heißt also: Nieren entlasten durch ausgiebiges Trinken! Das beste und verlässlichste Maß ist die Farbe des Urins. Bleibt diese während des ganzen Fastenprozesses wasserklar und hell, ist alles in Ordnung. Anderenfalls – besonders morgens – muss mehr (Wasser) getrunken werden.

Herz

Das Herz hat beim Fasten eher weniger zu arbeiten. Und schon nach kurzer Zeit schlägt es in der Regel auch ökonomischer. Der Gesundschrumpfungsprozess geht hier noch weiter. Natürlich wird ein Fettherz bei einem insgesamt übergewichtigen Menschen im selben Maß schrumpfen wie der ganze Körper. Aber beim (im Sinne der Insuffizienz) überforderten Herzen tritt noch hinzu, dass es auch muskulär wieder in Form kommt und an Kraft gewinnt. Der wichtigste und förderlichste Effekt für das Herz beim Fasten lässt sich mit dem modernen Begriff der Herzkohärenz umschreiben. Wir wissen heute, dass Herzen einige Monate vor dem Tod dazu neigen, ihre Dynamik zu verlieren und in einen maschinenähnlichen Takt zu verfallen, der kaum mehr veränderbar ist. Fastend gewinnen sie aber wieder an Lebendigkeit und Rhythmik wie ihre Besitzer.

Blut

Im Blut gehen beim Fasten einige wichtige Veränderungen vor sich. Es kommt durch die starke Entwässerung in den ersten Tagen zu einer gewissen Eindickung und Volumenabnahme, was einen erhöhten Blutdruck sehr schnell zur Norm zurückbringen kann. Diese Entwässerung ist erwünscht und kommt durch den Kochsalzentzug zustande, der zu einer allgemeinen Entquellung der Gewebe führt. Das Blut wird auch etwas saurer während der ersten Woche mit ihrer starken Entgiftung. Mit dem Rückgang dieser erhöhten Azidität im Gewebe tritt meist eine deutliche Besserung im subjektiven Befinden ein. Aufgrund der starken »Zellmauserung«, das heißt des erhöhten Abbaus alter und geschädigter Zellen, steigen Harnsäure und Harnstoff im Blut an – beides Abfallprodukte des Eiweißstoffwechsels. Da die Harnsäure mit Glucose zur Ausscheidung gebracht werden kann, erleichtert der tägliche Honigtee diese Aufgabe.

Abwehrsystem

Typisch und interessant ist auch eine deutliche zahlenmäßige Abnahme der weißen Blutkörperchen bei sogar noch erhöhter Abwehrbereitschaft des Organismus sowohl gegenüber Bakterien als auch Viren. Die Zahl der weißen Blutkörperchen nimmt mit steigendem Stress zu. Wahrscheinlich ist ihre Abnahme beim Fasten Ausdruck der körperlichen und seelischen Abschirmung gegen Stress. Hierfür spricht auch, dass ihre Menge durch regelmäßig durchgeführte Entspannungsmethoden wie Meditationen ebenfalls gesenkt werden kann. Wohingegen jedes Essen zu einer Leukozytose, einem Anstieg, führt, weil dadurch immunologisch Fremdes in den Organismus eintritt und neutralisiert werden muss.

Blutdruck

Hinsichtlich des hohen Blutdrucks stellt Fasten eine rasch wirkende Therapie dar und kann mit einer über das Fasten hinaus fortgeführten Kochsalzreduzierung, moderatem Bewegungstraining im Sauerstoffgleichgewicht und Verständnis des seelischen Hintergrundes einen echten Umschwung bringen. Für die Normo- und Hypotoniker (oberer Blutdruckwert unter 100) wird das Fasten oft eher zur Last, wobei Buchinger in vielen Fällen auch hier eine Normalisierung des niedrigen Drucks über längere Zeiträume erlebt hat. In solchen Fällen ist Bewegung sehr wichtig, aber auch – zumindest anfangs – unangenehm. Beginnen Sie deshalb ganz langsam. Ansonsten können alle zur Kreislaufanregung geeigneten Maßnahmen wie Kneippen, Bürstungen, Ginseng- und grüner Tee mit Honig und so weiter helfen.

Vegetatives Nervensystem

Entscheidende Vorteile trägt beim Fasten das vegetative Nervensystem davon, auch wenn das noch viel zu wenig Beachtung findet. In der modernen Welt ist es meist einseitig belastet. Wir stehen auf dem Gas, im Organismus »Sympathikus« genannt, und haben die Bremse, den Parasympathikus oder Vagus, praktisch vergessen. Das Ergebnis sind vegetative Dystonie, Bluthochdruck, Herzinfarkt, Schlaganfall, aber auch Tinnitus und Hörsturz und eine Fülle anderer sogenannter Zivilisationsschäden von Schlafstörungen über Kopf- bis Rückenschmerzen. Eine Fastenkur bringt in dieses einseitige und gefährlich gewordene Spiel wieder Ruhe, und die Bremse gewinnt ihre Funktion zurück. Fasten führt tief ins Land des Parasympathikus, des archetypisch weiblichen Gegenspielers des urprinzipiell männlichen Sympathikus. Das heißt, alle Systeme werden auf Ruhe und Regeneration geschaltet, und die für den Sympathikus typischen Angriffs- oder Fluchtmuster werden für die Fastenzeit ganz ausgesetzt.

Hilfreiche naturheilkundliche Behandlungsmöglichkeiten

Reiztherapie

Fasten ist an sich schon die Behandlung selbst und eine sehr wirkungsvolle obendrein. Deshalb ist es im Allgemeinen gar nicht nötig, zusätzlich Behandlungen durchzuführen. Die meisten Fastenden sind gesünder als sonst. Doch gibt es einige Möglichkeiten der naturheilkundlichen Medizin, das Fasten noch zu unterstützen bzw. die Ergebnisse und Erfahrungen zu intensivieren. Alle geeigneten Therapieformen gehören in die Gruppe der Reiztherapien wie das Fasten selbst. In diesem Wort zeigt sich bereits eine gewisse Gefahr, nämlich das Ganze zu überreizen. So sei man hier vorsichtig: Weniger ist oft mehr. Fasten ist und bleibt sowieso die Hauptsache.

Homöopathie

Im Zentrum der medizinischen Behandlung von Fastenden sollte bei Bedarf – wie schon mehrmals erwähnt – die Homöopathie stehen, jenes von Samuel Hahnemann und vorher schon von Paracelsus erkannte Therapieprinzip, Ähnliches mit Ähnlichem zu kurieren (»Similia similibus curentur«) – mittels potenzierter Mittel. Letztere Idee ist das alleinige Verdienst von Hahnemann, Paracelsus hat noch nicht potenziert. Das richtige homöopathische Mittel, das Simile, kann den Ablauf einer Fastenkur von vornherein entscheidend lenken und wird besonders wichtig, wenn jemand bereits mit gesundheitlichen Problemen ins Fasten startet.

Konstitutionsmittel

Gelingt es, das passende Konstitutionsmittel zu finden, zum Beispiel bei ausgeprägter lymphatischer Konstitution, bei jenen Menschen also, die schon seit frühester Kindheit mit Infektionen nicht recht fertigwurden, deren belastetes Bindegewebe sie pastös und aufgedunsen erscheinen lässt, kommt der homöopathischen Behandlung entscheidende Bedeutung zu, da ansonsten Umstimmung und Abnehmen nur mühsam vor sich gehen. Andererseits erleichtert und fördert auch das Fasten die Wirkung des Simile – der fastende Organismus ist besonders sensibel und empfänglich für alle Reize, und so kann das richtige Mittel seine Wirkung mit größerer Kraft entfalten. Buchinger, der Altmeister des Fastens und natürlich »nebenbei« homöopathischer Arzt, betont, wie therapieresistente, chronische Krankheitsfälle durch zwischengeschaltete Fastenkuren oft der homöopathischen Therapie wieder zugänglich werden.

Homöopathie bei Fastenkrisen

Bei Behandlung der bereits erwähnten Fastenkrisen ist das homöopathische Mittel allen anderen weit überlegen. Denn wenn es doch einmal zu therapiebedürftigen Organmanifestationen beim Fasten kommt, bietet es die Möglichkeit, zu behandeln, ohne gleich wieder

Gift zuzuführen. Das Homöopathikum arbeitet auf derselben »Leitschiene« wie das Fasten selbst.

Der innere Homöopath

Es ist nicht einmal unwahrscheinlich, dass die heilende Wirkung des Fastens bei verschiedensten chronischen Erkrankungen zum guten Teil dem Homöopathiekonzept entspricht oder zumindest einer Art »Iso«-Therapie (»Iso« bedeutet »gleich«). Der innere Arzt ist jedenfalls Homöopath. Tatsächlich ist es wahrscheinlich, dass die gelösten Schlackenstoffe und Toxine, die beim Fasten neuerlich in den Stoffwechsel eingeschleust werden, als Reizstoffe wirken. Und sicherlich sind sie auch genau die Stoffe, an denen der betroffene Organismus ursprünglich erkrankte. Folglich geht hier ein »innerer Homöopath« mit deutlicher Überlegenheit ans Werk. Da diese Stoffe aber doch recht konzentriert, also sicher nicht potenziert, wirken – man könnte sagen: als »Urtinkturen« –, ließe sich auch die manchmal sehr deutlich auftretende Erstverschlimmerung, die Fastenreaktion, zwanglos erklären.

Erweiterte Heilungshypothese

Daraus ergibt sich noch eine Erweiterung der auf das Grundsystem gestützten Wirkungshypothese, warum so viele, ganz verschiedene Krankheitsbilder durch Fasten geheilt oder doch zumindest günstig beeinflusst werden. Der »innere Arzt« ist wohl in der Lage, für jedes bestehende Symptom das passende Simile aus »seiner Apotheke«, dem Bindegewebe, herauszugeben und sicher nicht bloß für bereits manifest gewordene Krankheitsbilder, sondern genauso für sich schon abzeichnende zukünftige Symptome. Damit wird dann auch die von Fastenärzten beobachtete krankheitsvorbeugende Wirkung des Fastens verständlicher.

Eine gewisse Unterstützung dieser Theorie kommt von der Irisdiagnose. Augendiagnostiker bringen bestimmte Pigmente und Ablagerungen im Bindegewebe der Iris mit ganz bestimmten Erkrankungen oder bei Erbgiften mit Krankheitsanlagen in Zusammenhang. Irisdiagnostiker wie Helmut Schimmel und Horst Herget haben nun Systeme von Mitteln (homöopathische Komplexe) zusammengestellt, mit deren Hilfe es ihnen gelingt, die Vergiftungsphasen in einer bestimmten Reihenfolge (entsprechend der Bedeutung des Toxins) wieder rückgängig zu machen und so auch einen Teil der Pigmente im Auge zum Verschwinden zu bringen. Für uns ist diesbezüglich interessant, dass die Iris auch bei einer ganz normalen Fastenkur ohne jede medikamentöse Unterstützung klarer wird, Pigmentablagerungen schwächer werden oder sich ganz zurückbilden. Wahrscheinlich geschieht hier etwas ganz Ähnliches, nur könnte man annehmen, dass der »innere Arzt« die Reihenfolge der Entgiftung sogar noch besser findet und wahrscheinlich auch gründlicher arbeitet. Es zeigt sich wieder einmal, wie sinnvoll es ist, mit ihm zu kooperieren, in körperlicher wie auch seelischer Hinsicht. Therapieerfolge auf Basis innerer Bilder sind bekanntermaßen wohl ebenfalls nur mit homöopathischem Denken (Simile-Prinzip) befriedigend zu erklären. Wir versuchen ja gerade nicht, Probleme zu bekämpfen oder zu vermeiden, sondern schauen sie vielmehr »nur« an.

Therapeutische Konsequenzen

Aus diesen Überlegungen heraus kann es durchaus sinnvoll sein, die beim Fasten in den Körpersäften gelösten Schlackenstoffe auch in potenzierter Form, zum Beispiel als potenziertes Eigenblut oder als verschüttelten Eigenurin, zu verabreichen. Damit wäre die Erstreaktion milder und die homöopathische Wirkung sogar noch deutlich intensiver.

Eigenbluttherapie

Unsere Erfahrungen mit Eigenblutinjektionen während der Fastenseminare sprechen sehr für diese Interpretation. Bei Patienten, die zwei Seminare verbanden und damit fünfzehn Tage fasteten, kam bei sieben Injektionen ein deutlich spürbarer Therapieeffekt zustande: eine allgemeine Abwehrsteigerung und Besserung verschiedener Symptome. Leider lassen sich die mindestens fünf notwendigen Behandlungen nicht in einer Woche unterbringen. Reiztherapien brauchen immer ihre Zeit.

Eigenurintherapie

Die Eigenurintherapie ist noch einfacher, da sie völlig ohne fremde Hilfe durchgeführt werden kann. Beim Fasten kostet es auch weniger Überwindung, einen Schluck des eigenen »besonderen Safts« zu trinken. Wenn man zu Beginn nicht gerade den ersten Morgenurin verwendet, sondern einen Schluck von der zweiten Portion eines schon wieder ziemlich wasserklaren Urins, ist der Geschmack nicht sehr furchterregend. Erleichternd ist noch, nicht am ersten, sondern vielleicht erst am dritten Fastentag zu beginnen, wenn die Umstellung schon passiert ist. Wirklich grausam schmeckt der Urin nach Fleischgenuss, dann ist er wirklich absolut ungenießbar. Beim Fasten sind wir aber alle Veganer, und durch die Aufnahme von basischen Getränken wie den meisten Fastentees, Gemüsesuds und Fruchtsäften kommt kein ekelerregender Geschmack zustande. Neben der allgemeinen Abwehrsteigerung hat die Eigenurintherapie verblüffend gute Effekte auf die zunehmenden Allergien und Autoimmunprobleme. Sie lässt sich auch über Injektionen in Bindegewebe durchführen, aber dann sollte der Urin vor der Injektion gefiltert werden. Nach unseren Erfahrungen ist die Injektionsmethode der Trinkkur jedoch nicht überlegen.

Weitere Hilfen

Andere unterstützende Methoden erscheinen theoretisch und praktisch deutlich weniger effizient, wobei einzelne im individuellen Fall sehr hilfreich sein können. Gute Ergebnisse lassen sich mit Massagen der Reflexzonen der Fußsohlen, des Rückens entlang der Wirbelsäule, der Ohren wie auch mittels Akupressur und Shiatsu erzielen. Auch die Ohrakupunktur wirkt über ähnliche Wege. Mit ihrer Hilfe lässt sich auch der Einstieg ins Fasten, der Nahrungsentzug in den ersten drei Tagen, ganz gut erleichtern – bezeichnenderweise mit dem »Suchtprogramm«. Allerdings sollte man sich bei solch einer Maßnahme klarmachen, dass Bewusstseinsschritte ebenso oder eher noch wirksamer sind und jedenfalls immer sinnvoller. Frühere Fastenärzte wie Buchinger waren noch mutiger in ihren Behandlungen, wenn man etwa an das sogenannte Rödern der Mandeln an Gaumen und Rachen denkt oder an die Nasenreflexzonenbehandlung, um den gynäkologischen Raum therapeutisch zu beeinflussen.

Chiro- und Neuraltherapie

Beschwerden am Bewegungsapparat aufgrund statischer Veränderungen durch den Gewichtsverlust lassen sich recht erfolgreich mit chiro- oder neuraltherapeutischen Maßnahmen behandeln. Deren Ausschaltung von Störfeldern wie Narben kann darüber hinaus sinnvoll sein, ebenso wie das Abfangen von Schmerzschüben bei rheumatischer Grunderkrankung, wobei die Interventionen von ganz oberflächlichen Quaddeln in die Reflexzonen bis zu viele Zentimeter tiefen Infiltrationen von Nervengeflechten reichen können.

Wie lange sollte oder darf gefastet werden?

Immer mit der Ruhe, Schritt für Schritt

Die wichtige Frage, wie lange man fasten darf oder sollte, lässt sich nicht verbindlich klären. Beginnen sollte man mit wenigstens sechs Tagen. Kürzere Perioden sind jedenfalls für den Start ungeeignet. Beim Gesunden würde ich für den Anfang eine Woche und bei Lust und Laune noch eine weitere empfehlen. Natürlich können Übergewichtige auch bis zum Erreichen ihres Idealgewichts fasten, nur sollte das bei erheblichem Ausmaß in mehreren Etappen geschehen, da sich sonst verschiedene Probleme ergeben. So müssen sich die Gelenke erst allmählich wieder an die, wenn auch gesündere, aber doch ungewohnte Statik gewöhnen. Die Haut braucht ebenfalls Zeit, um sich dem neuen, geringeren Inhalt anzupassen. Hier bekommen Gymnastik und moderate Bewegung sehr große Bedeutung.

Ausgefastete (Ideal-) Zustände?

Natürlich gibt es Berichte von wesentlich längeren Fastenperioden, vielfach werden auch bestimmte Zeichen erwähnt, die zeigen sollen, dass aller Schmutz »herausgefastet« ist, etwa das Wieder-sauber-Werden der Zunge, der wieder reine Atem oder das klar zurückfließende Einlaufwasser. Bei solchen verlängerten Kuren sollte nie auf die Mitarbeit eines erfahrenen Fastentherapeuten verzichtet werden. Auch sind solche »ausgefasteten« Zustände in der Praxis sehr schwer zu erreichen. Aus persönlicher Erfahrung muss ich bekennen, dass auch nach vierzig Tagen noch nicht alle dieser drei

Kriterien erfüllt waren. Buchinger hat in zirka dreißig Jahren wiederholter Fastenpraxis keinen solchen Zustand erlebt. Das muss natürlich nicht heißen, dass es unmöglich ist – nur sollte man seinen Ehrgeiz kritisch betrachten und nicht etwas zu erzwingen suchen, wofür man noch nicht reif ist. Die Inder sagen etwa, ein gesunder Mensch dufte nach der zuletzt genossenen Frucht. Das ist sicher eine schöne Vorstellung und ein ebenso hehres Ziel. Den meisten gelingt das allerdings nur bei Knoblauch und mit Spargel und Pilzen im Hinblick auf den Urin. Es wäre schon viel gewonnen, wenn die unangenehmen Ausdünstungen ausblieben, und hier habe ich durch das Fasten und Umstellung auf »Peace Food« schon ganz *wunder*volle Genesungen erlebt.

Essener-Fasten

Wenn in diesem Buch oft das Essener-Evangelium zitiert wird, so geschieht dies jedenfalls nicht zu dem Zweck, Sie dazu anzuregen, dass Sie dasselbe mit anderen oder doch weniger Mitteln zu erreichen suchen. Die Essener haben nicht nur gefastet, sondern auch zahlreiche andere Maßnahmen ergriffen, und sie haben nicht zuletzt gebetet … Jesus sprach zu den Essenern:

»Wahrlich, ich sage euch, groß und vielfältig sind eure Sünden. Viele Jahre habt ihr den Verlockungen des Satans nachgegeben. Ihr wart gefräßig, versoffen, habt gehurt, und eure alten Schulden vervielfältigten sich. Und nun müsst ihr sie zurückbezahlen, und die Zahlung ist schwierig und hart. Seid darum nicht schon nach dem dritten Tage ungeduldig wie der verlorene Sohn, sondern geduldig bis zum siebten Tag, der von Gott geheiligt ist, und geht dann mit demütigem und gehorsamem Herzen vor das

Antlitz eures himmlischen Vaters, dass er euch all eure alten Schulden vergibt. Wahrlich, ich sage euch, euer himmlischer Vater liebt euch ohne Ende, denn er erlaubt euch, in sieben Tagen eure Schulden von sieben Jahren zurückzuzahlen. Jenen, die für sieben Jahre Sünden und Krankheit schulden, aber ehrlich bezahlen und bis zum siebten Tag durchhalten, wird unser Himmelsvater die Schulden aller sieben Jahre vergeben.«

Warnung vor religiösem Ehrgeiz

Diese Rechnung ist allerdings nicht auf jede Situation übertragbar, und so sei ausdrücklich vor der Illusion gewarnt, ganz rasch die Zahl der eigenen Lebensjahre an Fastentagen hinter sich zu bringen und sich dann für erleuchtet zu halten … Nicht einmal körperlich wird dann bei allen alles gesundet sein, allein dazu bräuchte es schon die entsprechende innere Einstellung.

Individuelle Ideallänge

Die günstigste Länge einer sinnvollen Fastenkur ist nur individuell zu bestimmen – es gibt auch keine zwei gleichen Verläufe. Und natürlich hängt alles sehr weitgehend von der zugrunde liegenden Motivation ab. Ist der eigentliche Grund für das Fasten ein körperliches Problem, also etwa eine chronische Stirnhöhlenentzündung, so tendiert man wohl dazu, zu fasten, bis das Problem spürbar überwunden ist. Aber auch das wird nicht immer möglich sein, und man muss vielleicht später noch einmal oder sogar öfter fastend zur selben Problematik zurückkehren. Liegt der Grund mehr in Richtung Selbsterfahrung und Bewusstseinserweiterung, ist die Frage nach der Dauer noch offener. Verfolgt man parallel zur Fastenkur ein entsprechendes spirituelles Begleitprogramm, kann es schon von Anfang an tiefgreifende Erlebnisse mit sich selbst geben, die auch wieder Rückwirkungen auf die Länge dieser Art von Exerzitium haben. Wer schon mit Erfolg und Genuss zwei Wochen gefastet hat, kann sich meist auch an vier Wochen heranwagen. Wenn das mehrmals geglückt ist, sind natürlich auch vierzig Tage – wie sie ja in der Bibel erwähnt werden – eine mögliche und oft nochmal ganz neue Erfahrung.

Fastenrhythmen

Die charakteristischen Fastenerfahrungen wie das typische Leichterwerden und die Reduzierung des Schlafs beginnen nach erfolgter Umstellung, spätestens nach dem dritten Tag. Um den siebten Tag kann es zu einer typischen ersten Fastenkrise kommen. Danach geht es meist noch einmal spürbar in ein tieferes Stadium, was sich in Meditationen auch angenehm auswirken kann. Um den vierzehnten Tag können noch weitere Krisen auftreten, die jedes Mal eine Stufe hinabführen in tiefer liegende Bereiche der eigenen Seele, neue Problemschichten und damit wohl auch tiefer sitzende körperliche »Knoten« – ebenso um den 21. Tag. Nach überwundener dritter Fastenkrise um den 21. Tag muss man am 28. Tag nicht mehr mit speziellen Problemen rechnen. Oft ergibt sich nach solchen Krisen im wahrsten Sinne des Wortes das Gefühl, der Knoten sei geplatzt. Für astrologisch versierte Fastende mag interessant sein, dass die typischen Fastenkrisen dem Mondrhythmus folgen: Am siebten Tag steht der Mond im Quadrat zu seiner Ausgangsstellung, am vierzehnten in Opposition, am 21. wieder im Quadrat und schließlich am 28. in Konjunktion. Und am 28. gibt es tatsächlich wenig Probleme. Interessanterweise werden diese Krisenpunkte auch von astrologisch gänzlich uninteressierten Therapeuten beobachtet. Natürlich können persönliche Fastenkrisen das archetypische Muster jederzeit überlagern.

Be-Deutung der Mondrhythmen

Auch aus diesem Zusammenhang mit dem Rhythmus des weiblichen Hauptgestirns lässt sich wiederum schließen, dass das Fasten ein archetypisch eher weiblicher Vorgang ist. Dafür gibt es noch andere Hinweise. So ist das ganze Erscheinungsbild Fastender nach innen gekehrt, eher passiv als aktiv. Sie neigen deutlich mehr zum Nachgeben als zum Angriff. Ihr Hauptinteresse ist Rückzug von der geschäftigen Welt und Rückbesinnung auf sich selbst. Schönheit und Harmonie werden ihnen wichtiger als Ehrgeiz und Macht. Sie werden, vor allem in ihrem sinnlichen Ausdruck, zärtlicher, weicher und weniger aggressiv, Äußerlichkeiten werden unwichtiger, und Gefühle treten offener hervor. Die Lust an Rivalität und Autoritätskämpfen kann zurücktreten zugunsten häuslicher Friedfertigkeit und Gemütlichkeit. All das mag allerdings in den ersten »Hungertagen« deutlich anders sein. Diese Beobachtungen gehen von einer längeren Fastenzeit unter günstigen Bedingungen aus.

Therapie für unsere Zeit

Fasten als weibliche Methode, die auch die weibliche Seite der Fastenden hervorkehrt, wäre eine wundervolle Antwort auf unsere kämpferische Zeit, die im Übermaß von männlichen Sonnengöttern dominiert wird. Die Rückbesinnung auf die christliche Fastenzeit könnte in unserem Teil der Welt die Rückkehr zum Gleichgewicht zwischen Sonne- und Mondprinzip fördern. Jeder einzelne Fastende schafft das für sich und seine kleine Welt. Wenn solche kleinen Inseln allmählich zusammenkämen zu größeren und sich daraus Kontinente bildeten, wäre unserer Welt insgesamt gedient.

Fasten für Männer?

Das soll aber auf keinen Fall heißen, Fasten sei eine Methode hauptsächlich für Frauen. Es geht ja gerade auch für Männer auf dem Weg der Bewusstwerdung darum, den Mut und die Stärke zu finden, sich ihre Schwächen einzugestehen – Fasten ist solch eine Möglichkeit, die durch die eigenen Schwächen zur eigenen Stärke führt. Sicher gibt es wenige Wege, die die Anima, die weibliche Seelenhälfte, die Prinzessin des Märchens oder »bessere Hälfte«, wie der Volksmund sagt, leichter und gesünder ins Leben integrieren als das Fasten.

Wie oft fasten?

Eine Frage, die eng mit dem »Wie lange?« zu tun hat, ist das »Wie oft?«. Fasten ist eine Reiztherapie, und folglich kann man es damit auch überreizen. Es hat eben nichts mit Ehrgeiz zu tun, ganz im Gegenteil, wie wir bei der Betrachtung der Mondsymbolik gesehen haben. Ich faste grundsätzlich zweimal im Jahr, im Frühjahr und im Herbst, und mache zwischendurch verschiedene Fastenwanderwochen. Einen ähnlichen Rhythmus könnte ich unabhängig von der Länge des Fastens jedem empfehlen. Tatsächlich scheint die Wirkung einer Kur auch lange anzuhalten.

Fasten bei Krankheit?

Ausnahmen sind Fastenkuren bei schwereren Krankheitsbildern, deren Länge und Häufigkeit aber in jedem Fall mit dem begleitenden Arzt geklärt werden sollten. Bei fiebrigen Infekten, Erkältungen und so weiter wird das Fasten primär dem Ziel dienen, schneller mit diesen Problemen fertigzuwerden und tiefere Lösungen zu bekommen. Entsprechend werden auch die Ausscheidungen intensiver sein, mehr Sekrete zutage fördern, aber auch rascher vorübergehen.

Fasten, um zuzunehmen

Eine andere Ausnahme bildet noch jene scheinbar paradoxe Situation, in der man fastet, um Gewicht zuzunehmen. Hier empfehlen sich viele sehr kurze Fastenperioden im Wechsel mit bewussten Essphasen, also einzelne Fastentage, auch einmal zwei oder drei Tage, aber eher nicht länger. Allerdings lässt sich eine Gewichtszunahme auch so nicht erzwingen. Wenn sie aber überhaupt im Rahmen der eigenen Konstitution möglich ist, wird sie auf diese Weise noch am ehesten gelingen und jedenfalls viel eher als nur durch vermehrtes Essen. Auf diesem Weg sensibilisiert man wie gesagt den Organismus für Nahrung, wie es beim typischen Jo-Jo-Effekt passiert, wenn junge Mädchen von einer Abmagerungskur zur nächsten Reduktionsdiät immer mehr zunehmen. Da Fasten zu einer Harmonisierung des gesamten körper-seelischen Gefüges führt, kann es durchaus sein, dass das individuelle Idealgewicht über dem Ausgangsgewicht liegt, und dann wird man durch diese kurzen Fastenrhythmen zunehmen. Mit anderen Worten, man hilft dem eigenen Körper, zu seinem persönlichen Idealgewicht zu finden, das sich ja nicht nach Versicherungsstatistiken richtet und sich folglich auch nicht mit Formeln berechnen lässt. Konsequentes Zunehmen lehre ich gegebenenfalls in unserer von der Lebenswandelschule ausgehenden frühjährlichen und herbstlichen Idealgewichts-Challenge, die mit einer Woche Detox startet, dann eine Online-Fasten- und zwei Aufbauwochen mit Kurzzeitfasten und an die sich eine Peace-Food-Keto-Kur anschließt.

Fasten als Weg zur Selbsterkenntnis

Zuerst wird nur der Mangel gefühlt; dann verschwindet das Verlangen nach Nahrung ... Zugleich geht beim Fasten etwas Innerliches vor sich. Der Körper wird gleichsam aufgelockert. Der Geist wird freier. Alles löst sich, wird leichter, Last und Hemmung der Schwere werden weniger empfunden. Die Grenzen der Wirklichkeit kommen in Bewegung; der Raum des Möglichen wird weiter ... Der Geist wird fühliger. Das Gewissen wird hellsichtiger, feiner und mächtiger. Das Gefühl für geistige Entscheidungen wächst ...

Romano Guardini (1943)

Zeit für sich

Bevor wir uns der Aufbauzeit widmen, möchte ich noch eine ideale Fastenzeit beschreiben, so wie ich sie meinen Patienten wünsche und in den Seminaren auch zu ermöglichen suche. Einiges entstammt auch dem Konzept, das ich für meine Psychotherapiepatienten zusammengestellt habe. Psychotherapie und Fasten haben als Selbsterkenntnisweg ja viele Gemeinsamkeiten. Die wichtigste Voraussetzung für solch eine Zeit ist die Zeit selbst. Im Idealfall haben Sie sie ganz frei für sich und unterliegen keinerlei äußeren Zwängen. Zwei Wochen sind natürlich besser als eine, aber auch eine – wenn sie Ihnen ganz gehört – kann viel sein. Ein zusätzlicher Vorteil ist, wenn Sie sich an einen ruhigen, vielleicht auch landschaftlich schönen Ort mit den wenigen notwendigen Utensilien zurückziehen können. Nachdem Sie sich dann mit einem Apfel (oder einem vergleichbaren Obst) von der alten (Essens-)Zeit verabschiedet haben, machen Sie sich am besten einen groben Plan, damit Ihnen später nichts fehlt. Für diese Zeit der inneren Einkehr, der Rückbesinnung auf sich selbst, sollten alle Planungen vermieden werden, die Sie von sich selbst ablenken oder den Intellekt einseitig stimulieren. Dieser hat natürlich auch sein Recht und seinen Platz, aber der sollte nicht hier und nicht jetzt sein. Das Ziel besteht vielmehr darin, mit alten Gewohnheiten zu brechen und Raum und Zeit für Neues zu schaffen. Neues, das aus Ihnen selbst erwachsen soll, braucht anfangs viel Fürsorge, so breit und gewaltig sind die Trampelpfade des Alten.

Spirituelles Tagesprogramm

Als Grundgerüst für ein Programm in der Fastenzeit ließe sich das Buch *Arbeitsbuch zur Mandala-Therapie** verwenden, das ich als Therapie-Begleitbuch gestaltet habe. Das Mandalabuch kommt schon deshalb dafür infrage, weil es gar kein Buch zum Lesen ist, sondern vielmehr eines zum Selbermachen. Malend und meditierend kreisen Sie ständig um die Mitte der Mandalas und damit auch um die eigene Mitte. Im Malen liegt viel mehr Reiz, als man anfangs glaubt, und vor allem passt es wunderbar in diese Zeit. Auch die weiteren Übungen des Buches fügen sich einfühlsam in die Fastenzeit und können den spirituellen Weg unterstützen. In den kleinen einfachen Handarbeiten, die wir heute leider kaum

* Ruediger Dahlke: *Arbeitsbuch zur Mandala-Therapie. Mit 166 Mandalas zum Ausmalen,* Darmstadt 2009.

noch ausführen, liegen große Chancen der Bewusstwerdung und des Erwachens. Nicht umsonst lautet die benediktinische Mönchsregel: »Ora et labora!« – »Bete und arbeite!« In früheren Zeiten hieß das selbstverständlich Handarbeit. Solche oder ähnliche Regeln haben alle Kulturen beachtet, etwa wenn der tibetische Bauer, während er seinen Ochsen vor dem Pflug lenkt, in der anderen Hand seine Mala Perle für Perle bewegt und sein »Om mani padme hum« summt. Derartige intellektuell anspruchslose Tätigkeiten, die trotzdem Wachheit erfordern, galten schon immer als Sprungbretter auf dem spirituellen Weg. Sie bringen uns dazu, ganz da, ganz wach zu sein, damit unser Vorhaben gelingt. Andererseits sind sie aber für den Geist nicht so fordernd, dass sie ihn in komplizierte Gedankenlabyrinthe verhedderten. Es sind das genau die gleichen Maßstäbe, die Zen-Meister an jene handwerklichen Aufgaben legen, welche sie ihren Meditationsschülern auftragen. So betrachtet, kann das Mandalabuch zu Ihrem individuellen Meditationskurs werden und zu einem Reiseführer. Und am Ende der farbigen Reise bleibt ein fertiges Buch übrig – es ist dann Ihr eigenes.

Bildermeditationen

Sie können bei Ihren »Reisen nach innen« einen weiten Weg gehen. Wenn Sie bereits eine Technik haben, in der Sie sich zu Hause fühlen, bleiben Sie ruhig bei ihr – ob Sie nun Zazen machen oder auf ein Mantra meditieren. Sie nähern sich demselben Ziel, sich selbst – nur auf anderen Wegen. Wenn Sie aber noch keinen bestimmten Meditationsweg entwickelt oder gefunden haben, können geführte Meditationen für Sie ein idealer Einstieg in den Weg zur eigenen Mitte sein. Selbst wenn Sie eine andere Technik verwenden, mag diese einfache und wirksame Art, bei der man kaum Fehler machen kann, hilfreich sein, denn sie benutzt gerade das, was alle anderen Meditationen loswerden wollen, unsere Gedanken. Unser ganzes Denken aber läuft über Bilder. Wenn wir kein Bild von, sagen wir, einem Haus in uns hätten, könnten wir uns wohl auch keins vorstellen. Ja, es geht sogar so weit, dass, wann immer jemand das Wort, den Gedanken »Haus« erwähnt, wir automatisch und sofort das Bild eines Gebäudes vor oder besser in uns haben. Das ist auch schon das ganze Geheimnis der geführten Bildermeditation. Es ist so einfach und wohl gerade deshalb so wirksam. Der große Vorteil gegenüber anderen Meditationstechniken ist, dass sich damit auch Probleme direkt angehen und lösen lassen.

Eine Auswahl von CDs des Autors mit geführten Meditationen findet sich am Ende des Buches. Mit diesen Meditationen lässt sich leicht ein eigenes individuelles Programm für jede Fastenzeit zusammenstellen, und natürlich braucht man nicht alle diese CDs auf einmal. Mit der Zeit wird es immer leichterfallen, sich in den inneren Bilderwelten zurechtzufinden, und man kann dann das Ausklingen einer vorgegebenen Reise als Startzeichen nutzen, um eigene Reisen zu beginnen, seine persönlichen Märchen zu entdecken und an den Phantasiewelten noch aktiver teilzuhaben. Der Zustand der Tiefenentspannung und später auch der Trance, der am Ende einer solchen Reise erreicht ist, lässt sich so wundervoll ausdehnen und für eigene Projekte nutzen. Das kann recht bald Spaß machen, sobald die Anfangshürden überwunden sind, die es vielleicht auch hier geben kann. Beim Fasten könnte es zum Beispiel sein, dass Sie zunächst ständig einschlafen, was ein tiefes Schlafdefizit anzeigen würde, das kompensiert werden sollte.

Schatten als Chance

Das Spiel mit den inneren Reisen hilft uns jedenfalls unmerklich und macht uns heil. Es ist eines der größten Probleme unserer Zeit, zu meinen, auf die Phantasien und Träume, Märchen, Mythen und Sagen verzichten zu können, ja, sogar glaubt, ohne die dunklen und geheimnisvollen Bereiche des Unbewussten besser auszukommen. Wer sich der »Schattenarbeit« stellt, kann jedoch erleben, wie bereichernd der eigene dunkle Seelenanteil ist. Den Irrtum, dass wir glauben, ihn ignorieren zu können, bezahlen wir alle ständig – meist, ohne es zu bemerken, und zwar an all den vielen Nahtstellen unserer so sauber verpackten Scheinwelt. So machen sich der kleine und der große Irrsinn dann regelmäßig an ganz unpraktischen Orten bemerkbar, indem die unerklärlichsten Fehlleistungen und Fehler geschehen. Aber auch Krankheiten, die uns in ihrer Symbolik im Hinblick auf den Schatten einiges zu sagen hätten, drängen aus den unterdrückten Tiefen der Seele hervor. Immer noch tun wir, als gäbe es nur, was wir sehen, messen und anfassen können. Ärzte aber dürfen sich das schon lange nicht mehr leisten – bei über der Hälfte aller Patienten können sie nichts mehr sehen, messen und anfassen, und diese sind deswegen nicht weniger krank. Mit den einfachen Meditationen wird es relativ leicht gelingen, in lange verschüttete Bereiche der Phantasie einzudringen, dorthin, wo wir uns als Kinder ganz natürlich daheim fühlten. Jene Bereiche sind tatsächlich unser Zuhause, sie gehören zu uns, und wenn wir sie wieder in Besitz nehmen, werden wir dadurch heiler.

Neben der handwerklichen Betätigung der Mandalaherstellung, einfacher Gartenarbeit oder moderater Bewegungsprogramme bieten die Meditationen der Seele Nahrung. Was jetzt noch fehlt, sind als Drittes körperliche Maßnahmen.

Aller guten Dinge sind drei

Wer auf dem Land lebt, dem stehen natürlich im wahrsten Sinne des Wortes Tür und Tor zur Natur offen. Gehen Sie hinaus spazieren, machen Sie Waldläufe und treten Sie in sinnliche Kommunikation mit den Elementen der Natur. Überhaupt sollten Sie, wann immer es möglich ist, draußen sein. Wenn Sie mögen, können Sie dabei Meditations-CDs über portable Abspielgeräte hören. Auch Malen ist natürlich im Garten mindestens so schön wie drinnen. Wer sich schon äußerlich frei gemacht hat, könnte das wunderbar auch innerlich tun. Geben Sie dem Ausdruck, indem Sie die Freiheit und Schönheit der Natur an sich heran- und zu sich hereinlassen.

Natur genießen

Was immer Sie an Bewegungs- und Körperprogrammen beschließen, versuchen Sie, sich von den typischen Idealen der »Körperertüchtigung« wie auch des Sports zu lösen. Es geht uns sicher nicht darum, hart zu trainieren, etwas zu leisten, zu lernen und zu absolvieren – viel eher geht es darum, im jeweiligen Moment Spaß an der Bewegung zu finden und etwas Sinnvolles für sich und das »Körperhaus« zu tun. Wenn Sie das unter diesem Aspekt durchführen, ist es gleich, ob Sie es bei Yoga-Asanas, Aerobic, beim Joggen oder Schwimmen tun. Zum Fasten besonders passende Bewegungsformen wären jedoch Tai-Chi, Qigong, Feldenkrais-»Arbeit«, aber auch Eutonie und Eurhythmie vor allem, weil dabei die Bewe-

Sanftes Fließen in Bewegung

gung um der Bewegung willen im Vordergrund steht, wohingegen das »Ziel«, soweit überhaupt vorhanden, in den Hintergrund tritt.

Magische Kugeln

Der Philosophie des Tai-Chi sehr nahe sind die noch viel älteren Qigong-Übungen. Ohne besondere Anleitung kann man mit zwei Qigong-Kugeln üben und erlebt spielend Meditation und eine wirksame Reflexzonenmassage der Hände in einem. Die verblüffende Wirkung dieser magischen Kugeln mag damit zusammenhängen, dass an den Nagelbettendpunkten der Finger wesentliche Meridiane ihre Ausgangspunkte haben, es könnte aber auch mit der wachsenden Beweglichkeit der Finger zusammenhängen, die dabei zusehends lebendiger werden. Solche Finger und die entsprechenden Hände bekommen natürlich auch das Leben besser in den Griff und somit ebenso das Fasten.

Bilder sanfter Kraft

Der Tai-Chi-Meister mit den fließenden Bewegungen aus seiner Mitte könnte als Symbol für die ideale Haltung des Fastenden stehen. Er ist unüberwindlich stark, aber diese Stärke fließt aus seiner Nachgiebigkeit und Weichheit. Ein Bild dafür als Abschluss: Ein Tai-Chi-Meister steht auf einer Waldlichtung – so ruhig und friedlich, dass sich ein kleiner Vogel auf seiner Schulter niederlässt. Nach einiger Zeit will der Vogel wieder wegfliegen, aber erstaunlich – es geht nicht. Denn dazu müsste er sich wenigstens ein klein wenig abstoßen. Immer aber, wenn er es versucht, gibt der Meister gerade dieses kleine bisschen nach, und so bleibt der Vogel in völliger Sanftheit gefangen. Stärker als jeder fesselnde Griff hält ihn die grenzenlos fließende Nachgiebigkeit des Meisters.

TEIL III
Die Zeit nach dem Fasten

Fastenbrechen und Neubeginn

Eine neue Zeit

Wichtiger und schwieriger als das richtige Fasten sind das richtige »Fastenbrechen« und der Aufbau mit Übergang in die neue Zeit. Ein englischer Spruch bringt das auf den Punkt: »Every fool can fast, but only a wise man can break fast« (»Jeder Narr kann fasten, aber nur ein weiser Mensch kann ›fastenbrechen‹«). Hier zeigt sich nun, ob nur die Hosen weiter geworden sind oder auch das Bewusstsein – ob man lediglich eine neue Technik ausprobiert oder wirklich etwas Neues über sich selbst erfahren hat. Im Idealfall (und dabei darf man sich gern an den Essenern orientieren) sollte wirklich eine neue, bessere Zeit beginnen.

Aufbau = halbe Fastenzeit

Bevor Sie wieder anfangen zu essen, sollten Sie bedenken, dass die Verdauungsorgane sich erst langsam wieder umstellen und an die nun ungewohnte Belastung gewöhnen müssen. Je länger gefastet wurde, desto länger müsste auch der Aufbau sein. Die Zeit dafür beträgt in etwa die halbe Fastenzeit, bei zehn Tagen Fasten benötigen Sie also zum Beispiel fünf Tage für den Aufbau.

Das »Wie?«, »Wann?« und »Was?« des Essens

Mahl-Zeit

Sie sollten grundsätzlich nur essen, wenn Sie sich seelisch ausgeglichen fühlen, denn nur dann wird Ihnen die Nahrung gut bekommen. Lieber lassen Sie eine Mahlzeit aus, als dass Sie schnell etwas hinunterschlingen oder hineinstopfen. Das Wort »Mahl-Zeit« drückt ein sehr tiefes Verständnis aus. Erstens soll man die Nahrung »mahlen«, und zweitens braucht man dazu Zeit. Das mag bei unserem hektischen Lebensstil oft schwer werden und fordert manchmal wohl auch etwas Mut und Durchsetzungsvermögen – wenn alle um einen herum »Schlingzeit« haben und man selbst auf seiner »Mahlzeit« besteht. Nur ist die eben doch eine Grundvoraussetzung für ein gesundes Leben, und eine zweite folgt direkt daraus, nämlich das gründliche Kauen. Die Verdauung beginnt tatsächlich bei den Zähnen, mit ihnen legen wir die Grundlage für eine ausreichende Weiterverarbeitung der Nahrung. Nicht ohne Grund heißen unsere Backenzähne »Molaren«, was »Mühlen-«, also »Mahlzähne« bedeutet.

Parodontose

Diesen engen Zusammenhang zwischen Verdauung und Zähnen können wir direkt an einer heute weitverbreiteten Krankheit, dem Zahnfleischschwund, ablesen. Die Paradontitis (im Volksmund Parodontose) entsteht vor allem auf dem Boden gestörter Darmflora. Sie lässt sich mit einer Darmregulierung im Sinne einer Symbioselenkung oder, noch besser, oftmaligem Fasten gut beeinflussen und kurieren. Nach dem Fasten, das automatisch die ersten Stufen einer Symbioselenkung mit umfasst, könnte man mit der Einnahme von entsprechenden Mitteln, die Symbionten, kooperative Keime, enthalten, auch noch deren zweite Stufe ins Spiel bringen. Als guter Weg hat sich bei uns die Einnahme von Rechtsregulat direkt im Anschluss an das Fasten, also beginnend mit dem Aufbau, erwiesen.

Keine harten Brocken schlucken

Machen Sie es sich zur Gewohnheit, keine »harten Brocken« mehr zu schlucken, indem Sie kauen … kauen … kauen. Wie schon oft erwähnt, ist das Essen so wichtig, dass Sie sich ganz darauf konzentrieren sollten. Das Grundprinzip vieler Meditationssysteme und Psychotherapien, ganz im »Hier und Jetzt« zu sein, lässt sich so gleich beim Essen üben. Dazu kann die überarbeitete Mayr-Kur, bei der alte, in Würfelform geschnittene Hirse- oder Buchweizen-Semmeln und Apfelsaft eingespeichelt werden, als geeignetes Übungsfeld des Kauens empfohlen werden.

Essener-Essen

All das ist uraltes Wissen, wir finden es bereits im Essener-Evangelium:

»Esst nicht wie die Heiden, die sich in Eile vollstopfen und ihre Körper mit allen Abscheulichkeiten verschmutzen. Denn die Macht der Engel Gottes kommt in euch mit der lebendigen Speise, die der Herr euch von seiner königlichen Tafel gibt. Und wenn ihr esst, habt über euch den Engel der Luft und unter euch den Engel des Wassers. Atmet tief und lang bei allen euren Mahlzeiten, dass der Engel der Luft eure Mahlzeiten segnet. Und kaut eure Nahrung gut mit euren Zähnen, dass sie Wasser wird und dass der Engel des Wassers sie in eurem Körper zu Blut umwandeln kann. Esst langsam, als ob es ein Gebet sei, das ihr dem Herrn widmet. Denn wahrlich, ich sage euch, die Macht Gottes kommt in euch, wenn ihr auf diese Art an seinem Tische esst … Erfreut euch darum immer mit den Engeln Gottes an ihrem königlichen Tisch, denn dies erfreut das Herz des Herrn, und euer Leben auf Erden wird lang werden.«

Wann essen?

Das »Wann?« ist damit auch schon angesprochen: immer nur, wenn man wirklich Hunger und Zeit hat, diesen in Ruhe zu stillen. Daran kann man sich natürlich nur halten, wenn man etwa durch Fasten seinen Körper wieder in einen natürlichen Rhythmus eingegliedert hat. Jesus empfiehlt den Essenern, nur zweimal am Tag zu essen, nämlich wenn die Sonne am höchsten steht und wenn sie untergegangen ist; das heißt, auf ein Frühstück zu verzichten oder, wenigstens im Sinne des Wortes, sich auf ein »frühes Stück« zu beschränken. Wenn die nächtliche Essenspause mindestens zwölf Stunden währt, wirkt das erste »frühe Stück« tatsächlich wie ein Fastenbrechen. An diesem Punkt beginnt bereits das Kurzzeitfasten.

Geschenke durch Wachstumshormon

In dieser relevanten nächtlichen Essenspause wird HGH (human growth hormone), das menschliche Wachstumshormon, gebildet, das für wundervolle Entwicklungsimpulse verantwortlich ist und das Leben insgesamt runder und schöner macht. Auch bei der Idee des Dinner-Cancelling geht es um diesen Wachstumsfaktor, denn wenn das Abendessen ausfällt, wird die tägliche Fastenperiode deutlich länger und damit auch die Hormonausschüttung. Natürlich ist eine richtige Fastenzeit in dieser Hinsicht noch viel wirksamer. Dabei können 24 Stunden lang Wachstumshormone ausgeschüttet werden. Nach meinen Erfahrungen ist allerdings ein wichtiger zusätzlicher Faktor, dass man sie auch abruft. Wer sich also im Hinblick auf seelisches und geistiges Wachstum fordert, wird durch die entsprechende Hormonausschüttung auch gefördert. Andererseits führt Unterforderung dazu, dass der Organismus mit dem wertvollen Hormon sparsamer umgeht. Wer –

den Essener-Empfehlungen entsprechend – statt des Abendessens lieber das Frühstück ausfallen lässt, kann den Feierabend kulinarisch genießen und trotzdem alle Vorteile vermehrten Wachstums für sich in Anspruch nehmen. Dann dürfte das letzte Essen sogar ruhig später am Abend stattfinden. Denn selbst wer erst um 20.00 Uhr isst, kann es bis zum nächsten Mittag immer noch auf eine sechzehnstündige Fastenzeit bringen und mit den Kurzzeitfasten beginnen.

Das i-Tüpfelchen

Diese Methode hat sich bei mir persönlich am besten bewährt. Wer dann noch am nächsten Vormittag als Erstes und auf nüchternen Magen eine kleine rote Pille Amorex zu sich nimmt, um den Dopamin-Serotoninspiegel anzuheben, hat die besten Karten für ein genussreiches Leben voller Energie. Diese spezielle, gut verträgliche Nahrungsergänzung hat dazu bei den meisten Menschen den Effekt, den Hunger zu reduzieren, sodass man bis zum Mittag bei bester Stimmung leistungsfähig ist. In dieser Zeit habe ich all meine Bücher geschrieben.

Über das »Wie viel?« des Essens sagt Christus im Essener-Evangelium:

Wie viel essen?

»Denn Satan und seine Macht verführt euch, immer mehr und mehr zu essen. Lebt aus dem Geist und widersteht den Begierden des Körpers. Und euer Fasten wird immer eine Freude in den Augen der Engel Gottes sein. So beachtet, wie viel ihr gegessen habt, wenn ihr satt seid, und esst immer ein Drittel weniger.«

Die Regel, den Hunger nicht ganz zu stillen, sondern immer ein wenig hungrig zu bleiben, wird auch von vielen naturheilkundlich orientierten Therapeuten empfohlen. Tatsächlich ist der leicht hungrige Mensch besser gelaunt und wacher, er ist kreativer und interessierter. Im hungrigen Zustand wacher zu sein, dürften wir in den Jahrmillionen der Evolution gelernt haben. Wer satt und »befriedigt« ist, hat erst einmal ausgesorgt und kann sich von der Welt abwenden. Nicht so ein Hungriger, der ständig auf der Suche und auf der Hut sein muss. Allerdings ist mir die bereits erwähnte Amorex-Pille noch lieber, weil sie auch ohne Hungergefühl Wachheit und Ausgeglichenheit bringt.

Der Charme des Hungers

Was essen?

Nun kommen wir zum wohl schwierigsten Teil, dem »Was?«. Ich glaube und habe es oft erlebt, dass, wenn man sich nach längerer Fastenzeit an die eben besprochenen Empfehlungen zum »Wie?« und »Wann?« hält, sich das für den Einzelnen richtige »Was?« von ganz allein ergibt. Es hat wohl auch keinen Zweck, sich zu etwas zu zwingen, für das man sich nicht reif fühlt. Doch empfiehlt es sich andererseits, nicht einfach weiter auf dem ausgetretenen Pfad der Gewohnheit dahinzutappen, sondern in sich hineinzuhorchen und die wirklichen inneren Bedürfnisse zu erspüren. Jeder wird erleben, wie nach dem Fasten die Sinne geschärft sind und er im Ganzen sensibler geworden ist. Und so wächst quasi von selbst unsere Lust auf einfache, aber reine Lebensmittel und Getränke, auf weniger, aber dafür Gutes.

Verzicht mit Freuden

Nach längerem Fasten macht es vielen Menschen plötzlich wieder Freude, eine Frucht oder ein Gemüse für sich allein zu schmecken und zu genießen – und Freude sollte das Essen ja vor allem machen. Ich glaube, Verzicht kann etwas sehr Gutes sein, wenn er freiwillig und mit

Freude und Spaß geübt wird, aber wohl auch nur in diesem Fall – und dann ist es eigentlich schon kein Verzicht mehr. Der katholische Theologe Johannes Gründel sagte zum Beispiel: »Askese meint nicht so sehr Verzicht, sondern Einübung von Freiheit.« Die Askese ist in diesem Sinne eine Kunst des Lebens, geht der Begriff doch auf das griechische *askein* (= »sorgfältig tun, üben«) zurück. Jesus riet den Essenern in diesem Zusammenhang:

Essener-Regeln

»Tötet weder Mensch noch Tier, noch die Nahrung, die euer Mund aufnimmt. Denn wenn ihr lebendige Nahrung esst, wird sie euch beleben, aber wenn ihr eure Nahrung tötet, wird euch die tote Nahrung ebenfalls töten. Denn Leben kommt nur vom Leben, und vom Tod kommt immer nur Tod. Denn alles, was eure Nahrung tötet, tötet auch euren Körper. Und alles, was eure Körper tötet, tötet auch eure Seelen. Und Eure Körper werden, was eure Nahrung ist, so wie euer Geist das wird, was eure Gedanken sind. Esst darum nichts, was Feuer, Frost oder Wasser zerstört hat. Denn gekochte, erfrorene oder verfaulte Nahrung wird euren Körper ebenso verbrennen, erfrieren und verfaulen lassen. Seid nicht wie der dumme Bauer, der auf seinem Feld gekochten, erfrorenen und verfaulten Samen aussäte. Und der Herbst kam, und seine Felder trugen nichts. Und seine Not war groß. Sondern seid wie der Bauer, der lebendige Saat auf seine Felder säte und dessen Felder lebendige Weizenähren trugen, die ihn hundertfältig für den Samen belohnten, den er ausgesät hatte.«

Wer hier geneigt ist, sehr schnell den unbedingten Vorrang der Rohkost herauszulesen, möge immer bedenken, dass das alles den Essenern gesagt wurde, die ihre Nahrung durchaus noch anders zubereiteten als wir heute: Mancher hochzivilisierte moderne Darm ist einfach schon zu krank für eine ausschließliche Ernährung mit Rohkost. Auch zum Thema Tiefkühlkost müssen wir zumindest zur Kenntnis nehmen, dass die modernen Schockgefrierverfahren dafür sorgen, dass die meisten Vitamine erhalten bleiben und deshalb in guter Tiefkühlkost mehr Inhalt sein kann als in manch alter Bionahrung. Allerdings ist die energetisch beste Nahrung im Hinblick auf den Anteil von Biophotonen tatsächlich frische Rohkost. Insofern ist ein frischer Bioapfel die beste Lösung zum Fastenbrechen und das Loblied roher, »lebendiger« Kost nicht zu überhören. Wer sie verträgt, ist damit tatsächlich am besten beraten. Im Buch *Das Geheimnis der Lebensenergie in unserer Nahrung* sind die Vorzüge der biophotonenreichsten Ernährungsformen dargestellt. Wer Mischkost schon nicht mehr verträgt, könnte sich immerhin das Ziel setzen, sich wieder fit für diese beste Ernährungsform zu machen. Wer allerdings vom Typ her ganz zum kühlen oder heute »coolen« Naturell neigt, müsste seiner Art entsprechend auch für ausreichend wärmende Lebensmittel sorgen. Die ideale Kombination verbindet Fasten und die pflanzlich vollwertige Peace-Food-Kost.

Alles zu seiner Zeit

Rohkost an erster Stelle

Der Essener-Text spricht den Gedanken an, dass »man ist, was man isst«. Darüber lohnt es sich zu meditieren. Tatsächlich wird man beim Genuss von Schlachttieren auch einiges von den Stresshormonen und Neurotransmittern abbekommen, die den Leib des Tiers in seiner Todespanik beherrschten. Wir essen sozusagen

Der Mensch ist, was er isst

die (Todes-)Angst der Tiere mit. Möglicherweise gibt es hier auch einen Zusammenhang mit den zunehmenden Angststörungen und Panikattacken. Der Spruch »Solange wir Schlachthäuser unterhalten, werden wir auch Schlachtfelder brauchen« deutet ebenfalls in diese Richtung.

Insofern ist der »Essener-Gedanke«, auf den Verzehr von Tieren zu verzichten, jedenfalls einer eingehenden Prüfung wert. Wem vegetarische Kost nicht reicht, dem dürfte der Genuss von Fisch immer noch bekömmlicher sein als anderes Fleisch, vielleicht, weil deren Stress- und Angsthormone entwicklungsgeschichtlich unseren eigenen nicht so nahe sind.

Macht Gift giftig und Säure sauer?

Wer all die Pestizide und Herbizide, den Kunstdünger und die Säure aus dem Niederschlag des sauren Regens mitisst, mag auch selbst giftig und sauer werden. Dieser Zusammenhang ist naheliegend. Andererseits ist offensichtlich, dass sensible Esser mit der Zeit immer noch sensibler und aufnahmefähiger werden. Wer viel meditiert, wird meditativer, wer sein Leben der Kontemplation widmet, wird kontemplativer. Diese Zusammenhänge sind völlig klar, die Analogien beim Essen liegen zumindest nahe und damit auch der Wunsch nach einer Nahrung, die frei von all diesen Belastungen ist.

Ethik der Zubereitung

Im Buddhismus gibt es den faszinierenden Gedanken, nur zu essen, was man selbst von Anfang bis Ende zubereiten kann. Das heißt, wenn man zum Beispiel Kalbfleisch isst, sollte man sich auch vorstellen können, das Tier selbst aufzuziehen, es anschließend zu töten, zu zerlegen und bis zum Tellergericht zuzubereiten. Für einen Großstadtmenschen in der Regel Utopie, wäre dies immerhin theoretisch ein sehr eigenverantwortlicher Weg, der von niemandem etwas verlangt, was man selbst nicht zu tun bereit wäre.

In seinen Erläuterungen für die Essener fährt Jesus fort:

Essener-Worte

»Gehorcht darum den Worten Gottes: Seht, ich habe euch alle Pflanzen der ganzen Erde, die Samen tragen, gegeben und alle Bäume mit Früchten, die Samen bringen zu eurer Speise. Und jedem Tier der Erde und jedem Vogel in der Luft und allem Gewürm, das auf der Erde kriecht, das mit dem Atem des Lebens belebt ist, habe ich jenes grüne Kraut zur Nahrung gegeben. Auch die Milch von allem, was sich bewegt und auf der Erde lebt, soll Speise für euch sein, so wie ich die grünen Kräuter ihnen gegeben habe, gebe ich euch ihre Milch. Aber Fleisch und Blut, das es belebt, sollt ihr nicht essen. Und gewiss werde ich euer fließendes Blut fordern, euer Blut, worin eure Seele ist. Ich werde alle geschlachteten Tiere fordern und die Seelen aller getöteten Menschen.«

Hier wird also ganz eindeutig vegetarische, aber nicht vegane Nahrung empfohlen.

Bunte Mischung?

Zur Zusammenstellung der Nahrung sagte Jesus zu den Essenern:

»Seid deshalb vorsichtig und verunreinigt euren Körper nicht mit allen Arten von Abscheulichkeiten. Seid mit zwei oder drei Nahrungsarten zufrieden, die ihr immer auf dem Tisch unserer Erdenmutter finden werdet. Und begehrt

nicht, alle Dinge zu verzehren, die ihr überall seht. Denn wahrlich, ich sage euch, wenn ihr alle Arten von Nahrung in eurem Körper vermischt, dann wird der Friede eures Körpers aufhören, und ein endloser Krieg wird in euch wüten … Und wenn ihr esst, esst nie bis zur Völle.«

Dass diese Empfehlungen der Gesundheit zuträglich sind, können alle bezeugen, die versucht haben, danach zu leben. In der Einfachheit und Bescheidenheit natürlicher Vielfalt liegen große Chancen. Und dass Völlegefühl kein Genuss ist, hat wohl jeder schon erlebt.

Wissenschaftliche Bestätigung

Mittlerweile werden derartige Ernährungsweisheiten von der Wissenschaft bestätigt. Wenn man Versuchstiere nach diesen Kriterien ernährt, sie also artgerecht und karg versorgt, kann man ihre Lebenserwartung um bis zu 30 Prozent verlängern, während man sie mit artfremder Überernährung um ein Viertel reduziert. Genau das aber tut sich heute eine große Mehrheit der Bevölkerung an, indem sie Völlerei und Fleischmast zu der entsetzlichen Mischung kombiniert, die das moderne Leben beherrscht und ruiniert. Der in den Essener-Texten angedeutete »Krieg« herrscht tatsächlich in so vielen Leibern moderner Menschen.

Warum in die Ferne schweifen?

An anderer Stelle betont Jesus den Wert der einheimischen Nahrung vor allem Exotischen und die Anpassung der Ernährung an den Rhythmus der Jahreszeiten:

»Esst immer, wenn der Tisch Gottes vor euch gedeckt ist, und esst immer das, was ihr auf dem Tisch Gottes findet. Denn wahrlich, ich sage euch, Gott weiß genau, was euer Körper braucht und wann er es braucht.«

Daraus ergibt sich eine Ernährung, wie sie beispielsweise auch aus den typorientierten Empfehlungen der Traditionellen Chinesischen Medizin folgt. Im Sommer wären demnach kühlende Früchte anzuraten, die im Winter gar nicht infrage kommen. Mir persönlich, aber auch als Arzt, hat sich entschieden die pflanzlich-vollwertige Peace-Food-Kost als mit Abstand am anständigsten und gesündesten für alle Beteiligten erwiesen. In der Kombination von Fasten und anschließender Ernährungsumstellung lassen sich damit wahre Wunder wirken.

Einzelfastentage

Zu einzelnen Fastentagen sagte Jesus den Essenern:

»*Und vergesst nicht, dass jeder siebte Tag heilig ist und Gott geweiht. An sechs Tagen nährt eure Körper mit den Geschenken der Erdenmutter, aber am siebten Tag weiht eure Körper eurem himmlischen Vater. Und am siebten Tag esst keine Erdenspeise, sondern lebt nur vom Worte Gottes. Und seid den ganzen Tag mit den Engeln des Herrn im Reiche des himmlischen Vaters … Und Gott wird euch ein langes Leben auf Erden geben, damit ihr ein ewiges Leben im Reich der Himmel haben werdet.*«

Was Hunden guttut …

Jeder kluge Hundebesitzer kennt diesen Ratschlag und weiß, wie gut er seinem Hund täte. Allein das mitleidige Herz kann diese bewährte Gesundheitsmaßnahme selten gegenüber dem kleinen bettelnden Liebling durchsetzen, der um jeden Preis und zu jeder Zeit futtern will. Zu sich selbst könnte man natürlich so streng sein, wichtig wäre nur, dann nicht die anderen mit eigenen Missstimmungen zu quälen. Problemlos wird sich solch ein Exerzitium nur durchhalten lassen, wenn der Organismus oft gefastet hat und sich rasch, ja, abrupt auf diese Maßnahme umstellen kann. Wenn der Fastentag vom Hunger bestimmt ist, wird er sicher »nervig«, und der Fastende wird sein Umfeld entsprechend »nerven«. Dann wäre es sicher besser, konsequent zweimal im Jahr zu fasten und so erst allmählich für einzelne Fastentage reif zu werden. Grundsätzlich ist es jedenfalls ein wundervolles Gefühl von Freiheit, wenn man nicht essen muss, sondern immer die Wahl hat. Vor allem, wenn es irgendwo einmal nichts Gutes zu essen gibt, ist die Option, jederzeit einfach fasten zu können, ideal.

Zu heilig für unheilige Zeiten?

Was hier im Essener-Evangelium wiedergegeben wurde, sind sicher Idealvorstellungen; und wir sind mehr oder weniger weit davon entfernt, ihnen entsprechen zu können oder zu wollen. Man könnte sogar darüber streiten, ob solche Ratschläge überhaupt noch zeitgemäß sind. Nachdem wir so viele wertvolle Anregungen zum Fasten aus jenen Texten gezogen haben, wollte ich aber diese Bemerkungen zur Nahrungswahl nicht unterschlagen. Was die Art und Weise des Essens betrifft, stimmt meine Empfehlung prinzipiell auch völlig mit diesen Darlegungen überein. Ich halte das für ehrlich und damit heilender, als die edelste und hehrste Lehre mit zusammengebissenen Zähnen zu befolgen. Auf Dauer können wir nämlich nicht an unseren Bedürfnissen vorbeileben, wie immer diese auch aussehen mögen. Versuchen wir es dennoch, führt das nur zu Schattenbildung, und der Schatten holt uns irgendwann ganz sicher ein. Wenn wir Grundgefühle in uns ändern wollen, dann gelingt uns das kaum durch Ge- und Verbote, sondern, wenn überhaupt, dann höchstens, wenn wir innerlich zu unseren Wurzeln hinuntersteigen und dort die Weichen umstellen. Fasten ist ein Weg, der uns bis an unsere Wurzeln zu führen vermag. Auf ihn kann man vertrauen, nicht jedoch auf wenn auch noch so gut gemeinte, aber eben doch nur moralisierende Ratschläge. Beispielsweise nutzt die Aufforderung, jemand solle nicht schlingen, weder bei Kleinen noch bei Großen. Regelmäßiges Fasten aber kann die Lust an dieser Art der Nahrungsaufnahme nehmen und die Freude am wirklichen sinnlichen Genuss fördern.

Essen als Entwicklungsmaß

Der Satz »Der Mensch ist, was er isst« stimmt natürlich, seine Interpretation sollte allerdings nicht dazu führen, an der bevorzugten Nahrungszusammenstellung den Entwicklungsstand eines Menschen messen zu wollen. Im Extrem kann dies zu einem verklärten Ideal von blutarmen, lebensunlustigen und -untüchtigen »Körnerasketen« führen. Hier sind oft der Scheinheiligkeit Tür und Tor geöffnet. Der Schlüssel liegt vielmehr in der Bewusstheit, die auch die Basis aller Christuszitate ist. Bewusstheit aber führt zur Ehrlichkeit, und die wiederum bewahrt vor Bigotterie und auch davor, andere nach ihrer Ernährungsrichtung zu beurteilen; ja, sie bewahrt letztlich vor allem Beurteilen.

Natürliches Essen nach unserer Natur

In der Regel essen wir, worauf wir Lust haben, und je mehr Bewusstheit unserer Ehrlichkeit zugrunde liegt, desto mehr werden wir uns einer Ernährungsweise nähern, die unserer innersten Natur entspricht. Diese Entwicklung werden wir zuerst im Kleinen merken, vielleicht beim Einkaufen, wobei wir nun darauf achten, nicht nur genug, sondern auch qualitativ Gutes zu bekommen. Plötzlich mag die Entscheidung »Butter oder Margarine?« nach dem eigenen Dafürhalten fallen, und die sich häufig widersprechenden Argumente von Ernährungsspezialisten werden zweitrangig. Was immer die Werbung und ihre zum Teil gelehrten Protagonisten behaupten, der innere Arzt hat mit einem Mal seinen eigenen Gusto. Lassen Sie Ihrem Organismus also ruhig Zeit, seinen Geschmack und Stil zu finden. Auf diesem Weg werden Sie ganz von allein selbständiger und unabhängiger.

Kein Essensfanatiker werden

Dabei werden Sie Ihre persönlichen Erkenntnisse anderen nicht aufzwingen. Gemäß Jesu Worten zu den Essenern – »Bleibt allein und fastet und zeigt euer Fasten keinem Menschen« – lautet auch einer der Grundsätze wirklicher Spiritualität, andere nicht zwanghaft bekehren zu wollen. Von wenigen aber wird so missioniert, geschimpft und gekämpft wie von Essensfanatikern. Dies ist jedenfalls ein sicheres Zeichen dafür, dass die Betreffenden vom Ziel noch weit entfernt sind. Und obendrein ist bisher noch kein Fall bekannt geworden, in dem Heiligkeit über den Darm erreicht worden wäre …

Der konkrete Wiedereinstieg beim Essen

Der erste Apfel

Beginnen Sie die Zeit nach dem Fasten vormittags mit einem reifen Apfel oder einer Birne, die Sie wirklich »erleben« sollten, das heißt tatsächlich so gründlich kauen, dass nichts Festes zu schlucken ist. Wenn Sie den ganzen Apfel nicht schaffen, was durchaus passieren kann, ist das auch in Ordnung. Machen Sie es sich überhaupt zur

Gewohnheit, in Zukunft mit dem Essen aufzuhören, wenn Sie satt sind. Und Sie werden erkennen, dass die Sättigungsgrenze weit vor dem Völlegefühl kommt!

Salzfreier Beginn

Am Abend könnte eine Kartoffelsuppe mit zartem Gemüse und Kräutern folgen, aber ohne Salz, und verwenden Sie keine handelsübliche Gemüsebrühe aus dem Glas. Salz ist während des ganzen Aufbaus streng zu meiden, denn sonst sind unangenehme Erfahrungen so gut wie sicher. Salz hat die Eigenschaft, große Mengen Wasser an sich zu binden. Es reicht schon, wenn die Luft ein wenig feucht ist, sofort ist das Salz im geschlossenen Streuer nass. Genauso geht es aber im Körper – schon kleine Mengen Salz binden große Mengen Wasser, und dadurch fühlt man sich dann plötzlich nach der angenehmen Leere und Leichtigkeit des Fastens schwer und aufgedunsen. In dem Moment, in dem man mit dem Verzehr von Salz beginnt, nimmt man schnell 1 bis 2 Kilogramm zu, und zwar in Gestalt von Wasser, das die Gewebe und den ganzen Organismus aufschwemmt. Viele Fastende reagieren dann enttäuscht und ärgerlich, sie denken: »Es war ja doch alles umsonst!« Dann nimmt das Verhängnis seinen Lauf, und der bewusste Aufbau schwimmt auf Wellen von Frustration den Bach hinunter. Also Vorsicht: »Versalzen« Sie sich nicht gleich wieder alles …!

Bewusstes Essen

Essen Sie bewusst und erleben Sie die Produkte, die Sie sich »einverleiben«, in ihrer ganzen Vielfalt und mit allen Sinnesorganen. Es erübrigt sich fast zu sagen, dass man dabei nicht auch noch reden sollte. Mit einem Wort, konzentrieren Sie sich auf das Essen – Ihr Körper tut das nun auch. Bisher hatte er all die durch die wegfallende Verdauung eingesparte Energie zur Verfügung.

Nachdem die für Reparaturarbeiten und Regeneration notwendige Energie abgezogen war, blieb ihm zumindest gegen Ende der Kur wahrscheinlich einige Kraft übrig, um sie nach Lust und Laune zu »verpulvern«. Damit ist nun Schluss. Der Organismus braucht jetzt sehr viel Energie, um die Verdauung wieder in Gang zu bringen.

Viel Ruhe!

Es kann sein, dass man sich sogar etwas müde und angestrengt fühlt. Gönnen Sie sich also Ruhe und schränken Sie Ihre Aktivitäten zu Anfang eher ein. Legen Sie sich, wenn Sie können, nach jedem Essen mindestens eine halbe Stunde hin und ruhen Sie sich aus – vielleicht lauschen Sie dabei einer passenden CD, um das »Abschalten« zu unterstützen. Essen ist anstrengend und fordert den Organismus, denn er muss Fremdes erst zum Eigenen machen.

»Rückstoßerscheinungen«

Wenn nun einige der schon verschwunden geglaubten Beschwerden wiederauftauchen, Sie sich etwa abgespannt und zerschlagen fühlen, ist das noch kein Grund zur Besorgnis. Diese von Otto Buchinger »Rückstoßerscheinungen« genannten Zustände kommen wahrscheinlich durch das Zurückströmen der noch im Blut befindlichen Abbauprodukte zustande und verschwinden sehr bald wieder.

»Zivilisationsdärme«

Ein anderes Problem bietet zuweilen die Darmentleerung, da der entspannte Darm seine Tätigkeit manchmal nicht so zügig wieder aufnimmt. Es kann sogar sein, dass ein typischer »Zivilisationsdarm«, der vor dem Fasten randvoll gestopft war und »unten« nur etwas herausließ, wenn »oben« (am Mund) etwas nachgestopft wurde, die Zeichen der neuen Zeit noch nicht erkannt hat und nun mit seinen Entleerungen wartet, bis er wieder ganz voll ist. Das kann Tage dauern und sollte nicht tatenlos abgewartet werden. So viel Zeit und die Möglichkeit, in sein altes ungesundes Regime zurückzukehren, sollten wir ihm nicht lassen.

Darmaktivierung

Deshalb ist es in dieser Zeit wichtig, sehr schlackenreiche, das heißt vor allem zellulosehaltige Kost zu sich zu nehmen und weiterhin viel zu trinken. Ballaststoffreiche Nahrung ohne genügend Flüssigkeitsaufnahme bewirkt das Gegenteil, nämlich Verstopfung, da die Ballaststoffe dann auch noch dem Darm Flüssigkeit entziehen. Ein Löffel geschroteter Leinsamen morgens mit drei am Abend vorher eingeweichten Kurpflaumen kann hier helfen. Noch sicherer und nachhaltiger hilft eine eingeweichte Sharepflaume. Auch ein Esslöffel Take-me-Glücksnahrung kann neben der Stimmung auch die Darmaktivität beleben. Am sichersten ist ein kleiner Einlauf mit zirka einem Viertelliter kühlem Wasser, der den nötigen Reiz bringen kann, um die Darmperistaltik in Gang zu setzen.

Alle Obstsorten

Von Anfang an kann man Obst jeder Art in beliebiger Menge verzehren, vorausgesetzt, es wird gekaut, bis es flüssig, fast wie Saft ist. Früchte werden auch – gleich, wie sauer sie schmecken – den Säure-Basen-Haushalt in Richtung Entsäuerung beeinflussen. Natürlich sollte man nicht fünf Bananen auf einmal hinunterstopfen, weil sie dann wirklich stopfen. Wer sich aber die Zeit nimmt und sie ausgiebig kaut, wird in der Aufbauzeit auch daran keinen Schaden nehmen.

Alle Gemüsesorten

Ähnliches gilt für Gemüse, die ebenfalls die angenehme Tendenz haben, den Organismus zu entsäuern. Außer Chicorée tun sie das alle, aber so viel Chicoréesalat wird man in unseren Breiten schon nicht essen. Auch Salate können alle von Anfang an genossen werden, sie sollten nur nicht mit allen möglichen Saucen angemacht werden. Ein paar Tropfen gutes, das heißt kaltgepresstes Öl sind aber schon am zweiten Aufbautag in Ordnung.

Getreide

Auch die Verwendung der handelsüblichen Getreidesorten ist schon am zweiten Tag »erlaubt«, allerdings werden Brote ohne Salz schwer zu bekommen sein. In unseren Seminaren »Körper – Tempel der Seele« backen wir sie am letzten Tag selbst. Da alle Samen und Gewürze außer Salz sofort verzehrt werden dürfen, schmecken diese Brote sogar richtig gut, besonders auch, weil man all die guten Gedanken für die neue Zeit gleich mit »hineinkneten« kann. Natürlich sollten die Getreide vollwertig sein. (Im Anhang 13 findet sich ein Rezept für salzloses Brot.)

Hits für den Aufbau

An Lebensmitteln empfehlen sich in kleinen Mengen langsam genossen: Kartoffelbrei, Pellkartoffeln, zarte Gemüse, Salate, Rohkost, Getreidesuppen (zum Beispiel Haferflocken oder Buchweizen mit würzigem Lauch, Wurzelgemüse und Kräutern), Knäckebrot. Besonders Empfindliche könnten auf Vollreis mit ungezuckertem Kompott ausweichen, auf Risotto mit Lauch, auf eingeweichte Backpflaumen, Buttermilch und Quark (Topfen), unter einstweiligem Hintanstellen von rohen Gemüsen und Salaten. Wichtig ist, dass selbst »eingefleischte Allesesser« wenigstens eine Woche nach Ende der Kur die leichtere, vegetarische Kost einhalten und – wenn überhaupt – jedenfalls erst wieder langsam mit gekochtem Fisch beginnen.

Innerer Arzt als Aufbauhelfer

Ich habe in Anlehnung an die Alchimie geschrieben, dass der Aufbau die kritischste und alles Weitere entscheidende Phase der Fastenkur ist. Und doch gibt es jetzt gar nicht so viel darüber zu sagen. Wenn alles Bisherige geklappt hat, sind Sie wie gesagt nämlich so weit, selbst zu spüren, was Ihnen guttut und wie Sie sich verhalten müssen, um in Harmonie mit Ihrer inneren und äußeren Umwelt zu bleiben. Dabei reicht es schon, wenn Sie »nur« ein intensiveres Gefühl zu Ihrem Körper bekommen.

Von Rezepten zum eigenen Stil

Allmählich kommt dann auch die Zeit, in der Sie die neuen Rezepte intuitiv zu Ihren eigenen individuellen Kreationen umgestalten können. Irgendwann werden Sie dann sogar einmal alle Anleitungen, auch die eigenen, beiseitelegen, weil jeder Augenblick seine eigene Qualität hat – jetzt und hier. »Rezepte«, gleich welcher Art, legen immer die Zukunft fest und können auf dem spirituellen Weg nur Krücken bleiben, wichtige Hilfsmittel zu Beginn, aber irgendwann sollten sie doch das Schicksal aller Krücken erleiden, nämlich abgelegt zu werden.

Einfach besser

Bei der Zusammenstellung der Nahrung werden Sie wahrscheinlich feststellen, dass es Ihnen wie den meisten Menschen geht: Nach zwei bis drei Wochen Fasten hat kaum jemand Lust auf Schweinebraten oder ein Steak; vielmehr erleben Sie, wie Ihre Bedürfnisse immer einfacher und bescheidener werden. Schließlich endet es fast immer bei der Lust auf Brot. Für ein Stück gutes Brot würden dann sogar »eingefleischte Feinschmecker« die raffiniertesten Saucen stehen lassen. Oder ein paar Pellkartoffeln mit gut gewürztem Kräutersojaquark werden für Sie die erlesensten Küchenkreationen in den Schatten stellen.

Brot scheint ein sehr tief verwurzeltes menschliches Urbedürfnis zu erfüllen – selbst nach vierzig Fastentagen ist es noch da und der mit Abstand stärkste Anker, der einen weiter an die Welt der materiellen Genüsse bindet. Aber auch sehr gute und feine Aufbaugerichte können und sollten trotzdem einfach sein.

Einfach individuell

Das Hauptproblem mit Rezepten, Vorschriften und Vorgaben ist, dass sie alle Menschen über einen Kamm zu scheren scheinen. Solche Verallgemeinerungen sind immer problematisch, denn wie es nicht zwei völlig gleiche Menschen gibt, gibt es auch keine zwei identische Verdauungssysteme. In diesem Sinne wäre zu empfehlen, eine dem individuellen Temperament und der eigenen Konstitution entsprechende Ernährung zu finden, wie sie beispielsweise in meinem Buch *Richtig essen** beschrieben wird.

Aufbauchancen

In der Aufbauzeit bringt jede Mahlzeit eine neue Chance, nämlich bewusst zu sein und den eigenen neu gewonnenen Erkenntnissen treu zu bleiben. Jedes Essen kann nun zur Meditation werden: So wie Sie bei der Meditation nach dem Abschweifen der Gedanken wieder zum Atem, Mantra oder zu Ihrem inneren Bild zurückkehren, so kehren Sie jetzt zum Essensvorgang zurück, zum Kauen, Schmecken, Schlucken, Genießen. So einfach wird auch aus einer »Gewohnheit« ein Ritual.

Essen als Ritual

Rituale aber haben fast immer ihre genauen Zeiten, die sich allerdings nicht notwendig aus vom Menschen geplanten und festgelegten Regeln ergeben. Ein Sonnen-

* Rüdiger Dahlke: *Richtig essen. Der ganzheitliche Weg zu gesunder Ernährung*, Knaur, München 2006.

wendritual findet genau wie ein Vollmondritual genau dann statt, wenn die Zeit dafür reif ist. Lassen Sie Ihre Essensrituale auch gerade dann stattfinden, wenn die Zeit reif ist. Das aber ist frühestens der Fall, wenn Sie Hunger spüren. Natürlich erfordert unser Alltag gewisse Regeln, doch die sollten Sie so weit wie möglich Ihren individuellen Bedürfnissen anpassen. Wer morgens keinen Hunger hat, kann sehr gut ein späteres Frühstück einnehmen oder es ganz weglassen. Das widerspricht dann zwar der Volksregel »Frühstücke wie ein Kaiser, iss mittags wie ein Bürger und zu Abend wie ein Bettler«, dafür erfüllt es aber gerade die Empfehlungen des Essener-Evangeliums. Es gibt eben für alles und gegen alles eine Regel. In dieser Situation empfiehlt es sich, einen dem eigenen Empfinden angemessenen Rhythmus anzunehmen. Wenn Sie mittags keine Zeit, Ruhe oder Lust zum Essen haben, lassen Sie es einfach bleiben; es ist dann auch in Ordnung – nämlich in Ihrer.

Meditation über das Essen

Vier Grundbedürfnisse

Es lohnt sich, über das Essen, dem wir heute so viel an Zeit, Geld und auch unserer Gesundheit opfern, zu meditieren. Essen bleibt wichtig, auch wenn sich dieses Buch vor allem mit dem Gegenteil, dem Verzicht, beschäftigt. Dieser Verzicht ist aber nicht als Grund- oder Dauereinstellung gedacht, sondern vielmehr als Basis für eine neue Haltung zum Essen. Das Essen ist tatsächlich so wichtig, dass wir ohne es wohl nur in Ausnahmefällen – wie der Lichtnahrung – zurechtkommen können. Allein Atmen und Trinken scheinen »wichtiger« zu sein, denn ohne sie würden wir noch eher sterben als bei Nahrungsentzug. Als Viertes – oft vergessen – ist die Liebe fast so lebensnotwendig wie das Essen. Denn tatsächlich würden kleine Kinder ganz ohne Zuwendung sehr bald sterben. Erwachsene sterben zwar nicht mehr an Liebesmangel, sie verkümmern dafür aber umso rascher.

Die Welt der Elemente

Damit haben wir alle vier Elemente als lebenswichtig identifiziert und sind bei einer bekannten Wahrheit gelandet: Über den Atem holen wir uns das Luftelement, zu dem auch die Gedankenwelten gehören. Das Trinken versorgt uns mit dem Wasserelement und der dazugehörigen Seelenwelt. Zu lieben bringt das Feuerelement und damit Begeisterung in unser Leben. Und über die Ernährung sind wir dem Erdelement und damit der materiellen Welt verbunden.

Hierarchie im Leben

Die sich daraus ergebende Hierarchie könnte uns einiges über Prioritäten des menschlichen Lebens lehren. Und »Hierarchie« ist ein weithin verpöntes, aber kein von vornherein »schlechtes« Wort. Es bedeutet im Grunde die »Herrschaft des Heiligen« und kann nichts dafür, was teilweise darunter verstanden wird. Unser Herz jedenfalls würde ohne Hierarchie in Anarchie versinken und unser Leben unter Herzflimmern beenden.

Hierarchie der Elemente

An erster Stelle von der Wichtigkeit steht das Luftelement und damit die geistige Welt der Gedanken und Philosophien. Dann folgt die mit dem Wasser verbundene Seelenwelt, die noch über dem irdischen Körper und dem Erdelement rangiert. Heute haben wir diese alte Ordnung auf den Kopf gestellt: Wir haben die Materie an die erste Stelle gesetzt und lassen sie alles dominieren. Die Seele ist nachgeordnet, und den Geist haben wir, scheint's, fast vergessen. Gut kommen wir damit allerdings nicht zurecht. Die alte Hierarchie der Alchimie, die den Geist an die erste Stelle setzt, über die Seele und diese wiederum über die Materie und Erde, würde den Menschen als Wesen von Körper, Seele und Geist deutlich besser gerecht. Die Deutschen machen diese Umkehrung der Werte besonders deutlich. Galten sie früher als Volk der Dichter und Denker, sind sie heute Exportweltmeister und offensichtlich ganz entschieden von der Priorität des Irdischen bestimmt.

Als Quinta Essentia die Liebe

Auf die Liebe und ihr Feuer scheinen wir von den lebensnotwendigen Elementen am ehesten verzichten zu können, aber was ist das Leben ohne sie noch wert? Erst ihre Begeisterung und Ekstase macht unser Dasein »menschlich«. Bei genauerer Betrachtung ist die Liebe im Zentrum vieler Religionen, nicht nur im Christentum, das sich so ausdrücklich als Religion der Liebe ausgibt. Mohammed zum Beispiel hat immer für die Liebe gesprochen und schätzte sie persönlich sehr, was er auch in seiner Lehre, dem Koran, ausdrückte. Er hat viele Frauen gehabt und geliebt. In den Armen seiner Lieblingsfrau Aicha empfing er Suren des Korans, und in ihre Arme zog er sich zum Sterben zurück. Der Hinduismus kennt – ähnlich wie die Bibel im Hohen Lied der Liebe – eine ausgesprochen sinnliche Liebeslehre, wie sie sich in Stein gemeißelt in den Tempeln des indischen Khajuraho zeigt, wo kaum eine erotische Stellung fehlen dürfte.

Regelmäßiges Essen

Entsprechend seinem Platz unter den vier wichtigsten menschlichen Grundbedürfnissen sollten wir das Essen also wichtig nehmen – es allerdings auch nicht überbewerten. Es sollte die Liebe nie ersetzen, sondern fördern, wie die österreichische Spitzenköchin Johanna Maier so treffend sagt: Nach einem guten Essen sollte noch Lust auf Liebe bleiben. Wir wären auch gut beraten, unsere Hochschätzung fürs Essen gleichmäßig zu verteilen, also nicht ab und zu große »Gelage« zu veranstalten und dann wieder nur so nebenbei etwas hinunterzuschlingen. Es ist wichtig, sich regelmäßig, möglichst zur gleichen Zeit, genügend Zeit zum Essen zu nehmen, genau wie zum Gebet oder zur Meditation.

Feste und ihre Folgen

Natürlich muss Essen auch Spaß machen, und Festessen sind etwas Wundervolles – wie »Liebesfeste« –, nur ist das ja in beiden Fällen nicht notwendig eine Frage der Quantität. Vielmehr könnten und sollten wir es zu einer Qualitätsfrage machen. Dann kann allmählich jedes Essen zu einem Fest werden. Wenn wir aber doch einmal einfach zu viel gegessen haben, wäre es am besten, mit der nächsten Mahlzeit so lange zu warten, bis wirklich wieder Hunger auftritt, und das kann manchmal einen ganzen Tag dauern. Der gesunde Körper weiß selbst am besten, wann er wieder Nahrung braucht.

Essen und Genuss

Genuss hängt von den Geschmacksorganen, dem Duft, dem Aroma, der Zubereitung und auch dem Anblick der Speisen ab, weniger von dem Gefühl, einen bestimmten Sättigungsgrad erreicht zu haben. Meditieren Sie einmal über »das Essen an sich« – erleben Sie vielleicht auf Ihrer inneren Bilderebene, wie Sie früher gegessen haben und wie Sie sich vorstellen könnten, in Zukunft zu essen. Versuchen Sie, ganz in diese Vorstellung einzutauchen und dann auch tatsächlich Essen mit all

Ihren Sinnen zu erleben. Sehr förderlich kann es in diesem Zusammenhang sein, sich dies direkt vor dem Essen noch einmal kurz – und für andere kaum merkbar – bewusst zu machen oder wie früher zu beten. Allein dieses kleine Ritual wird verhindern, dass Sie in alte Gewohnheiten zurückfallen. Wer anfängt, bewusst zu essen, wird schließlich jedes Essen zu einem Ritual machen.

Venus-Archetyp

Essen und Genießen sind nicht nur verwandt, sondern unterstehen in archetypischer Hinsicht sogar demselben Urprinzip, nämlich dem der Venus-Aphrodite. Die Sprache macht es deutlich: Wenn wir uns kennenlernen, stehen wir vielleicht beisammen und stoßen mit einem verlockenden Getränk an, bevor wir uns zum Essen hinsetzen und miteinander *schmausen*. Daraus kann ein Schmusen werden, wenn man den anderen *zum Anknabbern* oder *Anbeißen* findet oder ihn sogar *zum Fressen gernhat*, sodass sich als nächster Schritt unter Umständen das gegenseitige *Vernaschen* ergibt. Süße *Zuckerpuppen* machen Appetit und können auch Lust entwickeln, einen hübschen Jungen zu *verschlingen*. Tatsächlich zeigen »Liebesbisse« und andere »einverleibende Aktionen« die Nähe beider Themen. Wenn der *Appetit aufeinander* nicht nachlässt und das Ganze in eine Hochzeit *mündet*, gibt es eine Ver*mähl*ung und ein Hochzeits*mahl* als Ausdruck dessen, dass die beiden nun »zusammen*gemahlen*« und untrennbar verbunden sind. Nur die Trennung von *Tisch und Bett* kann solche Verbindungen wieder lösen.

Trinken und Essen während des Fastenaufbaus und danach

Wassertrinken als echte Lebensversicherung

Wasser ist das wirksamste und preiswertete Lebenselixier, das wir kennen. Ideal wäre es, während des ganzen Aufbaus und anschließend eine Gewohnheit daraus zu machen, weiterhin mindestens 2 Liter Wasser pro Tag zu trinken. Das trainiert man sich am besten in jungen Jahren an, auch wenn eine zu geringe Flüssigkeitsaufnahme erst mit zunehmendem Alter immer mehr Probleme macht. Nicht wenige alte Menschen landen bei uns auf Pflegestationen oder gar in der Psychiatrie, weil sie nicht gelernt haben, sich ausreichend mit Flüssigkeit zu versorgen. Man kann sie dann »aufinfundieren«, wie die Mediziner sagen, oder mit Neuroleptika behandeln. Meist wird gleich Letzteres bevorzugt, auch wenn sie mit genügend Flüssigkeit bald wieder ganz normal und klar im Kopf wären. Da die Betroffenen aber in der Regel nicht mehr imstande sind, auch in Zukunft ausreichend zu trinken, landen sie meist bald wieder in der Psychiatrie und werden so gleich mit Psychopharmaka versorgt.

Langsame, aber stetige Austrocknung

Das Leben lässt uns anfangs nur hinter den Ohren trocken werden und dann Jahrzehnt für Jahrzehnt immer mehr »ausdorren«. Niemand mag es, wenn zum Beispiel abgehobene Hautfalten mit der Zeit immer länger stehen bleiben, was ein Zeichen von Wasserverlust des Gewebes ist. Desto mehr erstaunt es, dass so viele Menschen immer noch viel zu wenig Wasser trinken. In extremen Hitzeperioden, wie wir sie inzwischen ja auch bei uns kennen, sterben zahlreiche alte Menschen, weil sie nicht ausreichend gegen den Flüssigkeitsverlust antrinken können. Fasten ist eine ideale Gelegenheit, die Unsitte der vorzeitigen Austrocknung auszurotten und damit auch frühzeitiges unnötiges Altern zu vermeiden.

»Artgerecht« essen

Was das Essen nach dem Fastenaufbau betrifft, geht es, kurz zusammengefasst, zuerst einmal darum, seine Ernährung auf »artgerechte« Kost umzustellen. »Artgerecht« bedeutet »zu essen wie ein Mensch«. Der Homo sapiens ist von seinem Gebiss und Darm her leicht als »Allesfresser« mit stark vegetarischer Betonung zu erkennen. Sein an Mahlzähnen reiches Gebiss macht ihn zu einem Körnerspezialisten. Das heißt, wir dürften zwar Fisch und Fleisch essen, aber es sollte eher die Ausnahme sein. Statt täglich Schlingzeit zu halten und riesige Fleischlappen zu vertilgen, wie sie häufig in Restaurants angeboten werden, die die Beilagen oft nicht einmal differenzieren, geht es um Mahlzeiten und ein langsames Mahlen körnerreicher Getreide- und Gemüsekost. Unsere Vorfahren machten es in dieser Hinsicht noch ganz richtig: Am Wochenende gab's einen Sonntagsbraten und ansonsten kohlenhydratreiche Kost. Eine Aufteilung von 60 Prozent der Kalorien aus Kohlenhydraten und je 20 aus Einweiß und Fett wäre »artgemäß« und somit ideal, allerdings nur, wenn die Kohlenhydrate vollwertig sind, wir uns ausreichend bewegen und über eine gemäßigte Insulinreaktion auf Kohlenhydrate verfügen. Ansonsten wäre eine Aufteilung von 40 zu 30 zu 30 Prozent besser, wobei auch hier der Schwerpunkt bei den Kohlenhydraten (40 Prozent) bleibt. Diese Aufteilung entspräche etwa der von dem Amerikaner Barry Sears für seine Diät gegebenen Empfehlung. Tatsächlich ist ein nicht unerheblicher Teil unserer Bevölkerung nicht in der Lage, auf Insulin und damit Kohlenhydrate angemessen verhalten zu reagieren. Bei Körnernahrung kommt noch hinzu, dass wir sie gar nicht optimal verdauen, weil sie mittels Fraßschutz und Keimhemmern vor uns geschützt sind. Insofern ist es immer besser, Körner erst keimen zu lassen oder sie Fermentierungsprozessen auszusetzen.

Abendlicher Abnehmtrick

Ein besonderer Trick für Abnehmwillige wäre übrigens, abends keine Kohlenhydrate mehr zu sich zu nehmen, damit die Fettverdauung in der Nacht nicht behindert wird. Das von den Kohlenhydraten hervorgelockte Insulin öffnet nämlich die Zellen nicht nur für Glucose und Aminosäuren, sondern hindert sie auch für Stunden, eingelagertes Fett freizugeben. Das wäre aber zum Abnehmen ausgesprochen wünschenswert. Wer sich im Sinne der Diät nach Dr. Detlef Pape abends die Kohlenhydrate spart und sie dafür beim Frühstück und Mittagessen favorisiert, kann so deutlich leichter abnehmen.

Moderne Essensfallen und mangelnde Bewegung

Wenn man 60 Prozent seiner Kalorien aus minderwertigen raffinierten Kohlenhydraten bestreitet und sich dabei nicht ausreichend bewegt, läuft man Gefahr, fettsüchtig zu werden und sich einen Diabetes Typ II einzuhandeln. »Was ist ausreichende Bewegung?« ist eine häufig gestellte Frage. »Wie oft pro Woche muss ich laufen?« Die Antwort ist denkbar einfach: »An allen Tagen, an denen man isst, sollte man sich auch bewegen!« Beim Fasten wäre es dazu noch ganz gut. Das mag unbequem erscheinen, ist aber das Erbe der Evolution. Über Jahrmillionen mussten die Menschen sich immer bewegen, um an Nahrung zu kommen, und es gab natürlich die längste Zeit »lediglich« vollwertiges »Naturfutter«. In früheren Zeiten konnten sich nur vergleichsweise wenige Menschen, nämlich Kirchen- und weltliche Fürsten, tägliche Fleischmast und raffinierte Speisen leisten. Sie waren auch damals schon entsprechend krank. Man sprach zum Beispiel vom »Gichtkabinett« Friedrichs des Großen.

Aufreizend langsame Evolution

Seit etwa fünftausend Jahren gibt es die »Milchwirtschaft«, und erst die Hälfte der Menschen hat sich an Milch als Nahrungsmittel gewöhnt. Die andere Hälfte hat keine Lactase, um den Milchzucker, die Lactose, zu verdauen. Diese Menschen vertragen also keine Milch. Sie müsste erst von Joghurt- oder Käsebakterien vorverdaut werden, um ihnen zu bekommen. In der relativ kurzen Zeit, seit wir Lebensmittel raffinieren und für Tierbabys bestimmte Muttermilch zu Nahrungsmitteln für den Mensch verfremden, hat sich noch niemand wirklich an diese Kost gewöhnen können. Eine naturgemäße Ernährung ist also völlig alternativlos.

Mangel im Überfluss

Hinzu kommt, dass wir mit der modernen Kunstdüngerlandwirtschaft dem Boden zwar die Hauptbestandteile der Nahrung jeweils zurückgeben, aber nicht die Vitalstoffe, Spurenelemente und sekundären Pflanzenstoffe, die ihm unsere hocheffiziente Landwirtschaft entzieht. Das führt dazu, dass unsere Nahrung bei vollem Kaloriengehalt an wesentlichen Vitalstoffen zunehmend verarmt. Der Organismus ist das aus seiner Entwicklungsgeschichte nicht gewöhnt und suggeriert mit ständigem Hunger, dass ihm noch etwas fehlt. Konkret heißt dies, dass schon bald nach dem Völlegefühl wieder Hunger auftreten kann, weil der Organismus hofft, doch noch ein wenig Folsäure oder Selen zu ergattern.

Vollwertigkeit

All das führt wieder zu einer Grundforderung gesunder Ernährung, nach Vollwertigkeit. Sie war immer das Natürliche und ist auch heute unersetzbar. Es macht keinerlei Sinn, wenn man zuerst die Böden ihrer Mikroorganismen und die Lebensmittel all ihrer wesentlichen Inhaltsstoffe beraubt und dann mit Nahrungsergänzungsmitteln versucht, den Mangel auszugleichen. Das kann schon deshalb nicht funktionieren, weil wir bei der unübersehbaren Fülle der so verlorenen natürlichen sekundären Pflanzenstoffen gar nicht wissen, was uns wirklich alles fehlt.

Typgerechte Ernährung der TCM

Ein weiteres Kriterium ist aber auch die typgerechte Ernährung. Die Chinesen haben schon vor langer Zeit erkannt, dass es die gesunde Ernährung für alle gar nicht geben kann, einfach weil die Menschen viel zu verschieden sind. Sie interessierten auch weniger die Inhaltsstoffe der Nahrung, bevor sie gegessen wurde, sondern vielmehr das, was am Ende davon im Organismus ankam. Die westliche Haltung bevorzugt wie gesagt vollwertige Rohkost, weil sie eindeutig am meisten wesentliche Stoffe enthält, die Traditionelle Chinesische Medizin (TCM) steht ihr dagegen recht kritisch gegenüber, weil viele Menschen Rohkost gar nicht (mehr?) vertragen. Wer diese Produkte vergast, statt sie zu verdauen, hat nichts von all den wundervollen Inhaltsstoffen, außer Blähungen. Die TCM empfiehlt folglich den verschiedenen Menschentypen unterschiedliches Essen und hat damit überraschend mehr Erfolg als viele westliche Ansätze, die jeweils alle Menschen über einen Kamm zu scheren scheinen. In ähnlicher Weise unterscheiden die indisch-ayurvedische und die tibetische

Medizin diverse Naturelle, die auch eine jeweils andere Ernährung brauchen.

Stilblüten der Gesundleben-Szene

Unter diesem Aspekt essen gerade viele gesundheitsbewusste Menschen, und hier vor allem Frauen, ganz verkehrt. Wer zum Beispiel mit niedrigem Blutdruck und betont weiblichem Bindegewebe, blauäugig und blond in die Welt geschickt wurde und sich für diese nicht recht erwärmen kann, wer in der Sauna nach einer Runde auf der obersten Etage nur drei Schweißperlen auf der Stirn hat und wenig trinkt, aber stark friert, wer introvertiert ist und auch dann nichts sagt, wenn er etwas sicher weiß, und bei jedem kleinen Stoß einen blauen Fleck davonträgt und von diesem lange etwas hat, während er durch alle Regenbogenfarben nur sehr langsam abblasst und damit verrät, wie nachtragend sein(e) Besitzer(in) ist, der bzw. die sollte sich gerade nicht im landläufigen Sinne »gesund« ernähren – und wird es nur zu oft doch tun. Solche Männer, vor allem aber Frauen frühstücken bevorzugt Müsli, das auf einen Obstsalat – nicht selten noch mit exotischen Früchten – hinausläuft. Dazu nehmen sie Pfefferminztee und zu Mittag dann Rohkost mit Joghurtdip und nachmittags oder gar abends noch die Salatplatte und immer viel frisches Wasser zwischendurch. Damit wird das ohnehin schon geringe »Verdauungsfeuer« der Betreffenden weiter heruntergekühlt, bis ihnen nur noch ein Fernet oder ein anderer Verdauungsschnaps hilft. Diese Feuerwasser mit wärmenden Kräutern können dann die Stagnation im Bauch ein bisschen lösen und das unverdauliche Elend ein wenig weiterbefördern.

Typgerechte Lösung

Menschen dieses Typs wären viel besser beraten, wenn sie statt frischer Früchte warmen Haferbrei nach Art des englischen Porridges nähmen, und zwar mit viel Zimt darauf. Die Engländer wissen schon, warum sie auf ihrer nasskalten und verregneten Insel den wärmenden Hafer zur »Nationalspeise« machten – genau wie die alten Germanen. Statt kühlenden Pfefferminztee wie die Tuareg in der Sahara sollten sie lieber wärmenden Fenchel- oder richtig einheizenden Ingwertee wählen und tagsüber heißen Currysaucen den Vorzug vor kühlender Rohkost geben. In meinem Buch *Das Geheimnis der Lebensenergie in unserer Nahrung* findet sich zum Beispiel ein Test, der in wenigen Minuten enthüllt, welcher Typ man ist. In Verbindung mit den entsprechenden Tabellen mit den günstigsten ausgleichenden Lebensmitteln kann sich daraus eine ausgewogene typgerechte Ernährung ergeben, die uns vitaler und lebenstüchtiger macht.

Diät-wahnsinn

Wenn also eine Diätrichtung alle Menschen auf die gleiche Weise ernähren will, ist ihr schon allein deshalb zu misstrauen. Ob es die »South-Beach-«, »Atkins-« oder die »Glyx-Diät« ist, der neueste Hit aus den USA oder der älteste Hut aus dem alten Europa – wer die Individualität der Menschen verkennt, wird ihnen nicht helfen. Aber auch wer diese teilweise anerkennt, muss nicht zwingend auf dem richtigen Weg sein. Hätte beispielsweise die Blutgruppendiät recht, müssten die Zulus in Südafrika bei hohen Durchschnittstemperaturen das Gleiche essen wie ein Same in Nordnorwegen bei sehr niedrigen Temperaturen.

Aber es gibt noch weitere Steigerungen im Diät-wahnsinn. Nachdem die Empfehlung zu hohen Kohlenhydratmengen falsch verstanden und mit raffinierter Kost und ohne Bewegung erfüllt wurde und sich Fettsucht- und Diabetes-II-Seuchen abzeichneten, reagierten verschiedene »Experten« allen Ernstes mit einem Eiweißmastprogramm als Gegenmaßnahme im Sinne der South-Beach- oder Atkins-Diät. Damit lassen sich zwar wirklich obige Seuchen vermeiden, aber es gibt dann noch mehr Arteriosklerose, Rheuma und Gicht. So läuft diese Wahl auf die zwischen Pest und Cholera hinaus. Der einzig sinnvolle Ausweg liegt bei ausgewogener Vollwertkost und Bewegung – am gesündesten im Sinne von pflanzlich-vollwertiger Peace-Food-Kost.

Pest oder Cholera

Essen für spezielle Bedürfnisse

Gefäßkost

Wenn wir so alt sind wie unsere Gefäße, wie Mediziner zu Recht sagen, wäre es naheliegend, so zu essen, dass diese jung bleiben. Für diesen Zweck ist Fasten schon eine sehr gute Idee. In den Zeiten aber, in denen wir uns »normal« ernähren, wäre an die richtigen Fette zu denken und hier an ein ausgewogenes Verhältnis von Omega-3- zu Omega-6-Fettsäuren. Außerdem wären unbedingt gehärtete Fette zu meiden, wie sie immer noch in manchen Margarinen vorkommen. Zu empfehlen ist dagegen beispielsweise das Öl von Walnüssen, die schon ausschauen wie kleine Gehirne und neben den Gefäßen auch tatsächlich unserer »Schaltzentrale« als »Brain-Food« guttun.

Essen für gute Stimmung

Der absolute Clou unter den Ernährungstipps ist aber ohne Zweifel eine Kostvariante, die uns reichlich mit dem Wohlfühlhormon Serotonin versorgt. Überall auf der Welt versuchen Menschen, mit Hilfsmitteln ihre Stimmung zu verbessern. Millionen Menschen schlucken »Glückspillen« wie Prozac, ein Antidepressivum, das in zirka hundert Ländern erhältlich ist. Es erhöht den Serotoninspiegel im Gehirn und verzögert die Wiederaufnahme des einmal ausgeschütteten Glückshormons. Überall auf der Welt »werfen« Disco- und Techno-Kids Ecstasy ein, ein Amphetamin, das alles verfügbare Serotonin ausschüttet. Dieses Wohlfühlhormon ist der Grund dafür, dass manche Naschkatzen nicht genug Schokolade bekommen können und andere – fast wie die Affen – von Bananen leben. Beides erhöht, unter bestimmten Umständen, ebenfalls den Serotoninspiegel im Gehirn und vermittelt so angenehme, leicht euphorisierende Empfindungen. Nun sind medizinische und illegale Drogen nicht jedermanns Sache, große Mengen Schokolade und Bananen auch nicht. In guter Stimmung zu sein findet aber wohl jeder erstrebenswert.

Auf der Suche nach Essensglück

Biochemisch gesehen, wird Serotonin vom Organismus aus der Vorstufe 5-HTP hergestellt, z. B. aus der afrikanischen Schwarzbohne. Das geschieht vor allem im Darm und geringfügig im Gehirn. 2017 stieß ich auf das Mittel Amorex, das das Problem auf einfache und geniale Weise löste. Es kombiniert ausgesprochen geeignete völlig natürliche Pflanzenarten und erzielt damit verblüffend »stimmige« Ergebnisse – an erster Stelle für mich die Serotonin-Wirkung. Mit der Zeit zeichneten sich das Geheimnis und der biochemische Mechanismus dieser angenehmen Mischung ab.

Nach fast einem Jahr regelmäßigen Genusses möchte ich diese kleine rote Glückspille – am Morgen und vor dem Abendessen auf nüchternen Magen eingenommen – nicht mehr missen. Natürlich funktioniert das nur bei denjenigen, die wirklich ein Defizit am Wohlfühlhormon Serotonin haben. Allerdings dürfte das heute schon eine Mehrheit der Menschen sein. Dann also viel Glück und guten Appetit mit einer Kostvariante, die gesunde Bausteine nutzt, um entstandene Defizite aufzufüllen und dabei natürlich nicht – wie eine Droge – abhängig macht. Im Gegensatz zu den von mir bisher empfohlenen Serotoninquellen enthält Amorex obendrein S-Adenyl-Methionin (SAMe), die Vorstufe des Belohnungs- und Glückshormons Dopamin, darüber hinaus Vitamin B_{12}, das ich als Peace-Food-Esser in jedem Fall brauche. B_6 habe ich zusätzlich gern, weil es die Traumaktivität fördert.

Teilfasten und Fastenwandern

Teilfastendiäten

Kartoffeltage

Am Übergang vom Fasten zum Essen empfehlen sich einige Teilfasten- und Spezialdiäten, die sich bei bestimmten Erkrankungen besonders eignen. So ist die Kartoffeldiät durch ihre eindrucksvolle Wasserausscheidung in den ersten Tagen bei Herz- und Nierenkrankheiten, die zur Wassereinlagerung geführt haben, besonders empfehlenswert – gleichermaßen bei Bluthochdruck. Sie kann aber auch generell entlasten und ist ihrer Natur gemäß ein »gefundenes Fressen« für »Erdäpfelfans«.

Mayr-Kur

Die sogenannte Semmelkur nach dem österreichischen Arzt F.X. Mayr bringt eine intensive Umstimmung vor allem der Verdauungsorgane und eignet sich besonders bei Krankheiten in diesem Bereich. Hier werden ursprünglich wie gesagt bei F.X. Mayr nur alte Semmeln zusammen mit etwas Milch gegessen, bei besonderer Betonung des Einspeichelns und Kauens. Oft schließen die Mayr-Ärzte heute noch ein Fasten an. Viele nehmen inzwischen auch Vollwertbrötchen anstelle der Weißmehlvarianten aus F.X. Mayrs Tagen. Ein großer Vorteil dieser Kur liegt in der Sicherheit, mit der auch ausgewiesene »Schlinger« bewusstes Kauen lernen.

Erwähnenswert halte ich hier noch die Öl-Eiweiß-Kost nach Johanna Budwig,* wenn es sich auch nicht

* Vgl. Johanna Budwig: *Öl-Eiweiß-Kost*, Sensei, Kernen 2000.

um ein Teilfastenprogramm, sondern eine Diät handelt. Sie bringt bei allen Krankheiten, die physiologisch auf eine Bindegewebsverschlackung (wie etwa Rheuma) zurückgehen, gute Erfolge. Das Prinzip ist sehr einfach und erfordert nur geringe Einschränkungen. Das Einzige, was man unbedingt vermeiden sollte, sind tierische und künstlich gehärtete Fette, also vor allem auch Margarinen. Das Grundgerüst der Kost besteht bei Johanna Budwig aus Quark mit Leinöl, den man in sehr vielen Variationen zubereiten kann. Allerdings achte man darauf, das Leinöl frisch zu bekommen. Das handelsübliche ist oft schon älter und hat dann einen Eigengeschmack, der nicht jedermanns Sache ist.

Öl-Eiweiß-Kost

Die Öl-Eiweiß-Kost lässt sich mit einer Fülle von Rezepten am besten aus dem gleichnamigen Buch von Johanna Budwig kennenlernen. Allerdings ist dieses Buch für Schwerkranke wie Krebspatienten geschrieben und insofern sehr streng. Interessant ist bei dieser Kost noch, dass der Sonne besondere Bedeutung zukommt. Sie wird besser vertragen und entfaltet auf dem Boden dieser Ernährung mit hoch ungesättigten »elektronenreichen« Fettsäuren eine starke Heilkraft (man denke an den »Engel der Sonne« bei den Essenern). Persönlich gehe ich, der ich Johanna Budwig noch persönlich kennenlernen durfte, davon aus, dass auch sie unter der erdrückenden Beweislast zugunsten der pflanzlich-vollwertigen Ernährung heute den Quark oder Topfen durch Hirsebrei oder andere eiweißreiche Zubereitungen wie die aus der blauen Süßlupine ersetzen würde.

Es gibt noch weitere Diäten, die bei bestimmten Indikationen unter ärztlicher Aufsicht durchgeführt wer-

Vor- und Nachteile von Teilfasten

den können. Gegenüber dem Heilfasten mögen sie auf den ersten Blick Vorteile haben – etwa das Ausbleiben des Hungergefühls während der ersten Tage –, nur sind sie eben auch etwas ganz anderes, zielen sie doch alle auf den medizinischen, das heißt bei uns im Allgemeinen ja leider nur »körperlichen« Aspekt. Meist führen sie auch keine vollständige Umstellung herbei, was die Heilungschancen verringert.

Gemüse-Fasten-Suppe

Eine sehr beliebte Fastenvariante baut auf einer Gemüsesuppe auf, die ursprünglich von der American Heart Association zur Entlastung von Herzpatienten entwickelt wurde. Die Suppe besteht ganz wesentlich aus Kohl und anderen Gemüsen, die kalorisch fast nichts hergeben. Der Organismus verbraucht schon so viel Energie bei ihrer Aufschlüsselung, dass unterm Strich für den Eigengebrauch wenig übrig bleibt. Davon kann der »Fastende« so viel essen, wie er will, und hat so nie Hunger – auch nicht in den ersten drei Tagen. Durch das reichliche Essen und das Gefühl, jederzeit genug zu bekommen, ist die Leistung – subjektiv – nicht eingeschränkt. Das aber kann genutzt werden, zum Beispiel bei Fastenwanderungen oder anderen energieintensiven Unternehmungen, sodass am Ende die Energiebilanz ausgesprochen negativ ausfällt. Der Organismus verbraucht dann viel mehr Kalorien, als er zur Verfügung hatte, was zu erheblichen Abnehmeffekten führt. Wenn intensive Bewegung hinzukommt und folglich entsprechende Muskelaktivität, wird neben dem Gewichtsverlust noch ein deutlicher Muskelaufbau zu verzeichnen sein. Bei dieser Maßnahme tritt allerdings die spirituelle Komponente, wie sie beim Fasten berücksichtigt wird, oft eher in den Hintergrund.

Wer also schnell abnehmen und zugleich rasch fit werden will, ist mit dieser aktiven Diät – ergänzt durch ein intensives Bewegungsprogramm vom Bergwandern bis zum Nordic Walking – besser beraten als mit reinem Fasten. Außerdem muss er nicht auf Abwechslung verzichten, weil die Suppe durch Gewürze ständig geschmacklich variierbar ist. Wer sie von Tag zu Tag würziger und damit im Sinn der chinesischen Medizin schärfer bzw. »heißer« macht, hat einen zusätzlichen, den Darm anregenden und zugleich die Verbrennung fördernden Effekt, sodass die Gewichtsabnahme noch einmal zusätzlich gesteigert wird.

Abnehmen und fit werden

Selbst Sterneköche wie Eckart Witzigmann haben sich schon mit Varianten dieser Suppe* hervorgetan und ihr das Renommee von etwas ganz Besonderem verliehen. Kaum ein Hollywoodstar, der noch nicht nach der Methode abgenommen hat. Aber selbst Politiker bis zu Bundeskanzlern haben sich schon auf diesem Weg verschlankt, um wieder auf die Plakate zu passen und ihr »normales« Leben trotz »Fastens« weiterführen zu können. Das ist natürlich auch schon wieder ein Nachteil. Diese Methode animiert dazu, aktiv zu werden; und dabei können leicht die besonderen Chancen des Fastens auf der Strecke bleiben. Wo sie mit Fastenwandern kombiniert wird, wie im gleichnamigen Buch von Simone Vetters und mir beschrieben, ergeben sich wirklich zauberhafte Synergien.

Sterneköche und Politpromis

* Es gibt mehrere Bücher und Broschüren über diese Suppe, zum Beispiel Marion Grillparzer: *Die magische Kohlsuppe*, Gräfe und Unzer, München [15]2003.

Fastenwandern

Stoffwechselchancen und Trinkprobleme

Diese spezielle Form des Fastens hat einige Vor-, aber auch Nachteile gegenüber dem Fasten am Ort. Die Vorteile liegen in der reichlichen und im Idealfall von Tag zu Tag zunehmenden Bewegung, die den Stoffwechsel anregt und damit die Verbrennung steigert, was natürlich den Abnehmeffekt verstärkt. Die Gefahr liegt darin, dass man zu wenig trinkt, weil durch das vermehrte Schwitzen die Wasserbilanz durcheinandergerät. Für jemanden, der intensiv schwitzt, reicht es natürlich nicht, sich mit 2 Litern Wasser zu begnügen. Im Gegenteil müsste alles, was herausgeschwitzt wird, auch sogleich wieder getrunken werden. Das heißt aber, dass die Fastenwanderer große Mengen Flüssigkeit mit sich herumtragen müssten. Wenn sie von Ort zu Ort wandern, haben Sie jedoch ohnehin schon viel zu tragen. Und damit das Ganze nicht zur Plackerei wird, sparen einige am Wasser, und das ist dann wirklich gefährlich. Da wäre es fast besser, auf das Fasten zu verzichten. Wer seinem Organismus eine Großreinigung zumutet, muss ihm auch genug Lösungsmittel zur Verfügung stellen. Wo das nicht geschieht, funktioniert der Großputz nicht und verkommt zu einer »Schmiererei«.

Hygieneprobleme

Ein anderer Nachteil der Wanderungen von Ort zu Ort ist die hygienische Situation inklusive der Darmreinigung. Die meisten Fastenden bevorzugen für den Einlauf ihre eigene Toilette, um die gewohnten Rituale ungestört durchführen zu können. Wer aber aufgrund wechselnder Unterkünfte die Darmreinigung vernachlässigt, wäre auch besser beraten, das Ganze lieber zu lassen. Über die sogenannte Rückvergiftung aus dem Darm würde er sich einen Bärendienst erweisen. Eine entlastende Alternative bietet hier wieder die chinesische Sharepflaume.

Symbolträchtige Wege

Denn andererseits kann es natürlich sehr schön sein, wandernd auf dem Weg zu sein und so nicht nur ideell, sondern auch konkret weiterzukommen. Besonders wenn man symbolträchtige Wege wählt wie etwa ein Stück des Jakobswegs, können zu den Fasten- auch tiefe spirituelle Erfahrungen hinzukommen. Noch besser wären ruhige Wege durch die Natur, etwa an einem Fluss entlang in Richtung seiner Mündung ins Meer und damit dem eigenen Ziel und der Erfüllung nachzugehen – oder auch sich auf den Weg zur Quelle des Flusses und damit zu den eigenen Wurzeln aufzumachen.

Praxiserprobte Kompromisse

Diese symbolischen Vorteile werden in der Praxis oft von den konkreten Nachteilen aufgewogen. Deshalb wäre es ein guter Kompromiss, von einem festen Platz aus täglich verschiedene Wanderungen zu unternehmen. Dieses Verfahren hat sich bei unseren Wander- und Nordic-Walking-Wochen sehr bewährt. Das feste Quartier hilft, die angesprochenen Flüssigkeits- und Hygieneprobleme zu vermeiden; und man erspart sich aufwendige Transporte des Gepäcks. Außerdem ist es auch ein schönes Gefühl, von den täglich länger werdenden Wanderungen konkret und im übertragenen Sinne »nach Hause zu kommen« und »heimzukehren«, was immer eine symbolträchtige Verbindung zum Fasten hat. Die zusätzliche Beanspruchung der Arm- und Rückenmuskeln hat beim Bergwandern mit Stöcken und natürlich beim Nordic Walking noch den Vorteil, dass deutlich mehr Muskelgruppen in Anspruch genommen werden, was sowohl den Verbrennungs- wie auch den Fitnessaspekt fördert. Da man ohnehin zu Fuß unterwegs und folglich nicht auf Transportmittel angewiesen ist, kann man sich so auch noch einsame, vom Tourismus weitgehend verschonte und damit urwüchsige Gegenden erschließen. Wundervolle Landschaften nähren die Seele mit ihren Bildern von im Idealfall unberührter Natur.

Lichtnahrung

Persönliche Vorstufen

Die direkten Vorstufen zu der immateriellen Ernährungsweise der Lichtnahrung sind ausschließliches Essen von Früchten und Fasten. Ich halte lange und intensive Fastenerfahrungen im Vorfeld und eine fachkundige Begleitung für eine wichtige Voraussetzung, um auf sicherem Terrain zu solch einer die Materie hinter sich lassenden Lebensform zu gelangen. Ich habe schon vor vierzig Jahren anlässlich einer vierzigtägigen Fastenkur erlebt, wie es ist, an die – was das Gewicht anbelangt – Grenzen des naturwissenschaftlich Erklärbaren zu stoßen. In den ersten beiden Wochen nahm ich normal ab, wie ich es von vielen Fastenkuren gewohnt war, in der dritten Woche wurde der Gewichtsverlust kleiner, um dann immer geringer auszufallen. Wovon ich in der fünften und erst recht in der sechsten Woche gelebt habe, vermag ich nicht zu sagen. Jedenfalls habe ich Energie verbraucht, weil ich körperlich arbeitete und eine Wohnung umbaute, auf der Waage zeigte sich aber kein Gewichtsverlust mehr. Nach sechs Wochen hatte ich keinerlei Hunger und fühlte mich nicht nur wohl, sondern sogar ausgezeichnet – allerdings habe ich die ganze Zeit über sehr viel Wasser getrunken. Seit jener Erfahrung Anfang der achtziger Jahre hatte ich immer Zweifel an der naturwissenschaftlichen Einschätzung des Ernährungs- und Kalorienthemas. Möglicherweise war das damals auch schon mein erster unbewusster Einstieg in die Lichtnahrung. Allerdings habe ich nach diesen sechs Wochen wieder langsam angefangen zu essen und das mit der Zeit auch genossen. Seitdem aber blieb mir immer das Gefühl, zur Not auch ohne Nahrung auszukommen.

Wasserfasten als Herausforderung

Als ich dann 2005 den sogenannten Lichtnahrungsprozess nach Dr. Werner machte, wie er ursprünglich von der Australierin »Jasmuheen« propagiert und inzwischen von vielen auch westlichen Menschen durchlaufen wurde, erschien mir dieser Teil, nämlich ein Leben ohne physische Ernährung, nicht als Problem, weder im Hinblick auf den materiellen Verzicht noch geistig. Es war vor allem der Verzicht auf das Trinken, der mich herausforderte.

Seit Jahren ohne Nahrung

Ich hatte vor meinem Lichtnahrungsprozess das Buch von Michael Werner über seine persönlichen Erfahrungen in Jahren ohne Nahrung gelesen. Werner gibt als Naturwissenschaftler recht nüchtern Auskunft über seine Sicht dieses für viele so extrem erscheinenden Exerzitiums. Als ich ihm gegenübersaß, berührte mich seine betont normale und allem abgedreht (Schein-)Heiligen gegenüber distanzierte Art sehr positiv – in keinem Moment hatte ich Zweifel an seiner bereits über Jahre bestehenden Nahrungsenthaltung.

Auf dem Trockenen

Meine persönliche Prüfung war aber wie gesagt gar nicht der Nahrungsverzicht, sondern die Woche ohne Wasser, vor allem auch, weil ich den Teilnehmern meiner Fastenseminare wie auch darüber hinaus vielen Menschen immer wieder gebetsmühlenartig die Wichtigkeit des Trinkens predigte. Natürlich darf man auch keine Einläufe machen, da man dann ja »hintenrum trinken« würde. Heute sorgte ich aber bei einer eventuellen Wiederholung der Lichtnahrungserfahrung unbedingt vorher für eine ausgiebige Darmreinigung. Die ersten sieben wasserfreien Tage wurden damals nach meiner Erwartung zu einer Reise ins saturnine Land des Austrocknens. Wenn man auf das Wasser des Lebens verzichtet, geht natürlich auch das Leben ein gutes Stück fort, mit ihm die Lebensfreude, und das Sterben rückt näher. Eine bewusst unternommene Begegnung mit dem Sterben kann aber auch sehr schön sein, und so möchte ich diese Tage keinesfalls missen. Persönlich habe ich die ersten Tage mit großer Erwartung durchlebt und viele für mich wertvolle und besondere Erfahrungen machen dürfen. Eigentlich wurde es ab dem vierten Tag schon wieder leichter statt schlimmer und brachte mich in einen sehr wachen Zustand, was sich rein äußerlich in einem extrem abnehmenden Schlafbedürfnis zeigte. Vom Fasten war ich gewöhnt, dass sich mein Schlafbedürfnis von sechs auf unter fünf Stunden reduzierte. Während der Lichtnahrungszeit ging es schon zu Beginn noch weiter zurück und reduzierte sich von vier Stunden in der ersten über drei in der zweiten auf gute zwei Stunden ab der dritten Woche. Das allerdings ist bei allen sehr verschieden und nicht zu verallgemeinern.

Durch die eigene Wüste

Der Gang durch das trockene eigene Land entspricht der Durchquerung der eigenen Wüste, der eigenen Leblosigkeit, dem eigenen Totenland und Schattenreich. Ist dieses aber schon bekannt, wie bei mir durch die Reinkarnations- und Schattentherapie, haben diese Erfahrungen eher etwas Erhebendes. Wenn Seeleute über ihre Zeit ohne Süßwasser im Rettungsboot sagen, am vierten Tag käme der Wahnsinn und am fünften der Tod, ist das sicher ernst zu nehmen, aber mit der entsprechenden Einstellung und Vorbereitung durch ein Leben mit längeren Fastenperioden wird daraus eine ganz besondere Reise, an deren Ende für mich persönlich im Gegenteil mehr Leben(digkeit) stand.

Wasser des Lebens

Ohne Wasser kommt alles in der Natur zum Erliegen und vertrocknet, die Wüste breitet sich aus. Ebenso ist es wohl auch in unserem Organismus – wo das Wasser des Lebens fehlt, ist auf die Dauer kein Leben möglich. In den ersten Tagen wird die Zunge schwer und klebt im Mund, aber es gibt auch nichts mehr zu sagen, zu reden, nur noch zu spüren und zu durchleben und manches auch zu durchleiden. Als ich schon am vierten Tag anfing, mich eher wieder kräftiger und besser zu fühlen, musste ich oft an jenes andere Wasser denken, von dem Christus sprach – das Wasser des Lebens. Möglicherweise ist diese Art der Enthaltung vom Trinken bei gleichzeitig großer Nähe zum Wasser beim Spülen des Mundes und exzessiven Duscherfahrungen ein Weg, an dieses eigentliche Wasser (des Lebens) heranzukommen. Jedenfalls hat sich mein Verhältnis zum Wasser, das schon lange ein spezielles war, nochmals gewandelt und intensiviert.

Beziehung nach oben

Der Lichtnahrungsprozess, wie ich ihn erlebt habe, verstärkt diese Hoffnung auf das eigentliche Wasser des Lebens, auf die Hilfe von oben aus anderen Dimensionen, auf die der ganze Prozess abzielt. Angelus Silesius sagte sinngemäß: »Wer nicht stirbt, bevor er stirbt, auf ewiglich verdirbt.« Könnte es auch die Umkehrung geben? Wer stirbt, bevor er stirbt, könnte der auch etwas vom ewigen Leben abbekommen? Phasenweise hatte ich das Gefühl, eine Ahnung davon zu erhaschen. Später habe ich im Film »Am Anfang war das Licht« von P. A. Straubinger mitgewirkt und dadurch dieses überall auf der Welt verbreitete Phänomen noch besser kennenlernen dürfen. Aus spirituellen Gründen möchte ich meine Erfahrung keinesfalls missen, aus gesundheitlichen würde ich sie aber genauso wenig empfehlen wollen.

Von Luft, Liebe und Licht leben

So könnte der Verzicht auf Essen und Trinken Anleitung zur großen Befreiung werden. Was ist Glück anderes als die maximale Freiheit zu sein. Wer ohne alles Materielle sein kann, erlebt, wie sehr ihn Immaterielles ausmacht und wie gut sich von Luft und Liebe und wahrscheinlich eben auch Licht leben lässt. Selten hatte ich – seit der Kindheit – so ausgeprägt das Gefühl, einen Schutzengel zu haben. Ich spürte große Lust, eine CD mit Anleitungen zum Auffinden des eigenen Schutzengels zu gestalten, was ich auch tat.

Persönliche Umstellung

Mich hatte schon länger nur ein Zeitproblem gehindert, den Lichtnahrungsprozess zu wagen – jedenfalls glaubte ich das fest, und es sah in meinem Terminkalender auch so aus. Schließlich ergab sich nur genau ein einziger Termin, der mir die notwendigen freien Wochen gewähren würde. So war mein erster Trinktag ausgerechnet der Heilige Abend. Ich hatte erwartet, diesem ersten Schluck Wasser entgegenzufiebern, aber weder körperlich noch geistig ging es in diese Richtung. Ich konnte es gut abwarten und erlebte dann sehr intensiv, wie ab dem Moment, mit dem das Wasser ins Leben zurückkam, auch das Leben einen anderen Zugang zu mir fand. Es war wirklich eine Art Wiedergeburt in ein neues, irgendwie umgestelltes Leben; und mir fielen die

Romane von Gustav Meyrink ein, in denen die Umstellung der Lichter eine so bedeutende Rolle spielt.

Nachtmahrfahrt

Patienten hatten mir manchmal von Sterbeerfahrungen während ihrer Chemotherapie erzählt, und ich fühlte mich sehr bevorzugt, weil ich etwas Ähnliches auf diese freiwillige und erhebende Art und Weise erleben durfte. Vielleicht – dachte ich einige Male – ist auch die Chemotherapie dort, wo sie anschlägt, eine unbewusste Sterbeerfahrung, die danach manchmal wieder ein neues Leben ermöglicht. Immerhin wird sie ja durchgeführt, wenn der Krebs mit dem Tod droht. Angesichts dieser Tatsache kann sie die Nähe zum Sterben noch fördern, um einen dann vom Grabesrand wieder zurückkehren zu lassen. Hier könnte man sich geradezu an die Unterweltreisen der großen mythischen Helden erinnert fühlen, die auch erst dem Tod im Schattenreich begegnen mussten, bevor sie Erlösung finden konnten.

Doppelcharakter des Lichts

Ob Lichtnahrung eine fein- oder gänzlich unstoffliche Nahrung ist, lässt sich im Augenblick noch nicht wirklich klären, denn selbst die Physiker sagen ja nicht eindeutig, ob Licht etwas Materielles oder eine Welle ist. Nach der Teilchen-Welle-Dualität hängt es offenbar ganz davon ab, wie man sich dem Licht nähert, oder anders ausgedrückt: Was man sucht, wird man auch finden. Wer vom Teilchencharakter des Lichtes ausgeht, wird ihn bestätigt finden, wer die elektromagnetische Wellenstruktur sucht, findet diese ebenso.

Ignorieren statt erforschen

Für die Lichtnahrung ist das aber ein eher theoretisches Problem, denn in jedem Fall ist Licht, ob wir es sehen, »einatmen« oder uns vorstellen, es zu schlucken, immer kalorienfrei. Dass Menschen nur von Luft und

Liebe leben könnten, ist ein uralter Verdacht. Dass sie nur von Licht leben können, versucht Michael Werner aus naturwissenschaftlicher Sicht zu beweisen. Dass sie aber ohne Nahrung überleben und sogar eindrucksvoll leben können, ist längst bewiesen. In Asien ist dieses Phänomen immer bekannt gewesen, in Europa kennen wir die Fälle Nikolaus von Flües und Therese Neumanns von Konnersreuth. Inzwischen gibt es aber auch einige Dutzend weitere Europäer, die seit Jahren auf Nahrung im materiellen Sinne verzichten. Dass dieses Phänomen wie so vieles Unerklärliche von der Forschung weithin ignoriert wird nach dem Motto »Es kann nicht sein, was nicht sein darf«, ändert nichts an diesen Tatsachen.

Kalorienfrei und unbelastet …

Alle meine Bücher habe ich wie gesagt praktisch fastend geschrieben, entweder während meiner jährlichen Fastenperioden oder aber in der Zeit der frühen Morgenstunden bis zum Mittag, in denen ich meist nüchtern bleibe. Unbelasteter als im Fasten kann man nach meiner Erfahrung gar nicht sein, zu keiner Zeit fließen die Gedanken so frei und leicht. Das Buch *Depression. Wege aus der dunklen Nacht der Seele* habe ich ohne Nahrung in den Wochen meines Lichtnahrungsprozesses – an einem Stück, gänzlich kalorienfrei und bei zwei Stunden Schlaf pro Nacht – verfasst.

Energie aus anderen Quellen

Wenn es mir nicht längst bewusst gewesen wäre, spätestens hier hätte ich gemerkt, dass unsere materielle Vorstellung von der Welt nicht stimmen konnte. Das bestätigt die Quantenphysik schon lange. Meine Erfahrungen während des Lichtnahrungsprozesses brachten es mir auf sinnlich berührende Art und Weise nahe. Ich erlebte ganz direkt und sehr bewusst am eigenen Leib, dass unsere alte

> *Die Fastenzeiten sind Teil meines Wesens. Ich kann auf sie ebensowenig verzichten wie auf meine Augen. Was die Augen für die äußere Welt sind, das ist das Fasten für die innere.*
>
> Mahatma Gandhi

naturwissenschaftliche Auffassung dessen, was Energie ausmacht, revisionsbedürftig ist. Es muss ganz offensichtlich eine andere Energiequelle geben, die ich unbewusst angezapft hatte und die vor allem jene anzapfen, die dauerhaft auf physische Nahrung verzichten.

Persönlicher Rückblick

Jahre danach stelle ich fest, dass ich zwar wieder esse – vor allem aus Lust und aus »sozialen Gründen« –, aber eher noch weniger als vorher. Meine Fastenzeiten, die ich regelmäßig mit Patienten insgesamt acht Wochen durchführe, sind wie eine Rückkehr zu meiner eigentlichen Lebensweise. Hunger habe ich keinen mehr, Appetit und Gelüste allerdings schon. Wenn ich einmal – etwa auf einer Kreuzfahrt – richtig genussvoll und viel esse, nehme ich auch wieder zu, was sich aber in den regelmäßig folgenden Fastenzeiten reguliert. Mir hat der Lichtnahrungsprozess noch mehr Freiheit geschenkt, und ich möchte ihn keinesfalls missen. Grundsätzlich jedem kann ich ihn aber nicht empfehlen. Ich denke, man sollte schon solide Fasten- und sicher auch spirituelle Erfahrungen haben, bevor man diesen Schritt wagen kann. Mir persönlich haben dabei auch die ausführlichen Schattentherapien, die ich schon Jahrzehnte vorher gemacht hatte, sehr geholfen.

Wer bereits auf längere Fastenzeiten zurückblickt, hat jedenfalls den Vorteil, dass alle Organsysteme außer der

Gefahren

Niere sich schon einmal einstellen konnten auf diesen neuen Schritt in ein anderes Leben. Wenn dann der Lichtnahrungsprozess kommt, muss nur noch die Niere eine neue, ungewohnte und auf den ersten Blick gefährliche Erfahrung machen. Es darf hier aber auch nicht verschwiegen werden, dass Menschen bei dieser Erfahrung schon zu Schaden gekommen sein sollen – bis hin zu einem Todesfall. Andererseits ist es aber tatsächlich eher erstaunlich, wie wenige bei dieser extremen Reise in eine andere Welt von Nachteilen betroffen sind.

Schlussgedanke aus dem Essener-Evangelium

Mit Engeln reisen

Als Jesus die Essener verließ, sagte er ihnen zum Abschied:

»Genauso, wie euer Körper durch die Engel der Erdenmutter wiedergeboren wird, genauso möge euer Geist durch die Engel des Himmelsvaters wiedergeboren werden. Werdet darum wahre Söhne eures Vaters und eurer Mutter und die wahren Brüder der Menschensöhne. Bis jetzt wart ihr mit eurem Vater, mit eurer Mutter und euren Brüdern im Krieg. Und ihr habt Satan gedient. Von heute an lebt in Frieden mit eurem Himmelsvater und mit eurer Erdenmutter und mit euren Brüdern, den Menschensöhnen. Und kämpft nur gegen Satan, damit er euch nicht den Frieden raubt. Ich gebe eurem Körper den Frieden eurer Erdenmutter und eurem Geiste den Frieden eures Himmelsvaters. Und lasst den Frieden beider unter den Menschensöhnen regieren.

Kommt alle zu mir, die ihr müde seid und unter Streit und Bedrängnis leidet. Denn mein Friede wird euch stärken und erquicken. Denn mein Friede ist überquellend von Freude. Deshalb grüße ich euch immer auf diese Weise: ›Friede sei mit euch.‹ Grüßt euch darum auch so, dass sich auf euren Körper der Friede der Erdenmutter herabsenkt und in euren Geist der Friede eures Himmelsvaters. Und dann werdet ihr auch unter euch Frieden finden, denn das Reich Gottes ist in euch. Und geht nun zurück zu euren Brüdern, mit denen ihr bis jetzt im Krieg gelebt habt, und gebt ihnen euren Frieden. Denn glücklich sind die, die nach Frieden streben, sie werden den Frieden Gottes finden. Geht und sündigt nicht mehr und gebt jedem euren Frieden, genauso wie ich euch meinen Frieden gab. Denn mein Friede ist von Gott. Friede sei mit euch.«

Dank

Nach vierzig Jahren Fasten in verschiedenen Seminaren mit Tausenden von Teilnehmern bleibt mir zu danken – für all die Unterstützung von oben und von überall, die wir gemeinsam in jener Zeit erfahren haben.

Bei den großen Online-Fasten-Seminaren fühlte ich mich beschützt und danke dafür und möchte so gerne alljährlich im Frühjahr und Herbst die christliche Fastenzeit zu neuem Leben erwecken und in uns wieder beleben. Im Zusammenspiel mit dem anschließenden pflanzlich-vollwertigen Aufbau sehe ich darin unsere große Chance, zu einem umfassenden Feld ansteckender Gesundheit zu gelangen, meinem alten Traum, dem ich nun als alter Arzt ausgerechnet durch die Möglichkeiten der IT-Welt und die neue Sharing-Economy näher komme.

Anhang

Jeder kann zaubern, jeder kann seine Ziele erreichen, wenn er warten kann, wenn er denken kann, wenn er fasten kann.

Hermann Hesse

ANHANG 1
»Glaubern«

Lösen Sie zirka 30 Gramm Glaubersalz (Natrium sulfuricum) in einem Dreiviertelliter warmen Wasser und trinken Sie es innerhalb von 10 Minuten. Oder radikaler, aber leichter zu trinken: das Glaubersalz in einem Viertelliter warmen Wasser lösen und hinunterstürzen, anschließend einen halben Liter kühlen Wassers nachtrinken. Um den Geschmack zu verbessern, können Sie danach einen Schluck Fruchtsaft nehmen.

Es kann nun unterschiedlich lange dauern, bis es zu einigen heftigen Darmentleerungen kommt. Bleiben Sie also am besten in Toilettennähe bzw. wählen Sie den Zeitpunkt des »Glauberns« entsprechend günstig.

Wenn das Gurgeln und Gluckern im Darm sehr lange Zeit nicht nachlässt oder sogar unangenehm wird, bringt eine Ruhepause mit Wärmflasche auf dem Bauch meist baldige Erleichterung.

ANHANG 2
Der Einlauf

Nachdem Sie sich in einer Apotheke einen Klistierbehälter besorgt haben, füllen Sie ihn mit körperwarmem Wasser und geben etwas Glaubersalz hinzu, um die Resorption des Wassers durch die Darmwände zu verhindern.

Falls Sie kein Glaubersalz zur Hand haben, können Sie es genauso gut auch weglassen; es handelt sich dabei eigentlich nur um einen »Trick«. Glaubersalz bindet genau wie Kochsalz Wasser, im Gegensatz zum Kochsalz kann es aber nicht durch die Darmwände dringen, weshalb es ja auch trotz strengster Salzvermeidung beim Fasten benutzt werden darf. Wenn Sie also etwas Glaubersalz ins Einlaufwasser geben, wird dieses Wasser auch sicher wieder herauskommen, und der Einlauf erfüllt seinen Zweck.

Nun können Sie es aber auch ohne das Salz machen und dann mit dem Einlauf gleich feststellen, ob Sie genug trinken. Kommt es nämlich nicht zu einer entsprechenden Entleerung, weil der Körper die dringend benötigte Flüssigkeit bei sich behält, haben Sie nicht genug getrunken, bzw. jetzt haben Sie den Einlauf »getrunken«, eben »hintenherum«. Das ist kein Problem und sogar eine wichtige Erfahrung – nur: Den Einlauf sollten Sie noch einmal wiederholen.

Auch in anderer Hinsicht kann diese Erfahrung beispielhaft sein. Der Körper folgt in seinen Funktionen sehr einfachen, ja eigentlich genialen Gesetzen. Wenn einmal irgendetwas nicht so geschieht wie vorhergesehen oder im Buch angekündigt, lässt sich das Problem meist durch einfache Überlegung klären oder besser noch mit ein wenig Einfühlung lösen.

Den Schlauch Ihres Einlaufgeräts müssen Sie mit dem dafür vorgesehenen Hahn verschließen. Dann knien Sie sich auf den Boden und stützen sich mit den Ellbogen auf und führen nun das gut eingefettete Endstück einige Zentimeter tief in den Anus ein. Öffnen Sie jetzt den Hahn und versuchen Sie, weiter ganz ruhig zu atmen und sich nicht zu verkrampfen. Begleiten Sie auch diesen Reinigungsakt innerlich mit Ihren Gedanken und Bildern.

Nach einigen Minuten wird Sie im Allgemeinen ein heftiger Stuhldrang auf die Toilette treiben, und Wasser und Darminhalt schießen in Etappen heraus. Es ist nicht nötig, das Wasser besonders lange zu halten. Nur in seltenen Fällen ist eine begleitende Darmmassage angebracht. Das sollten Sie aber auf alle Fälle mit Ihrem Arzt besprechen. Nach dem Einlauf empfiehlt es sich, eine Viertelstunde zu ruhen.

Beim Einlauf können Probleme auftreten, die aber leicht zu vermeiden bzw. zu beheben sind, zum Beispiel:

- Ein Knick im Schlauch behindert den Wasserfluss.
- Der Wasserbehälter hängt zu niedrig, sodass der hydrostatische Druck nicht ausreicht.
- Die Öffnungen des Schlauchs sind verstopft.
- Das Endstück ist nicht tief genug in den Anus eingeführt, und der Schließmuskel drückt die entsprechenden Öffnungen zu.
- Das Endstück ist durch die Stuhlsäule im Enddarm blockiert und muss ein wenig bewegt werden.

ANHANG 3
Fastentees

Gleich zu Beginn ist zu sagen, dass es vor allem darauf ankommt, wenigstens 2 Liter Flüssigkeit pro Tag zu trinken. Es wäre gut, sich neben dem Wasserkonsum ein Tee- und/ oder Säfteprogramm zusammenzustellen. Auch kann es viel Freude machen, sich in dieser Zeit in die Welt der Heilpflanzen und -kräuter hineinzufinden.

Erster Fastentag

Vorschlag: Am ersten Fastentag trinken Sie einen Nieren-Blasen-Tee zu Mittag. Entweder Sie besorgen sich eine fertige Mischung, oder Sie stellen sich selbst eine zusammen. Wenn Sie Zeit und Gelegenheit haben, macht natürlich das Selbstsammeln Freude und erhöht den Bezug zum Tee. Die Kräuter wirken auch umso besser, je frischer sie sind.*

Folgende Heilpflanzen haben eine günstige Wirkung auf das Urogenitalsystem: Ackerstiefmütterchen, Anis, Bärlapp, Beifuß, Berberitze, Borretsch, Braunwurz, Brennnessel, Gänsefingerkraut, Goldrute, Holunder, Johanniskraut, Kapuzinerkresse, Kletten-Labkraut, Klettenwurzel, Lavendel, Löwenzahn(blätter), Mädesüß, Maisgriffel (= Maisbart), Preiselbeere, Rotklee, Schafgarbe, Spitz- und Breitwegerich, Thymian, Vogelmiere, Wacholder(beeren), Waldgeißblatt, Wasserdost und Zinnkraut. Odermenning, Selleriewurzel und -samen entgiften allgemein, fördern die Ausscheidung von Harnsäure und sind harntreibend.

Zweiter Fastentag

Am zweiten Tag können Sie einen Leber-Gallen-Tee zu Mittag oder abends nehmen. Folgende Pflanzen kommen infrage: Bärlapp, Gänsefingerkraut, Löwenzahn, Rhabarberwurzel, Schafgarbe und Silberdistel. Natürlich gibt es auch hier, wie in all den anderen Fällen, fertige Kräutermischungen, etwa in der Apotheke.

Weitere Kräuter für Leber und Galle: frische Wildkräuter wie Beifuß, Benediktinerdistel, Brunelle, Eisenkraut, Enzian, Erdrauch, Gelbwurz, Heil-Batunge, Kalmuswurzel, Labkraut, Löwenzahn, Mariendistel, Ringelblume, Rosmarin, Salbei, Schöllkraut, Tausendgüldenkraut, Wegwarte (Zichorie), Wermut und Ysop.

* Allerdings sollten Sie über eine gute Kenntnis der Kräuter verfügen, denn einige (etwa das Schöllkraut) können sehr schnell sehr giftig wirken. Falls Sie dieses Wissen erst erwerben wollen, empfehlen sich Bücher wie *Heilkräuter-Tees. Meine besten Rezepte* von Mannfried Pahlow (Moewig, Hamburg 2002).

Dritter Fastentag

Am dritten Tag nehmen Sie vielleicht einen Blutreinigungstee: Bärlauch, Birkenblätter, Borretsch, Brennnessel, Ehrenpreis, Fenchel, Hagebutten, Heidekrautblüten, junge Holundertriebe, Kapuzinerkresse, Korianderfrüchte, Kümmel, Löwenzahnwurzel, Ringelblume, Salbei, Schafgarbe, Schlüsselblumenblüten und Wacholderbeeren kommen infrage.

Die Tage danach

Sie können nun diese drei Teemischungen im Dreitagesrhythmus wiederholen oder aber, je nach Bedarf, noch andere Tees zusammenstellen. Hier einige weitere Vorschläge:

- Für die *Atmungsorgane*: Anis, Bärlauch, Beinwurz, Efeu, Eibisch, Fenchel, Gundelrebe, Huflattich, Isländisch Moos, Königskerze, Lungenkraut, Mistel, Schlüsselblume, Silberweide, Spitzwegerich und Thymian.
- Zur *Hautreinigung*: Acker-Stiefmütterchen, Anis, Birkenblätter, Brennnessel, Ehrenpreis, Fenchel, Gänseblümchen, Hagebutten, Holunderblüten, Labkraut, Lindenblüten, Odermenning, Ringelblume, Salbeiblätter, Schafgarbenblüten, Schlehdornblüten und Wacholderbeeren.
- Fürs *Herz*: Arnika, Lavendel, Malve, Melisse, Mistel, Rosmarin, Tausendgüldenkraut, Weißdornblätter und -blüten.
- Und zum Abschluss ein *Nerventee*, den Sie immer mal wieder zwischendurch trinken können, jedoch vor allem am Abend: Baldrian, Ehrenpreis, Fenchel, Hopfen, Lavendel, Johanniskraut, Melisse, Ringelblume, Rosmarin, Salbei, Weißdornblätter und -blüten.

Hier noch einige spezielle Teezuordnungen:

- *Frauenmanteltee* bei mangelndem Geborgenheitsgefühl, fehlendem Urvertrauen in den weiblichen Pol der regenerierenden dunklen Seite des Lebens.
- *Haferstrohtee*, der bei depressiven Angstgefühlen, körperlicher und geistiger Schwäche nervenstärkend ist.
- *Johanniskrauttee* bei nervösem unruhigem Schlaf und depressiver Stimmung.
- Der gute alte *Kamillentee* mit seiner krampflösenden und beruhigenden Wirkung bei Spannungsgefühlen und Angstzuständen.
- *Lavendeltee* zum Ausgleichen und Beruhigen.
- *Maisbarttee*, der fehlende innere Wärme bringt und ausgleichend und allgemein stärkend wirken kann.
- *Schlafmützchentee* (Eschscholzia california [Goldmohn]) bei Übererregung krampflösend, beruhigend und sogar leicht hypnotisch wirkend.
- *Schlüsselblumentee*, der Herz und Nerven beruhigen kann.

ANHANG 4a
Fastensäfte

Besonders wichtig ist, dass Ihre Säfte frisch und möglichst aus unverfälschten Früchten hergestellt werden. Wenn Sie viel Zeit und Mühe aufwenden können, ist es sicher das Beste, Sie pressen die Früchte selbst aus, sonst besorgen Sie sich einfach Ihre Lieblingssäfte. Wichtig ist, den Saft so langsam zu trinken, wie Sie die entsprechende Frucht essen würden. Hier einige Tipps:

- Bei *Herz- und Kreislaufbeschwerden* haben Säfte generell den Vorteil, dass sie bei sehr geringem Natrium- und hohem Kaliumgehalt eine deutliche Wasserausschwemmung bewirken. Besonders der Weißdornsaft (Crataegus) zeichnet sich dadurch aus, dass er die Herzarbeit ökonomischer gestaltet.

- Für den *Magen*: Bei Sodbrennen aufgrund erhöhter Magensäureproduktion bewährt sich Kartoffelsaft, langsam und am besten löffelweise genossen. Bei zu geringer Säureproduktion empfehlen sich fast alle pflanzlichen Bittersäfte, besonders aber Wermutsaft.

- Bei *Magen- und Zwölffingerdarmgeschwüren* hat Weißkohlsaft eine gute Wirkung – täglich etwa ein halber Liter, löffelweise getrunken. Bei Neigung zu chronischer Verstopfung kann ein Glas Sauerkrautsaft, morgens auf nüchternen Magen getrunken, in leichteren Fällen die Verdauungsarbeit wieder vollständig in Gang bringen. Allerdings müsste man sich salzfreien Sauerkrautsaft selbst herstellen, da er kaum zu bekommen ist.

ANHANG 4b
Grüne Smoothies

Grünzeug bzw. Superfoods wie Brennnessel, Löwenzahn, Giersch usw. von der Wiese holen, mit etwas Grünzeug aus dem Garten angereichert, einer Frucht zur Geschmacksverbesserung, in einem schnell rotierenden Mixer verarbeitet.

Uns haben sich die Geräte von Bianco di Puro am besten bewährt. Wer meinen Namen bei der Bestellung erwähnt, bekommt jene 10 Prozent Rabatt, die ich für die Empfehlung bekäme.

ANHANG 5
Fastensuppen

Gemüsesuppen

Als Fastensuppe infrage kommen Kartoffel-, Tomaten-, Sellerie- oder Kräutersuppen, die vollkommen salzlos zubereitet werden müssen und keine festen Bestandteile enthalten sollten. Zum Würzen empfehlen sich salzlose Kräuterwürzen aus dem Reformhaus, aber auch alle natürlichen Gewürze.

Beispiel: Man nehme ein halbes Pfund Kartoffeln mit Schale, zwei bis drei Karotten, eine halbe Sellerieknolle, etwas frische Petersilie und Kümmel. Alles zerkleinern und etwa eine Viertelstunde kochen, noch besser im Schnellkochtopf (zirka 5 bis 6 Minuten). Das Ganze durchpassieren und zum Beispiel mit Gewürzen wie Dill, Muskatnuss, Basilikum und Majoran abschmecken.

Schleimsuppen (für Magenempfindliche geeignet)

- *Leinsamenschleim:* 15 Gramm Linusit in einem halben Liter Wasser zirka 5 Minuten kochen (Vorsicht, Linusit kocht sehr leicht über – großen Topf nehmen!). Nach einigen Minuten lässt sich der Schleim, und nur um den geht es, leicht abgießen.

- *Haferschleim:* 2 bis 3 Esslöffel gute Haferflocken in einem halben Liter Wasser kochen und dann durchpassieren.

- *Reisschleim:* 2 bis 3 Esslöffel Reis in einem halben Liter Wasser kochen und durchpassieren. Der Geschmack kann mit etwas Honig oder Säften variiert werden.

ANHANG 6
Leberwickel

Nehmen Sie ein normales Handtuch, falten Sie es der Länge nach und tränken Sie ein Drittel davon mit heißem Wasser. Wir machen in diesem Fall also einen heißen Wickel. Nachdem Sie eine Wärmflasche auf die nasse Partie platziert haben, falten Sie das Tuch so, dass die trockenen Schichten über der Flasche liegen, und packen das Ganze auf den Leib in Höhe der Leber, das heißt über den rechten Rippenbogen. Darüber legen Sie noch eine Woll- oder gleich die Bettdecke. Sie können auch noch eine Wärmflasche daraufpacken, eventuell auch eine an die Füße legen. Während dieser heißen Leberpackung schläft man häufig ein, und das ist gut. Nach dem Schlaf sollte man etwas vorsichtig wieder aufstehen (wegen etwaiger Kreislaufprobleme) und vielleicht gleich einen belebenden Schluck Honigtee trinken.

ANHANG 7
Wassertreten

Das Wassertreten, eine schon von Sebastian Kneipp in ihrer gesundheitlichen Wirkung erkannte Maßnahme, ist sehr einfach: Sie suchen sich eine Stelle kalten Wassers und gehen darin in einer Art Storchengang herum, indem Sie die Füße immer wieder herausheben. Wichtig ist lediglich, dass das Wasser kalt und sauber ist. Wo es sich befindet, ist dabei sekundär. Ein Bach in der freien Natur mag angenehmer sein, aber die Badewanne ist auch dazu geeignet. Danach ist es wichtig, die Füße nicht abzutrocknen, sondern ins Bett zu gehen, sie dort trocknen zu lassen oder aber sich warme Socken überzustreifen und so lange zu gehen, bis die Füße wohlig warm sind.

Ähnlich einfach durchzuführen und auch sehr wirksam ist das Tautreten. Wenn Sie die Möglichkeit dazu haben, laufen Sie einfach morgens über eine taunasse Wiese und gehen Sie wieder mit den nassen Beinen zu Bett, bis sie warm sind, oder ziehen Sie sich warm an. Eine ähnliche, eher noch stärkere Wirkung hat das Laufen im Schnee. Dazu sollten Sie sich allerdings einen Platz mit frisch gefallenem, sauberem Schnee suchen.

In allen Fällen ist es dabei wichtig, langsam zu gehen und ruhig zu atmen, keinesfalls sollte man die Luft anhalten. (Weitere Anregungen dieser Art können Sie den Büchern von Pfarrer Kneipp entnehmen.)

ANHANG 8
Ansteigendes Fußbad

Beginnen Sie mit lauwarmem Wasser, das Sie in eine Schüssel füllen, wie es sie zum Abwaschen gibt – es sollte etwa bis zu den Knöcheln reichen. Stellen Sie nun die Wanne in die Badewanne oder Dusche, Ihre Füße ins Wasser und lassen Sie am besten über den Duschkopf heißes Wasser zufließen, sodass Ihre Füße und dann reflektorisch auch der übrige Körper immer wieder neue Wärmereize bekommen. Die Schüssel muss in einer Badewanne oder Dusche stehen, damit das überfließende Wasser abfließen kann.

Wenn Sie die Temperatur allmählich steigern, wird nach etwa einer Viertelstunde Ihr ganzer Körper wohlig warm sein.

Beenden Sie das Fußbad mit einem kalten Abwaschen oder Abspritzen der Füße. Gehen Sie danach mit den nassen Füßen ins Bett und lassen Sie sie dort trocknen – oder ziehen Sie sich gleich warm an und gehen Sie noch ein wenig spazieren.

Das Problem bei dieser Art Fußbad ist, dass die Wärme

nicht von unten an die Fußsohlen kann, sodass der Effekt der Reflexzonentherapie zu kurz kommt. Für diesen bräuchte man ein Gitter, worauf die Füße gestellt werden könnten. Anschließend müsste man das warme Wasser von unten einströmen lassen, was zumindest theoretisch möglich ist, indem man den Duschkopf nach unten hält. Insgesamt ist dieses System jedoch wohl kaum preiswerter als das Kreislaufgerät von Schiele mit seiner normalerweise relativ niedrigen Leihgebühr, da sehr viel heißes Wasser verbraucht wird, das ständig überlaufen wird. Und so leicht es ist, die Temperatur von 30 auf 31 Grad zu steigern, so aufwendig ist es natürlich, sie von 44 auf 45 zu erhöhen.

ANHANG 9
Yoga-Asanas

Yoga-Übungen werden hier nicht so beschrieben, dass Sie sie allein zu Hause ausführen können. Es gibt zahlreiche Bücher über Hatha-Yoga. Allerdings möchte ich etwas Grundsätzliches zu den Yoga-Asanas sagen (Asana [Sanskrit] = »der Sitz«).

Wenn man diese Übungen als Ersatz für Gymnastik durchführt, hat man ihr Prinzip missverstanden, obwohl natürlich auch die Gymnastik beim Fasten als Bewegungstherapie ihren Wert hat. Bei den Asanas geht es aber gerade nicht um Bewegung, sondern um Ruhe. Es sind statische Haltungsübungen. Eben weil sie den für uns im Westen so wichtigen Gegenpol zur Aktivität, die Ruhe, betonen, sind sie auch während des Fastens so förderlich. Ruhe empfinden zu lernen ist ja, wie wir gesehen haben, ein wichtiger Teil der Fastenkur.

Sie sollten bei diesen Übungen alles vermeiden, was wehtut, was Sie anstrengt oder gar ins Schwitzen bringt. Gehen Sie bei den Dehnungen und Streckungen nur so weit, bis Sie Widerstand spüren. Das nächste Mal können Sie vielleicht ein Stückchen weiter gehen. Vor Ehrgeiz aber sollten Sie sich hüten. Der besondere Wert liegt gerade darin, ganz allmählich Ihren Körper empfinden und kennen zu lernen. Gehen Sie ganz hinein in diese Übungen und spüren Sie, wie sich Ihr Körper dabei fühlt.

Auch die Wirkung der einzelnen Übungen auf die verschiedenen Organe und Drüsen können Sie den speziellen Hatha-Yoga-Büchern entnehmen. Am besten ist es allerdings, Sie stellen Ihr Programm mit jemandem zusammen, der Erfahrung hat, suchen sich für den Anfang eher einfache Übungen aus; oder wenn sie schwerer sind, führen Sie sie nur genau so weit aus, wie es Ihnen leichtfällt.

Der Wert der Asanas liegt neben der Bedeutung für die Organe vor allem in der Grundhaltung, die sie voraussetzen, die sie ihrerseits aber auch fördern. Vor den relativ neuen sogenannten Power-Yoga-Übungen ist während des Fastens eher abzuraten.

Sehr gut lassen sich die Yoga-Asanas von unserer Plattform www.lebenswandelschule.com aus den verschiedenen Programmen lernen, die Adelheid Schiessl dort aufgebaut hat.

ANHANG 10
Trockene Bürstungen

Mit einer mittelharten Bürste bürstet man sich vom Scheitel bis zu den Füßen. Die Striche werden immer zum Zentrum, das heißt zum Herzen, geführt, also von der Peripherie zur Körpermitte, etwa von den Fingerspitzen zu den Schultern. In zirka 3 Minuten kann alles vorüber sein, und die Hautfunktion ist sehr einfach und schnell und doch wirksam angeregt. Über die verschiedenen Reflex- wie etwa die sogenannten Head'schen Zonen werden auch tiefere Bereiche angeregt. (Natürlich kann man sich viel mehr Zeit für diese Übung nehmen. 3 Minuten in bewusster sind aber besser als 30 Minuten in »unbewusster« Durchführung.)

ANHANG 11
Bäder und Zusätze

Bei Bädern ist zuerst einmal eher zu warnen: Das Wasser sollte möglichst nicht über 37 Grad Celsius heiß sein – auf gar keinen Fall aber über 40 Grad.

Am Ende der Badezeit füllt man die Wanne am besten langsam mit kaltem Wasser nach, sodass das Blut wieder zurück in die Körpermitte gelangt.

Nach dem Bad sollte man eine halbe Stunde ruhen und am selben Tag die Leberpackung (siehe Anhang 6) auslassen.

Bei uns hat sich der Zusatz »Orgon – Meine Base« von der Firma Jentschura als Entschlackungs- und Entsäuerungsmöglichkeit sehr bewährt (siehe »Adressen« auf Seite 351).

Weitere Badezusätze sollten sich nach den jeweiligen Beschwerden richten. So ist etwa ein Heublumenbad bei rheumatischer Belastung förderlich. Von der pharmazeutischen Industrie gibt es eine ganze Reihe spezifischer, aber auch unspezifischer Bäder – doch sollten Sie die Verwendung medizinischer Bäder mit Ihrem Arzt besprechen. Ansonsten wählen Sie einfach diejenigen aus, die Sie am liebsten riechen, das kann gerade während des Fastens angenehm sein. Zur allgemeinen Entspannung und Beruhigung empfiehlt sich ein Fichtennadelzusatz. Und Gesunde sollten keine spezifischen Zusätze verwenden. Folgen Sie dem Essener-Vorbild und lassen Sie es einfach bei klarem Wasser.

ANHANG 12
Mundspülungen

Mundspülungen werden mit zunehmender Entgiftungsreaktion ab dem dritten Fastentag wichtig.

Folgende Zusammenstellung empfiehlt sich nach Buchinger: 3 Tropfen Arnikatinktur und etwas Zitronensaft in ein wenig Wasser geben. Damit gründlich spülen und das Wasser durch die Zähne hindurchziehen, jedoch nicht schlucken. Wenn Sie hier fertige Produkte bevorzugen, empfehlen sich vor allem die natürlichen Präparate wie etwa die von Wala und Weleda.

ANHANG 13
Brotrezept für die Aufbautage

Bei dem folgenden Rezept für salzloses Brot (nach Elisabeth Mitteregger) handelt es sich um einen Vorschlag. Doch bewährt es sich bei wenig Erfahrung, sich relativ streng an den dahinter erkennbaren Sinn zu halten. Weglassen können Sie einzelne Zutaten immer, aber seien Sie sehr vorsichtig, wenn Sie etwas hinzufügen.

Dinkelbrot

550 g Dinkel, frisch gemahlen • 20 g Hefe • Etwa 3/8 Liter Wasser, lauwarm • 1 bis 3 TL Gewürze (s. u.) • Samen und Nüsse (s. u.) • Rosinen

Germteig mit Gewürzen (Anis, Fenchel, Koriander, Kümmel, Oregano, frischer Rosmarin, Schwarz- oder Kreuzkümmel) und Samen (Hasel- oder Walnüsse, Kürbiskerne, Leinsamen, Mohn, Sesam- oder Sonnenblumenkerne) nach eigenem Geschmack bereiten, gehen lassen und anschließend nach Ihrer Phantasie formen und verzieren (Rosinen nur in den Teig kneten, nicht zum äußeren Verzieren, da sie verbrennen und schwarz werden).

Eine Viertelstunde gehen lassen. 10 Minuten bei 240 Grad, dann 20 Minuten bei 190 Grad fertig backen.

Wenn Sie dieses Brotrezept nach der salzlosen Aufbauzeit verwenden wollen, mengen Sie pro 500 Gramm Mehl etwa 1 TL Salz bei. Viel Spaß!

ANHANG 14
Das Fastenbrechen

Erster Aufbautag

- *»Break-fast« (Frühstück):* ein reifer Apfel (Empfindliche können ihn auch dünsten) oder eine reife Birne.
- *Am Abend:* Kartoffelsuppe mit frischem Gemüse und Kräutern (kein Salz!). Sie darf nun feste Substanzen enthalten, aber kauen Sie gut!

Zweiter Aufbautag

- *Morgens:* Kräutertee. Machen Sie ruhig Ihr Teeprogramm während des Aufbaus noch weiter. Es entlastet Ihren Organismus. Auf alle Fälle müssen Sie gerade während des Aufbaus viel trinken – mindestens also 2 Liter. Ein reifer Apfel, ein Knäckebrot, zirka 50 Gramm Sojaquark mit Leinöl* angemacht, wenn Sie das mögen (dazu können Sie noch Kräuter oder aber auch Honig geben).
- *Mittags:* Rohkost (zum Beispiel geriebene Karotten und Sauerkraut), dazu Kartoffelbrei oder 1 EL Naturreis oder Sojaquark mit Leinöl.
- *Abends:* Kräutertee, 2 reife Äpfel, zirka 50 Gramm Magerquark (mit Leinöl), entsprechend angemacht, 1 Knä-

* Vgl. Budwig: *Öl-Eiweiß-Kost*, a. a. O.

ckebrot. Denken Sie daran, 2 Feigen oder Backpflaumen für den nächsten Morgen einzuweichen!

Dritter Aufbautag

- *Morgens:* Tee, die eingeweichten Feigen oder Backpflaumen. Zwei Scheiben Knäckebrot mit Kokosfett, etwa 50 Gramm Sojaquark mit Leinöl im Sinn der Öl-Eiweiß-Kost. Sie können den Sojaquark auch anders anmachen oder ersetzen, in Maßen etwa durch Sojajoghurt.

- *Mittags:* frischer Salat, Rohkost oder Kartoffelbrei mit Gemüse (Tomaten, Spargel, Spinat), danach Sojaquarkspeise.

- *Abends:* eine Scheibe Buchweizen-Vollkornbrot mit Butter, Tomaten, Rettich, Radieschen, Obst, das weiterhin gut gekaut werden muss.

Vierter Aufbautag

- *Morgens:* Sojaquarkmüsli oder Birchermüsli, zwei Scheiben Knäckebrot, Honig.

- *Mittags:* Pellkartoffeln mit Sojakräuterquark und Salat oder Rohkost, oder Hafer- oder Sojamilch. Bei Milch handelt es sich um ein Nahrungsmittel, nicht um ein Getränk. Weder Milch noch Getränke im eigentlichen Sinne sollte man »hinunterschütten«. Kuhmilch ist aus ärztlicher Sicht wegen ihrer gefährlichen Kanzerogenität grundsätzlich zu meiden.

- *Abends:* Knäckebrot mit Kokosfett, 1 bis 2 Scheiben veganer Sojakäse, Sojajoghurt, Obst.

Auch zum Ende der Aufbauzeit und darüber hinaus sollten Sie täglich mindestens 2 Liter Wasser aus reifen Quellen trinken, nach der Aufbauzeit wenigstens eine Woche mit leichter veganer Kost fortfahren!

ANHANG 15
Homöopathische Mittel

Alle in diesem Buch aufgeführten Mittel sind in der Potenz C_{30} empfohlen, die sich für akuten Einsatz bewährt hat. Diese sogenannte Hochpotenz verlangt Respekt in ihrer Anwendung. Treffen Sie Ihre Wahl sehr sorgsam und fragen Sie bei Unklarheiten lieber einen erfahrenen Homöopathen um Rat. Schenken Sie bitte auch den »Gemütssymptomen« Beachtung, diese können für die Wahl des richtigen Mittels von großer Bedeutung sein.

Einnahme: Nehmen Sie zwei Globuli und lassen Sie diese auf der Zunge zergehen. Zwei weitere Globuli werden dann in einem Glas mit stillem bzw. Leitungswasser aufgelöst. Davon bitte alle 10 Minuten einen Schluck trinken, wobei Sie vorher jeweils das Wasser kräftig umrühren. Diesen Vorgang nennt man »verkleppern«.

Sobald Sie eine Besserung spüren, unterbrechen Sie bitte die Einnahme. Falls der Zustand wieder schlechter wird oder stagniert, setzen Sie die Einnahme fort.

Wenn es nach zwei Stunden nicht zu einer Reaktion – Besserung – gekommen ist, wurde das Mittel vermutlich falsch gewählt. Bitte schauen Sie sich die Tabelle dann noch einmal an und wählen Sie gegebenenfalls ein anderes homöopathisches Mittel aus.

Als Besserung ist zum Beispiel auch ein tiefer Heilschlaf zu werten oder aber eine Entlastung auf der Gemütsebene. Das heißt, Sie sind vielleicht besserer Stimmung und können mit den Beschwerden besser umgehen, obwohl sich die körperlichen Symptome vielleicht gar nicht auffällig verändert haben.

ANHANG 16
Nützliches für die Fastenzeit

- Einlaufgerät bzw. Irrigator
- Eine bis zwei Wärmflaschen!
- Zungenschaber
- Guter Honig
- Zitronen
- FX-Passagesalz
- Amorex zur Normalisierung des Dopamin- und Serotoninspiegels
- Gute Massageöle
- Mandalabuch und Stifte
- CDs mit geführten Meditationen
- DVDs mit passenden Filmen
- Fastentagebuch
- Gute Bücher
- Wohlfühlkleidung von Spirit of OM
- Dicke bzw. warme Strümpfe
- Genug Wechselwäsche aus Naturstoffen

Literatur

Buchinger, Otto: Das Heilfasten, Hippokrates, Stuttgart [26]2017.

Budwig, Johanna: *Öl-Eiweiß-Kost,* Sensei, Kernen 2013.

Dahlke, Ruediger: *Habakuck und Hibbelig,* Ullstein, Berlin 2004.

Dahlke, Ruediger: *Arbeitsbuch der Mandalatherapie. Mit 166 Mandalas zum Ausmalen,* Schirner, Darmstadt 2010.

Dahlke, Ruediger: *Worte der Heilung,* Schirner, Darmstadt 2010.

Fahrner, Heinz: *Fasten als Therapie,* Hippokrates, Stuttgart 1991.

Fischer-Rizzi, Susanne: *Aroma-Massage,* Irisiana, München 1998.

Gibran, Khalil: *Der Prophet,* Walter, Düsseldorf und Zürich 2012.

Höting, Hans: *Qi-Gong-Kugeln für Gesundheit, Meditation und Vitalität,* Irisiana, München 1997.

Kneipp, Sebastian: *Meine Wasserkur,* Severus, Hamburg 2016.

Lützner, Hellmut: *Wie neugeboren durch Fasten,* Gräfe und Unzer, München 2013.

Pahlow, Mannfried: *Heilkräuter-Tees. Meine besten Rezepte,* Hirzel, Stuttgart 2010.

Saint-Exupéry, Antoine de: *Der kleine Prinz,* Anaconda, Köln 2019.

Székely, Dr. E. Bordeaux: *Schriften der Essener. Das Friedensevangelium der Essener, Buch 1,* Neue Erde, Saarbrücken 2015.

Werdin, Sitha, und Hortense: *Gemüse-Apotheke,* Irisiana, München 2005.

Werner, Michael, und Thomas Stöckli: *Leben durch Lichtnahrung. Der Erfahrungsbericht eines Wissenschaftlers,* AT Verlag, Baden und München 2005.

Zimmermann, Dr. Walther: *Übergewicht – leicht gemacht. Eine Sprechstunde für Übergewichtige,* Johannes Sonntag, Regensburg [2]1987.

Veröffentlichungen Ruediger Dahlke:

Mein Weg-Weiser

Einladung zum Gratis-Buch Mein Weg-Weiser, der erklärt, wie es zu so vielen Büchern kam, die Schatten davon und warum ich so gern schreibe. Er enthält Tipps von meinem Weg und ich freue mich, wenn ihr dieses Buch lest und mich noch besser versteht. (https://www.dahlke4you.com/wegweiser)

Bücher:

Neuerscheinungen 2024: *Es kommt besser*, Pionier Verlag · *Voller Energie – statt müde und erschöpft*[1]
Neuerscheinungen 2023: *Konflikte lösen und Krisen meistern*[2]

Basiswissen, Grundlagenwerke: *Die Schicksalsgesetze. Spielregeln fürs Leben*, 2009[1] · *Das Schattenprinzip: Die Aussöhnung mit unserer verborgenen Seite*, 2010[1] · *Die Lebensprinzipien: Wege zu Selbsterkenntnis, Vorbeugung und Heilung* (mit Margit Dahlke) 2011[1]

Krankheitsbilder-Deutung: *Krankheit als Symbol*, überarbeitete Neuausgabe 2023 [3] · *Krankheit als Weg* (mit Thorwald Dethlefsen),1983[1] · *Krankheit als Sprache der Seele*, 2008[1] · *Gesund und glücklich älter werden*, 2022[1] · *Das Alter als Geschenk*, 2018[1] · *Krebs – Wachstum auf Abwegen*, 2020[1] · *Wenn wir gegen uns selbst kämpfen*, 2015[1] · *Hör auf gegen die Wand zu laufen*, 2017[1] · *Krankheit als Sprache der Kinderseele* (mit V. Kaesemann), 2010[1] · *Frauen-Heil-Kunde* (mit Margit Dahlke u. Volker Zahn), 2003[1] · *Herz(ens)probleme*, 2011[1] · *Das Raucherbuch*, 2011[1] · *Verdauungsprobleme*, 2001[4]

Burnout, Depression, Angst: *Angst frisst Seele*, 2022[2] · *Die Schattenreise ins Licht: Depressionen überwinden*, 2014[1] · *Seeleninfarkt. Zwischen Burn-out und Bore-out*, 2013[2] · *Das Licht- und Schatten-Tagebuch*, 2013[1] · *Angstfrei leben*, 2013[1]

Ernährung: *Peace Food – wie Verzicht auf Fleisch und Milch Körper und Seele heilt*, 2010[5] · *Vegan für Einsteiger*, 2014[5] · *Peace Food – das ve-*

gane Kochbuch, 2011[5] · *Peace Food – vegan einfach schnell*, 2015[5] · *Peace Food – Keto-Kur*, 2018[5] · *Das große Peace-Food-Buch*, 2019[5] · *Das Geheimnis der Lebensenergie*, 2015[1] · *Das Lebensenergie-Kochbuch*, 2016[1] · *Vegan schlank*, 2015 (www.heilkundeinstitut.at) · *Richtig essen* (nur als ebook [6]) · *Immunbooster vegan*, 2021[4]

Fasten: *Das große Buch vom Fasten*, 2019[1], · *Kurzzeit-Fasten*, 2018[7] · *Fasten-Wandern*, 2017[4] · *Jetzt einfach Fasten*, 2017[8] · *Bewusst Fasten*, 2016[9]

Gewicht und Figur: *Abnehmen – das Buch der Erleichterung*, 2023 (E-Book bei dahlke4you.com) · *Mein Individualgewicht*, 2020[1] · *Körper-Geist-Seele-Detox*, 2015[1] · *Mein Idealgewicht*[1]

Filmdeutung: *Die Spielfilm-Therapie – was Filme über Krankheit und Heilung verraten*, 2022 · *Die Hollywood-Therapie – was Filme über uns verraten*, 2018 (Edition Einblick, www.heilkundeinstitut.at)

Verbundener Atem: *Jetzt einfach atmen*, 2019[8] · *Die wunderbare Heilkraft des Atems* (mit A. Neumann), 2009[10]

Liebe, Partnerschaft: *Voller Energie – statt müde und erschöpft*, 2024[1] · *Wie Sex und Liebe sich wieder finden*, 2017[1] · *Glücklich mit mir selbst*, 2021[11]

Meditation, Mandala und Aphorismen: *Jetzt einfach meditieren*, 2018[8] · *Weisheitsworte der Seele*, 2012[12] · *Worte der Heilung* (www.heilkundeinstitut.at) · *Die Kraft der vier Elemente* (mit Bruno Blums Bildern), 2011[12] · *Mandala-Malblock* (www.heilkundeinstitut.at) · *Reisen nach innen*, 2017[6] (nur als ebook)

Gesellschaftskritik: *Corona als Weckruf*, 2021[5] · *Mind Food*, 2022 [2]

Roman: *Habakuck und Hibbelig – das Märchen von der Welt*, 2004[13]

Weitere: *Mein Buch der Selbstheilung*, 2022[5] · *Heilsame Tugenden*, 2022[5] · *Die Notfallapotheke für die Seele*, 2020[14] · *Die Liste vor der Kiste*, 2014[11] · *Schutz vor Infektionen*, 2020[11] · *Meine besten Gesundheits-Tipps 2.0*, 2020[11] · *Von der großen Verwandlung*, 2011[12] · *Störfelder und Kraftplätze*, 2013[12] · *Medizin und Menschlichkeit*, 2020[12] · *Der Körper als Spiegel der Seele*, 2009[5] · *Die Spuren der Seele* (mit R. Fasel), 2010[5] · *Das Tier als Spiegel der menschlichen Seele* (mit Irmgard Baumgartner), 2016[1] · *Endlich wieder richtig schlafen*, 2014[1] · *Ganzheitliche Wege zu ansteckender Gesundheit*, 2011 (www.heilkundeinstitut.at) · *Omega – im inneren Reichtum ankommen* (mit V. Lindau), 2017[1] · Psychologie des Geldes, 2011[1] · *Die 4 Seiten der Medaille* (mit C. Hornik), 2015 (nur mehr als ebook)

Geführte Meditationen

- Download/Stream: div. mp3 Anbieter-Plattformen
- Neue, themenbezogene Meditationen im Rahmen der Mitgliedschaft bei Dahlke4you (https://www.dahlke4you.com/)
- CDs erhältlich bei www.heilkundeinstitut.at

Grundlagen: Das Gesetz der Polarität · Das Gesetz der Anziehung · Das Bewusstseinsfeld · Die Lebensprinzipien – 12 CD-Set · Die 4 Elemente · Elemente-Rituale · Schattenarbeit
Krankheitsbilder: Allergien · Angstfrei leben · Ärger und Wut · Depression · Die Wege des Weiblichen · Hautprobleme · Herzensprobleme · Kopfschmerzen · Krebs · Leberprobleme · Mein Idealgewicht · Niedriger Blutdruck · Rauchen · Rückenprobleme · Schlafprobleme · Sucht und Suche · Tinnitus und Gehörschäden · Verdauungsprobleme · Vom Stress zur Lebensfreude
Allgemeine Themen: Der innere Arzt · Heilungsrituale · Ganz entspannt · Tiefenentspannung · Energie-Arbeit · Entgiften-Entschlacken-Loslassen · Lebenskrisen als Entwicklungschancen · Bewusst fasten · Den Tag beginnen · Partnerbeziehungen · Schwangerschaft und Geburt · Selbstliebe · Selbstheilung · Traumreisen · Mandalas · Naturmeditation · Die Lebensaufgabe finden · 7 Morgenmeditationen · Die Leichtigkeit des Schwebens · Die Heilkraft des Verzeihens · Eine Reise nach innen · Erquickendes Abschalten mittags und abends

Endnoten

1 Goldmann / Arkana Verlag
2 Scorpio Verlag
3 Bertelsmann Verlag
4 Knaur Verlag
5 Gräfe und Unzer Verlag
6 dotbooks
7 Südwest Verlag
8 ZS Verlag
9 Königsfurt-Urania Verlag
10 Heyne Verlag
11 Terzium Verlag
12 Crotona Verlag
13 Ullstein Verlag
14 Nymphenburger Verlag

Adressen

Informationen zu Dr. Ruediger Dahlke (Events uvm.): Heilkunde-institut Dahlke, A-8462 Gamlitz, Labitschberg 4, Tel.: 0043 3453 33600, E-Mail: office@dahlke.at · www.dahlke.at

Seminar- und Gesundheits-Zentrum TamanGa: *Seminarwochen mit Ruediger Dahlke, TamanGa-Natur-Kur, Regenerationsferien für (Seminar)gruppen und Einzelgäste* · A-8462 Gamlitz, Labitschberg 4, (ca. 25 Minuten <-> Airport Graz), Tel.: 0043 3453 33600, E-Mail: office@dahlke.at · www.tamanga.at

Psychotherapien: Heilkunde-Zentrum Johanniskirchen, D-84381 Johanniskirchen, Schornbach 22, Tel.: 0049 8564 819, E-Mail: info@dahlke-heilkundezentrum.de · www.dahlke-heilkundezentrum.de

Online-Shop: *von Ruediger Dahlke empfohlene Gesundheits-Produkte, Bücher uvm.* · Tel.: 0043 316 719 888, E-Mail: shop@heilkundeinstitut.at · www.heilkundeinstitut.at

Internet-Community: *Online-Events, geführte Meditationen, Gesundheits-Challenges, Integrale Medizin-Ausbildung* · www.dahlke4you.com

Online-Ausbildungen: *Ganzheitlicher Gesundheitsberater (15 Monate), Atem-Ausbildung* · www.younity.com